全国中医药行业高等教育"十二五"规划教材

全国高等中医药院校规划教材（第九版）

医用物理学

（新世纪第三版）

（供中医学类、中西医临床医学等专业用）

主　编　杨华元（上海中医药大学）

　　　　顾柏平（南京中医药大学）

副主编　章新友（江西中医学院）

　　　　李　光（长春中医药大学）

　　　　应　航（浙江中医药大学）

　　　　陈清梅（北京中医药大学）

U0307242

中国中医药出版社

·北　京·

图书在版编目（CIP）数据

医用物理学/杨华元，顾柏平主编．－3 版．—北京：中国中医药出版社，2012.7
（2020.8重印）

全国中医药行业高等教育"十二五"规划教材

ISBN 978 - 7 - 5132 - 0928 - 1

Ⅰ.①医… Ⅱ.①杨… ②顾… Ⅲ.①医用物理学－高等学校－教材 Ⅳ.①R312

中国版本图书馆 CIP 数据核字（2012）第 098981 号

中 国 中 医 药 出 版 社 出 版

北京经济技术开发区科创十三街 31 号院二区 8 号楼

邮政编码 100176

传真 010 64405750

河北品睿印刷有限公司印刷

各地新华书店经销

*

开本 787×1092 1/16 印张 18.75 字数 415 千字

2012 年 7 月第 3 版 2020 年 8 月第 5 次印刷

书 号 ISBN 978 - 7 - 5132 - 0928 - 1

*

定价 56.00 元

网址 www.cptcm.com

全国中医药行业高等教育"十二五"规划教材
全国高等中医药院校规划教材（第九版）
专家指导委员会

名誉主任委员　王国强（国家卫生和计划生育委员会副主任
　　　　　　　　　　　　国家中医药管理局局长）

　　　　　　　　　邓铁涛（广州中医药大学教授　国医大师）

主 任 委 员　王志勇（国家中医药管理局副局长）

副主任委员　王永炎（中国中医科学院名誉院长　教授　中国工程院院士）

　　　　　　　　　张伯礼（中国中医科学院院长　天津中医药大学校长　教授
　　　　　　　　　　　　中国工程院院士）

　　　　　　　　　洪　净（国家中医药管理局人事教育司巡视员）

委　　　员　（以姓氏笔画为序）

　　　　　　　　　王　华（湖北中医药大学校长　教授）

　　　　　　　　　王　键（安徽中医药大学校长　教授）

　　　　　　　　　王之虹（长春中医药大学校长　教授）

　　　　　　　　　王国辰（国家中医药管理局教材办公室主任
　　　　　　　　　　　　全国中医药高等教育学会教材建设研究会秘书长
　　　　　　　　　　　　中国中医药出版社社长）

　　　　　　　　　王省良（广州中医药大学校长　教授）

　　　　　　　　　车念聪（首都医科大学中医药学院院长　教授）

　　　　　　　　　孔祥骊（河北中医学院院长　教授）

　　　　　　　　　石学敏（天津中医药大学教授　中国工程院院士）

　　　　　　　　　匡海学（黑龙江中医药大学校长　教授）

　　　　　　　　　刘振民（全国中医药高等教育学会顾问　北京中医药大学教授）

　　　　　　　　　孙秋华（浙江中医药大学党委书记　教授）

　　　　　　　　　严世芸（上海中医药大学教授）

　　　　　　　　　杨　柱（贵阳中医学院院长　教授）

　　　　　　　　　杨关林（辽宁中医药大学校长　教授）

　　　　　　　　　李大鹏（中国工程院院士）

　　　　　　　　　李亚宁（国家中医药管理局中医师资格认证中心）

　　　　　　　　　李玛琳（云南中医学院院长　教授）

　　　　　　　　　李连达（中国中医科学院研究员　中国工程院院士）

全国中医药行业高等教育"十二五"规划教材
全国高等中医药院校规划教材（第九版）

《医用物理学》编委会

前　言

　　"全国中医药行业高等教育'十二五'规划教材"（以下简称："十二五"行规教材）是为贯彻落实《国家中长期教育改革和发展规划纲要（2010—2020）》《教育部关于"十二五"普通高等教育本科教材建设的若干意见》和《中医药事业发展"十二五"规划》的精神，依据行业人才培养和需求，以及全国各高等中医药院校教育教学改革新发展，在国家中医药管理局人事教育司的主持下，由国家中医药管理局教材办公室、全国中医药高等教育学会教材建设研究会，采用"政府指导，学会主办，院校联办，出版社协办"的运作机制，在总结历版中医药行业教材的成功经验，特别是新世纪全国高等中医药院校规划教材成功经验的基础上，统一规划、统一设计、全国公开招标、专家委员会严格遴选主编、各院校专家积极参与编写的行业规划教材。鉴于由中医药行业主管部门主持编写的"全国高等中医药院校教材"（六版以前称"统编教材"），进入2000年后，已陆续出版第七版、第八版行规教材，故本套"十二五"行规教材为第九版。

　　本套教材坚持以育人为本，重视发挥教材在人才培养中的基础性作用，充分展现我国中医药教育、医疗、保健、科研、产业、文化等方面取得的新成就，力争成为符合教育规律和中医药人才成长规律，并具有科学性、先进性、适用性的优秀教材。

　　本套教材具有以下主要特色：

　　1. 坚持采用"政府指导，学会主办，院校联办，出版社协办"的运作机制

　　2001年，在规划全国中医药行业高等教育"十五"规划教材时，国家中医药管理局制定了"政府指导，学会主办，院校联办，出版社协办"的运作机制。经过两版教材的实践，证明该运作机制科学、合理、高效，符合新时期教育部关于高等教育教材建设的精神，是适应新形势下高水平中医药人才培养的教材建设机制，能够有效解决中医药事业人才培养日益紧迫的需求。因此，本套教材坚持采用这个运作机制。

　　2. 整体规划，优化结构，强化特色

　　"'十二五'行规教材"，对高等中医药院校3个层次（研究生、七年制、五年制）、多个专业（全覆盖目前各中医药院校所设置专业）的必修课程进行了全面规划。在数量上较"十五"（第七版）、"十一五"（第八版）明显增加，专业门类齐全，能满足各院校教学需求。特别是在"十五""十一五"优秀教材基础上，进一步优化教材结构，强化特色，重点建设主干基础课程、专业核心课程，增加实验实践类教材，推出部分数字化教材。

　　3. 公开招标，专家评议，健全主编遴选制度

　　本套教材坚持公开招标、公平竞争、公正遴选主编的原则。国家中医药管理局教材办公室和全国中医药高等教育学会教材建设研究会，制订了主编遴选评分标准，排除各种可能影响公正的因素。经过专家评审委员会严格评议，遴选出一批教学名师、教学一线资深教师担任主编。实行主编负责制，强化主编在教材中的责任感和使命感，为教材质量提供保证。

　　4. 进一步发挥高等中医药院校在教材建设中的主体作用

　　各高等中医药院校既是教材编写的主体，又是教材的主要使用单位。"'十二五'行规教材"，得到各院校积极支持，教学名师、优秀学科带头人、一线优秀教师积极参加，凡被选中参编的教师都以高涨的热情、高度负责、严肃认真的态度完成了本套教材的编写任务。

5. 继续发挥教材在执业医师和职称考试中的标杆作用

我国实行中医、中西医结合执业医师资格考试认证准入制度，以及全国中医药行业职称考试制度。2004 年，国家中医药管理局组织全国专家，对"十五"（第七版）中医药行业规划教材，进行了严格的审议、评估和论证，认为"十五"行业规划教材，较历版教材的质量都有显著提高，与时俱进，故决定以此作为中医、中西医结合执业医师考试和职称考试的蓝本教材。"十五"（第七版）行规教材、"十一五"（第八版）行规教材，均在 2004 年以后的历年上述考试中发挥了权威标杆作用。"十二五"（第九版）行业规划教材，已经并继续在行业的各种考试中发挥标杆作用。

6. 分批进行，注重质量

为保证教材质量，"十二五"行规教材采取分批启动方式。第一批于 2011 年 4 月，启动了中医学、中药学、针灸推拿学、中西医临床医学、护理学、针刀医学 6 个本科专业 112 种规划教材，于 2012 年陆续出版，已全面进入各院校教学中。2013 年 11 月，启动了第二批"'十二五'行规教材"，包括：研究生教材、中医学专业骨伤方向教材（七年制、五年制共用）、卫生事业管理类专业教材、中西医临床医学专业基础类教材、非计算机专业用计算机教材，共 64 种。

7. 锤炼精品，改革创新

"'十二五'行规教材"着力提高教材质量，锤炼精品，在继承与发扬、传统与现代、理论与实践的结合上体现了中医药教材的特色；学科定位更准确，理论阐述更系统，概念表述更为规范，结构设计更为合理；教材的科学性、继承性、先进性、启发性、教学适应性较前八版有不同程度提高。同时紧密结合学科专业发展和教育教学改革，更新内容，丰富形式，不断完善，将各学科的新知识、新技术、新成果写入教材，形成"十二五"期间反映时代特点、与时俱进的教材体系，确保优质教材进课堂。为提高中医药高等教育教学质量和人才培养质量提供有力保障。同时，"十二五"行规教材还特别注重教材内容在传授知识的同时，传授获取知识和创造知识的方法。

综上所述，"十二五"行规教材由国家中医药管理局宏观指导，全国中医药高等教育学会教材建设研究会倾力主办，全国各高等中医药院校高水平专家联合编写，中国中医药出版社积极协办，整个运作机制协调有序，环环紧扣，为整套教材质量的提高提供了保障，打造"十二五"期间全国高等中医药教育的主流教材，使其成为提高中医药高等教育教学质量和人才培养质量最权威的教材体系。

"十二五"行规教材在继承的基础上进行了改革和创新，但在探索的过程中，难免有不足之处，敬请各教学单位、教学人员及广大学生在使用中发现问题及时提出，以便在重印或再版时予以修正，使教材质量不断提升。

国家中医药管理局教材办公室
全国中医药高等教育学会教材建设研究会
中国中医药出版社
2014 年 12 月

编写说明

　　《医用物理学》是物理学的重要分支学科，也是物理学与医学相结合所形成的交叉学科，是医学各专业的一门普通基础课，它是学习后续课程及将来从事医学临床和科研工作的必备基础。

　　新世纪全国高等中医药院校规划教材《医用物理学》是根据教育部《关于"十二五"普通高等教育本科教材建设的若干意见》精神，在国家中医药管理局指导下，由全国高等中医药教材建设研究会组织编写而成。本教材是在1984年出版的全国高等医药院校统编教材《医用物理学》的基础上，总结近二十年来全国高等中医药院校《医用物理学》教学和教材改革的经验，吸取了国内理工、医药类等同类教材的优点编写的，主要供高等中医药院校医学各专业及其相近专业的本、专科学生使用。

　　本教材在编写过程中，着重加强基础，改革创新，服务专业，反映本学科的新进展，扩展学生的知识面。强调遵循科学性、系统性、实用性及规范化、标准化原则，力求概念准确，条理清晰，语言流畅，教师好教，学生好学。为此，在各章前有教学要求，各章后有小结和习题，需要重点理解和记忆的公式作了加框标记，定义中的重要物理名词注明了英文，物理量、单位和符号均采用国际单位。书后附有附录，可供教学使用。考虑到没有学过高等数学的学生也能使用本书，特在附录中增加了微积分内容。

　　由于编者水平有限，加之时间仓促，难免有错误与不妥之处，希望广大教师和学生使用后提出宝贵意见，以便再版时修订提高。

《医用物理学》编委会
2012 年 6 月

目　录

第一章　物体的弹性

【教学要求】

　　1. 了解力的平衡与医学应用。

　　2. 掌握应力、应变和弹性模量的概念与计算。

　　3. 理解黏弹性物质的动态特性和静态特征，了解骨骼和肌肉的力学性质。

　　学习物体的弹性，以及物体处于平衡状态时所满足的条件和规律，是研究人体力学所必备的基础知识。在力学中，我们把静止状态、匀速直线运动状态以及匀速转动状态均称为**平衡状态**（equilibrium state）。但在研究物体的平衡时，人们常忽略了在外力作用下物体的形状或大小的改变。实际上任何一个物体在外力的作用下，它的形状或大小都要发生一定的变化，这一变化称为**形变**（deformation）。当形变发生在一定限度内时，外力去掉后，物体能恢复原状，物体的这一性质称为**弹性**（elasticity）。因此，研究物体的形变与引起形变的力之间的关系，不仅对力学和工程技术，而且对生物学、生物力学、医学和医学工程学都有重要的意义。

　　本章主要讨论应力、应变、弹性模量和物体的黏弹性等内容。

第一节　应力与应变

一、力的平衡与医学应用

（一）力的平衡条件

　　当物体处于平衡状态时，作用在该物体上的外力的矢量和必须为零。同时，作用在该物体上的外力对任意一个转轴的力矩的矢量和也必须为零，这就是使物体处于平衡状态时应该满足的平衡条件。其数学式为

$$\begin{cases} \sum \boldsymbol{F}_i = \boldsymbol{0} \\ \sum \boldsymbol{M}_i = \boldsymbol{0} \end{cases}$$

$$(1-1)$$

式中 $\boldsymbol{F}_i$ 和 $\boldsymbol{M}_i$ 分别表示某一方向上的外力和外力矩。必须指出，式 1－1 中力和力矩的和都是矢量之和，只有在某些特殊情况下，它才可以表示为代数和。

（二）常见力的平衡

1. 共点力系的平衡

若一个物体同时受到几个外力的作用，同时这些外力的作用点为同一点，或这些外力的作用线或作用线的延长线相交于同一点，则这些外力所构成的力系称为**共点力系**（system of cocurrent forces）。对于共点力系来说，如果它们的合力等于零，则可以证明它们的合力矩也必然等于零。因此，物体在共点力作用下处于平衡状态时所应该满足的条件，可以简化为共点力系中的力的矢量和为零，即

$$\sum F_i = 0 \qquad\qquad (1-2)$$

如果物体所受到的共点力系由三个力组成，且处于平衡状态，则由式 1－2 可知，这三个力的合力为零。由力的合成的多边形法则得知，这三个力必然组成一个三角形，且三角形的三条边一定处于同一平面内。

设三个力 f_1、f_2、f_3 构成一个平衡的共点力系，如图 1－1 所示。由正弦定理得

$$\frac{f_1}{\sin\alpha} = \frac{f_2}{\sin\beta} = \frac{f_3}{\sin\gamma}$$

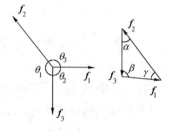

图 1－1　拉密定理

由于，$\alpha = \pi - \theta_1$，$\beta = \pi - \theta_2$，$\gamma = \pi - \theta_3$，则有

$$\frac{f_1}{\sin\theta_1} = \frac{f_2}{\sin\theta_2} = \frac{f_3}{\sin\theta_3} \qquad\qquad (1-3)$$

式 1－3 表明，一个物体受到由三个力构成的共点力系的作用而处于平衡状态时，其中每个力的大小与其他两个力所夹的角的正弦成正比，且这三个力共处同一个平面内，式 1－3 称为**拉密定理**（Lami's theorem）。拉密定理是两个独立的方程式，即它为一个方程组，其中有五个独立变量，即三个力的大小和两个角度。在五个变量中如有三个为已知，就可以求得其余的两个变量。

若物体所受的共点力系是由四个或四个以上的力所组成，一般情况下这些力为空间力。当该物体处于平衡状态时，它应满足式 1－2 的条件，在空间坐标系中则为

$$\begin{cases} \sum F_{ix} = 0 \\ \sum F_{iy} = 0 \\ \sum F_{iz} = 0 \end{cases} \qquad\qquad (1-4)$$

式中 F_{ix}、F_{iy} 和 F_{iz} 分别表示第 i 个外力 $\vec{F_i}$ 在 x、y、z 方向上的分量。

2. 平面力系的平衡

当一个物体同时受到几个外力的作用，如果这些外力的作用线共处于同一平面内，则这些外力所构成的力系称为**平面力系**（system of coplanar forces）。对于平面力系来说，它们对任意一个转轴的力矩只有正、负两个方向。并且，这些外力也只在所处的平面坐标系内分解。因此，物体在平面力系作用下处于平衡状态时，所应满足的条件为

$$\begin{cases} \sum F_{ix} = 0 \\ \sum F_{iy} = 0 \\ \sum M_i = 0 \end{cases} \tag{1-5}$$

由于在平面力系中力矩 M_i 只有正、负两个方向，因此，式 1-5 中的力矩之和是代数和。

（三）人体关节受力分析

1. 作用在髋关节上的力

现在我们应用力的平衡条件，来研究单足站立时髋关节上所受作用力的情况。先将站立的下肢隔离出来，分析其受力情况，如图 1-2 所示。设地面的支持力为 N，已知其大小等于体重，方向竖直向上，作用点在站立下肢的足底。设站立下肢的重力为 W，已知其大小等于 1/6 的体重，方向竖直向下，作用点在下肢的重心。设髋外展肌的力为 M，已知其作用点为髋外展肌在股骨上段的附着点上，它的方向受单足站立时身体的姿势、特别是骨盆的倾斜度的影响。力 M 与水平方向的夹角为 α，当骨盆处于中立位置时，α 约为 $60°$，力 M 的大小为未知。设髋关节上的作用力，即髋臼施于股骨头上的作用力为 J，已知其作用点（由 X 光照片确定），未知其大小和方向。

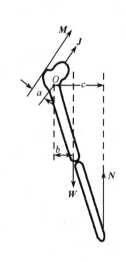

图 1-2 髋关节受力分析

上述四个力可视为平面力系。根据物体在平面力系作用下处于平衡状态时应满足的条件式 1-5，可列出下面的方程组

$$\begin{cases} M\cos\alpha - J_x = 0 \\ M\sin\alpha + N - W - J_y = 0 \\ M \cdot a + W \cdot b - N \cdot c = 0 \end{cases} \tag{1-6}$$

式 1-6 中 a、b、c 分别是力 M、W 和 N 对过股骨头中心 O 的转动轴的力臂，它们可由 X 光照片确定，是已知的。方程组中只有 M、J_x、J_y 是未知的，从而可以求解。对于单足站立骨盆处于中立位置的正常人来说，解方程组得：M 的大小为体重的 2 倍，髋关节上的作用力 J 的大小是体重的 2.75 倍，J 的方向与水平方向的夹角为 $69°$。

2. 作用在踝关节上的力

现在讨论当行走时，一足跟刚要离地的瞬间，踝关节上的受力情况。首先，把足与人体其他部位隔离，如图 1-3 所示。为了简化，我们把行走时的这一瞬间仍作为平衡状态处理，同时略去足本身的重力。

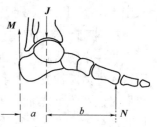

图 1-3　踝关节受力分析

设地面的支持力为 N，由于行走时足跟刚要离地的瞬间另一足尚未着地，因此，地面的支持力大小等于体重，它的方向竖直向上，作用点在足前掌，设作用点与胫距关节施力点间的水平距离为 b，则 $b \approx 15.2\text{cm}$。

设跟腱力为 M，已知其方向沿跟腱竖直向上，作用点是跟腱在跟骨上的附着点，设其与胫距关节施力点间的水平距离为 a，$a \approx 3.8\text{cm}$。未知 M 大小。

设胫距关节上的作用力为 J，其施力点由解剖学结构确定，是已知的，未知其大小和方向。

上述三个力可视为平面力系。由于力 N 和 M 均在竖直方向上，由物体处于平衡状态时外力的矢量和为零的条件，可以得知，胫距关节上的作用力 J 的方向为竖直向下，其大小为

$$J = M + N$$

若选胫距关节上的作用力 J 的作用点为转动轴，则由物体处于平衡状态时外力矩之和为零的条件，可得

$$M \cdot a = N \cdot b$$

将 a、b 的数值代入，从而得到 $M \approx 4N$ 与 $J \approx 5N$。即跟腱力约为体重的 4 倍，胫距关节上的作用力约为体重的 5 倍。

二、正应力和正应变

设有一横截面积为 S 的细棒，如图 1-4 所示，当细棒的两端各加大小均为 F 而方向相反的力时，细棒受到拉力的作用情况如图 1-4（a）所示，细棒处于的这种状态称为**张力状态**（tensile state）；当细棒受到压力时，其作用情况如图 1-4（b）所示，细棒处于这一状态称为**压力状态**（state of pressure）。在细棒中作一与细棒垂直的截面，如

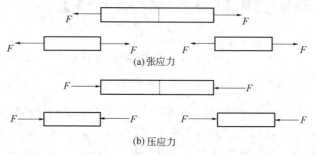

(a) 张应力

(b) 压应力

图 1-4　正应力作用下的细棒

图中虚线所示。由于外力 F 对细棒的作用，通过细棒对力 F 的传递，细棒内截面两侧互施有一个大小相等、方向相反的作用力与反作用力，这种物体内部各部分之间所产生的相互作用力称为**内力**（internal force）。如图 1 – 4 所示，内力的大小也是 F，方向与截面垂直。应该指出，物体所受到的外界的作用力为外力，物体受外力作用而变形，同时在物体内部也受到内力的作用，且内力是由外力引发的。

把垂直作用在物体某截面上的内力 F 与该截面面积 S 的比值，定义为物体在此截面处所受的正应力。图 1 – 4（a）所示的是**张应力**（tensile stress），图 1 – 4（b）所示的是**压应力**（compressive stress）。用 σ 表示正应力（normal stress），则

$$\boxed{\sigma = \frac{F}{S}} \tag{1 – 7}$$

前面讲到任何一个物体在外力的作用下，它的形状或大小都要发生一定的变化，即要发生形变。当物体受到拉力或压力的作用时，其长度将发生变化，如上述一根细长的棒受拉力或压力的情况。设细棒的原来长度为 l_0，在外力作用下细棒受到正应力作用其长度改变到 l，长度的改变量则为 $\Delta l = l - l_0$。实验表明，不同大小的外力使棒受到的正应力不同，引起的长度改变量也不同；同样大小的外力使棒受到同样大小的正应力，由于细棒原长不同而引起的长度改变量也不同。但是，在细棒受到一定正应力的情况下，细棒长度的改变量 Δl 与其原长 l_0 的比值却是一定的。

我们定义**物体在外力作用下单位长度所发生的改变量，即比值 $\Delta l/l_0$ 称为正应变**（normal strain）。用 ε 表示正应变，则有

$$\boxed{\varepsilon = \frac{\Delta l}{l_0}} \tag{1 – 8}$$

当物体受拉伸而伸长时，即 $\Delta l > 0$ 时，此时的应变称为**张应变**（tensile strain）；当物体受压缩而缩短时，即 $\Delta l < 0$ 时，此时的应变称为**压应变**（compressive strain）。

三、切应力和切应变

物体受外力作用的另一种情况是外力的方向和它的作用面相平行，如图 1 – 5 所示。图中物体原为立方体，当受外力 F 作用后，发生形变后成为平行六面体。设想有一个与物体上、下底面平行的截面，如图中虚线所示。由于力的传递，截面上、下两部分也相互施有内力，它们是大小相等、方向相反的作用力与反作用力。如图 1 – 5 中所示的内力，其大小等于外力 F，方向与截面平行。我们将**平行作用在物体某截面上的内力 F 与该截面面积 S 的比值，定义为物体在该截面处所受的切应力**（shearing stress），以 τ 表示，则有

$$\boxed{\tau = \frac{F}{S}} \tag{1 – 9}$$

实验表明，当物体受到切应力作用时，在忽略体积变化的情况下，与底面距离不同

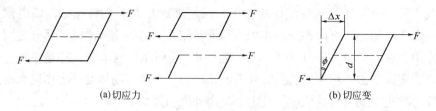

(a)切应力　　　　　　　　(b)切应变

图 1-5　切应力与切应变

的截面移动的距离不同。但是，**某截面移动的距离 Δx 与该截面到底面的距离 d 的比值，在一定的切应力的作用下对不同的截面来说都是相等的**，如图 1-5 所示，这一比值称为**切应变**（shearing strain）。以 γ 表示切应变，则有

$$\gamma = \frac{\Delta x}{d} = \mathrm{tg}\phi \qquad (1-10)$$

式中 ϕ 为物体从立方体切变为平行六面体时的倾角，如图 1-5（b）所示。当角 ϕ 很小的情况下，$\mathrm{tg}\phi \approx \phi$，式 1-10 可以写成

$$\gamma = \phi \qquad (1-11)$$

四、体应变

当物体受到某种外力作用时，其体积也要发生变化。设物体在受到各个方向上均匀压强的作用下，其体积的改变量为 ΔV，将 **ΔV 与原体积 V_0 的比值，称为体应变**（bulk strain）。用 θ 表示体应变，则有

$$\theta = \frac{\Delta V}{V_0} \qquad (1-12)$$

在实际生活中引起体应变的应力，常由物体所受的来自各个方向的均匀压强所产生。如等温条件下气体压强改变所引起的气体体积的变化。对流体的热胀冷缩，血液在心脏和主动脉中的流动，肺的呼吸等情况，常常都要用到体应变的概念。

综上所述，**应力就是作用在单位截面上的内力**。它反映着物体受外界因素作用时，其内部各部分之间相互作用力的分布情况。应力的单位是帕斯卡（Pa），$1\mathrm{Pa} = 1\mathrm{N/m^2}$。**应变是物体受外因影响而产生应力时，所发生的相对形变**。

必须指出，当一定的外力作用在物体的不同截面处，所产生的内力以及相应的应力，一般说来是不相同的，并且内力也不一定等于外力。为此，把物体内部各处应力的大小和方向的分布情况，称为**应力分布**（stress distribution）。为形象描述应力分布，我们引入应力线概念。在物体内部设想的一组曲线，**曲线上各点的切线方向是该点的应力方向，曲线的密集程度反映该点应力的大小**，这样一组曲线称为**应力线**（stress line）。例如人体的体重和地面支持力经过传递作用于人的股骨上段，由这些外力所引起的股骨上段内部各处应力的大小和方向的分布，如图 1-6 所示。图中虚线为应力线，它分为

两组，一组为压力线，另一组为张力线。沿着压力线方向股骨上段受到的是压应力，即受挤压；沿张力线方向股骨上段受到的是张应力，即受拉伸。股骨上段在应力线密集的部位，受到的应力较大；在应力线稀疏的部位，受到的应力较小。

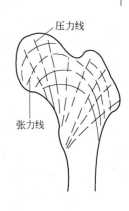

图 1 - 6　股骨上段应力分布

值得注意的是，应力的产生以及由此发生的应变不一定都由机械外力引起。热效应也能产生应力，称为**热应力**（thermal stress）。如冬天室外水管的冻裂，就是由于温度改变所引起的应力所致。再如近年来的研究发现，骨骼中存在着逆压电效应，即对骨骼施加一定强度的电场时，可以在骨骼中产生应力和应变，这种应力和应变就是由电的因素所导致的。另外，物体受应力作用所发生的应变，并非单一的正应变或切应变形式，而是很复杂的情况，各种类型的应力和应变可能同时发生，但复杂的应变形式都是由简单的正应变与切应变组合而成。

例 1 - 1　人骨骼上的肱二头肌，可对相连的骨骼施加大约 600N 的力。设肱二头肌横截面的平均值为 $S_1 = 5.0 \times 10^{-3} m^2$，与骨骼相连肌腱的横截面的平均值为 $S_2 = 5.0 \times 10^{-5} m^2$。试求肱二头肌和肌腱的张应力。

解：根据张应力的公式 1 - 7，对肱二头肌而言，张应力为

$$\sigma_1 = \frac{F}{S_1} = \frac{600}{5.0 \times 10^{-3}} = 1.2 \times 10^5 Pa$$

对肌腱而言，张应力为

$$\sigma_2 = \frac{F}{S_2} = \frac{600}{5.0 \times 10^{-5}} = 1.2 \times 10^7 Pa$$

第二节　弹 性 模 量

一、弹性与范性

应力和应变之间存在着密切的关系，它是材料力学和生物力学研究的重要内容。应力与应变之间的关系，对不同材料来说各不相同，但都有着共同的基本特征。如图 1 - 7 所示，是一金属材料的典型的张应力与张应变之间的关系曲线。曲线的开始部分由 O 点到 a 点，应变和应力间呈现正比关系，a 点所对应的应力是应力与应变呈正比关系时的最大应力，称为**正比极限**（direct ratio limit）。由 a 点到 b 点的范围内，当除去外力时，材料能恢复原来的形状和大小，这一范围称为材料的**弹性形变**（elastic deformation）范围。b 点所对应的应力是材料处于弹性形变范围内的最大应力，称为**弹性极限**（elastic limit），b 点又称为**屈服点**（yield point）。在弹性形变范围内，物体呈现出弹性。超过弹性形变范围，即超过屈服点 b 以后，当除去外力时材料已不能恢复原来的形状和大

小，出现了永久变形，这时称材料发生了**范性形变**（plastic deformation）。在范性形变范围内，物体呈现出**范性**或**塑性**（plasticity）。当应力继续增大，达到 c 点时，材料断裂，称 c 点为**断裂点**（fracture point），这时的应力称为材料的抗断强度（break strength）。当物体受张应力的作用，发生断裂时的张应力称**抗张强度**（tensile strength）。当物体受压应力的作用，发生断裂时的压应力称**抗压强度**（compressive strength）。能发生较大的范性形变的材料，即应力与应变关系曲线中 bc 段的范围较大，我们称这种材料具有**延展性**（extensibility）；对于 bc 段较小的材料，则称该材料具有**脆性**（brittleness）。如图 1 − 8 所示，给出了三种成年人湿润骨骼的应力−应变关系曲线。

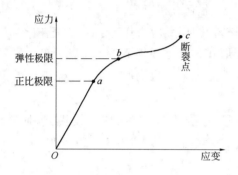

图 1 − 7　应力−应变关系曲线　　　　图 1 − 8　骨骼的应力−应变关系曲线

二、弹性模量

在应力−应变关系曲线中的正比极限范围内，材料的应变与其所受应力成正比，这一规律称为**胡克定律**（Hooke's law）。**应力与应变的比值称为该材料的弹性模量**（elastic modulus）。不同材料具有不同的弹性模量，同一材料的弹性模量为一定值。下面讨论几种不同情况的弹性模量。

当物体发生正应变时，在正比极限范围内正应力 σ 与正应变 ε 的比值，称为**杨氏模量**（Young's modulus），以 E 表示弹性模量，则

$$E = \frac{\sigma}{\varepsilon} = \frac{F \cdot l_0}{S \cdot \Delta l} \qquad (1-13)$$

当物体发生切应变时，在正比极限范围内切应力 τ 与切应变 γ 的比值，称为该材料的**切变模量**（shear modulus），以 G 表示，则有

$$G = \frac{\tau}{\gamma} = \frac{F \cdot d}{S \cdot \Delta x} \qquad (1-14)$$

当物体发生体应变时，设压强的增量为 Δp，相应的体应变是 θ，在正比极限范围内相应的弹性模量称为**体变模量**（bulk modulus），以 K 表示，则

$$K = \frac{\Delta p}{\theta} = -V_0 \frac{\Delta p}{\Delta V} \qquad (1-15)$$

式中负号表示在一般情况下压强增大时体积缩小。

体变模量的倒数，称为**压缩系数**（compressibility）或**压缩率**（compression rate），以 k 表示，则有

$$k = \frac{1}{K} = -\frac{1}{V_0} \cdot \frac{\Delta p}{\Delta V} \qquad (1-16)$$

一些常见材料的杨氏模量见表 1-1，表 1-2 则给出了一些材料的切变模量和体变模量。杨氏模量、切变模量和体变模量的单位均为帕（Pa），压缩系数的单位是帕$^{-1}$（1/Pa）。

表 1-1　一些常见材料的杨氏模量、弹性极限和抗断强度

物质	杨氏模量（$\times 10^9$ Pa）	弹性极限（$\times 10^8$ Pa）	抗张强度（$\times 10^7$ Pa）	抗压强度（$\times 10^7$ Pa）
铝	70	1.8	20	
骨拉伸	18		12	
骨压缩	9			17
砖	2.0			4
铜	110	2.0	40	
玻璃	70		5.0	110
花岗石	50			20
熟铁	190	1.7	33	
聚苯乙烯	3		5	10
钢	200	3.0	50	
木材	10			10
腱	0.020			
橡胶	0.0010			
血管	0.00020			

表 1-2　一些材料的切变模量和体变模量

物质	切变模量（$\times 10^{10}$ Pa）	体变模量（$\times 10^{10}$ Pa）
铝	2.5	7.0
铜	4.0	12.0
铁	5.0	8.0
玻璃	3.0	3.6
钢	8.0	15.8
钨	14.0	
木材	1.0	
长骨	1.0	

三、弹性势能

当物体受到外力作用发生弹性形变时，构成弹性体的原子、分子或离子间的距离将发生变化。因而，外力要反抗内力作功，外力作功的结果增加了弹性体的弹性势能。下

面以均匀细杆的张应变为例，来推导弹性势能的公式。当均匀细杆的伸长量逐渐增大时，弹性力也按比例增大，因此，外力作功是属于变力作功。设当均匀细杆长为 x 时，外力为 F，当杆长增加 dx 时外力所做的微功是

$$dA = Fdx = kxdx$$

当杆长增量从 0 增加到 x 时，外力所作的总功为

$$A = \int_0^x kxdx = \frac{1}{2}kx^2$$

物体获得的弹性势能 E_p 等于外力反抗弹性力所作的功，即

$$\boxed{E_p = A = \frac{1}{2}kx^2} \tag{1-17}$$

式 1-17 即为弹性势能公式。

例 1-2　设某人下肢骨的长度约为 0.40m，平均横截面积 5.0cm²，该人体重 500N。问此人双脚站立时下肢骨缩短了多少？

解：双脚站立时，每条腿承受体重的一半，即 $F = 250N$，由表 1-1 查得 $E_骨 = 9 \times 10^9 Pa$。根据式 1-13 得

$$\Delta l = \frac{F \cdot l_0}{S \cdot E} = \frac{250 \times 0.40}{5 \times 10^{-4} \times 9 \times 10^9} = 2.2 \times 10^{-5} m$$

第三节　物质的黏弹性

前面我们在讨论物质材料的应力、应变关系时，认为材料内部产生一定应力时，其应变是立即达到一个恒定的值，即物质材料的应力、应变间一一对应关系的建立没有时间的效应。但有一类物质，例如橡胶、油漆、各种生物材料以及药物中的一些外用药膏等，它们的形变的性质不同于金属等一类的物质。早在 1847 年 Wertherin 就发现动物组织不遵守胡克定律，像肌肉等材料受到力的作用时，它们的应力、应变不是立即达到稳定的一一对应关系，而是需要一个时间过程，这类物质称为**黏弹性物质**（viscoelastic matter）。

一、黏弹性物质应力-应变关系的动态特性

黏弹性物质受到应力而产生应变时，应变不是立即达到稳定状态，而是经历一个动态过程。即当对黏弹性物体施加恒定应力时，它开始有一迅速的较大应变。而随后有一缓慢的继续应变过程，最后才达到具有恒定应变量的稳定状态，这种现象称为**蠕变**（creep）。也就是说，黏弹性物质在保持恒定应力时，其应变有一个随时间不断增大，最后才达到恒定值的过程。

若要使黏弹性物质迅速达到恒定的应变量，则相应的应力一开始要大些，然后才能

逐步减小到稳定值。也就是说，在发生恒定应变的情况下，黏弹性物质所受应力有一个随时间不断减小最后才达到恒定值的过程，这种现象称为**应力松弛**（stress relaxation），或称**应力弛豫现象**（stress relaxation phenomenon）。

当对黏弹性物体做周期性的加载和卸载时，发现加载时的应力与应变关系曲线同卸载时的应力与应变关系曲线不相重合，这一现象称为**滞后**（lag），或称**迟滞**（sluggishness）。一般说来，开始几次循环加载所得到的应力与应变关系曲线彼此也不重合，经多次循环加载后，应力与应变关系曲线才能达到稳定，并且加载时与卸载时的应力与应变关系曲线能形成一个闭合环，这一闭合的环称为**滞后环**（lag loop），或称**迟滞环**（sluggish loop）。滞后环的大小与周期性加载、卸载的速度有关。滞后环所围面积代表黏弹性物体在周期性应变过程中所损耗的能量。不同的黏弹性物质，在相同的循环加载速度下其滞后环的面积大小不同，表示其损耗的能量也不相等。

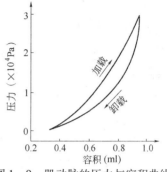

图 1-9 股动脉的压力与容积曲线

如图 1-9 所示，给出了股动脉的压力与容积关系的实验曲线，加载和卸载由图中箭头表示。从图中可以看到滞后环的存在，表明股动脉为黏弹性物质。

二、黏弹性物质静态特征

当应力与应变关系曲线达到稳定后，这时黏弹性物质所表现出的特征，称为**静态特征**（static state character）。黏弹性物体的静态特征有：①从一开始应力与应变就表现为非线性关系，没有正比部分；②黏弹性物体通常可被拉长到原长的数倍而不会断裂；③在抗张强度内的整个形变过程中，当除去外力后，黏弹性体均能恢复到原来的形状和大小，即在抗张强度内，始终具有弹性。

第四节 骨骼和肌肉的力学性质

一、骨骼的力学性质

人体的骨骼主要由胶原纤维、无机盐［羟磷灰石 $Ca_3(PO_4)_2 \cdot Ca(OH)_2$］、胶合物质和水组成。就重量而言，无机盐约占 70%，胶原纤维占 20%，其他占 10%。胶原纤维具有较大的抗张强度，在骨中构成支架；无机盐结晶附着在支架表面，具有较大的抗压强度。这种结构具有较大的强度，特别是密质骨的强度与金属差不多。这一结构与钢筋混凝土颇为类似，混凝土抗压强度高而抗张强度低，钢筋的抗张强度高，在混凝土中埋入钢筋后，就大大增强了它的抗张强度和抗压强度，成为较理想的建筑材料。组成骨的各成分的杨氏模量和强度见表 1-3。

表1－3　组成骨的各成分的杨氏模量和强度

压缩或拉伸	骨及其成分	杨氏模量($10^{10}\,N/m^2$)	强度($10^7\,N/m^2$)
压缩	密质骨	1.02	14.7
	无机盐成分	0.64	4.4
	胶原蛋白成分	<0.001	0.01
拉伸	密质骨	2.24	9.8
	无机盐成分	1.66	0.5
	胶原蛋白成分	0.02	0.7

　　人体骨骼的功能很多，从力学的角度看，它主要起着支持、运动和保护各种器官，提供坚实的动力交接和肌肉连接，便于肌肉和身体的活动等作用。如：腿骨具有最明显的支持功能，腿骨系统加上肌肉支持着人体。骨关节能使一根骨与另一根骨相对运动，正是有这些关节才使步行和各种运动成为可能。有些骨骼起着保护人体精细部位的重要作用，如头颅骨保护脑和几个重要的感觉器官，它是一个非常坚硬的容器。肋骨形成一个保护笼，以保护心脏和肺。脊柱骨除起支持作用外，它还像一根电缆鞘，给脊髓提供易弯曲的屏障。

　　骨的功能决定于它的形状、内部结构和它的组成部分。有些骨骼是中空的管状骨，例如四肢骨。为了说明管状骨在支撑体重、持物等力学性能方面的优越性，我们用以下的例子加以说明。如图1－10所示，当一根横梁在外加负荷作用下，梁的上半部出现压应力而压缩，梁的下半部出现张应力而伸长。同时，愈靠近梁的中轴部位

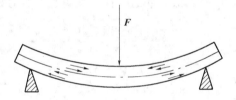

图1－10　横梁受负荷弯曲

的应力和应变愈小，在梁的中轴线上几乎无应力和应变，这说明外加负荷对梁中轴部的影响很小。因此，人类骨骼中的管状骨，在其承受各种外力时具有最佳的力学性能。一方面既可节约构骨物质，减轻自重，降低营养消耗；另一方面又不影响其力学性能，不降低其抗断强度。因此，骨的空心圆柱状是最佳适合完成人体支持、运动等任务的理想结构。

　　如果将某些骨剖开，它的内部结构是两种非常不同类型的骨。一是坚硬的密质骨；二是海绵状的松质骨。松质骨是由细线状的骨小梁构成，如图1－11所示，为人的股骨上段内部结构示意图。松质骨与密质骨相比有两大优点：①当骨主要承受压力和拉力时，骨小梁在提供足够强度时所需的材料比密质骨要少，这进一步减轻了骨自身的重量；②由于骨小梁呈细线状，相当容易弯曲。当骨受到较大作用力（如跑步、跳跃）时，骨小梁能吸收较多的能量。对骨小梁来说，较小的弯曲应力可以引起较大的弯曲应变，而弯曲应力多集中在长骨的中部，所以骨小梁多分布在长骨的两端。图1－11中的股骨上段骨小梁的排列分布和图1－6所示的应力线分布完全吻合，表明骨小梁所承受的是张力或压力。

　　前面谈到骨是一种复合材料，它是由水与其他两种不同类型的物质组成的。这两种

物质中一种是骨胶原等有机物质，一种是骨矿物质等无机成分。前者构成网状支架，后者附着其上并填充其内外。如果把骨中的矿物质分离出来，剩下的是骨胶原，它仍能保持骨的形状。但骨胶原很柔软，好像一块橡皮，它的平均弹性模量及抗断强度都很小。骨矿物质则具有晶体结构，是典型的弹性体，范性形变范围很小，属脆性物质。骨矿物质的弹性模量和抗断强度也较整体骨的弹性模量、抗断强度要小。但是，由小而比较坚硬的骨矿物质附着在柔软骨胶原基质上组成骨以后，骨的力学性能就得到了显著的提高。

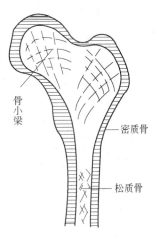

图 1-11　人股骨上段内部
结构示意图

　　把一块新鲜骨做成试样，放在材料试验机中进行拉伸和压缩试验，可获得如图 1-12 所示的应力与应变关系曲线。从图 1-12 中可以看出，骨在经受拉力和压力作用时，所反映的力学性能有所不同。①在拉力作用下，开始一段应力和应变成直线关系，遵守胡克定律，直线的斜率等于杨氏模量，且杨氏模量的数值比压缩时大一些，抗张强度的数值相对小一些；②在压力作用下，应力和应变在较大范围成直线关系，遵守胡克定律。因此，骨在被拉伸或受压缩时，表现出弹性固体的性质；骨在张力作用下没有像在压缩时那样坚固。人体润湿骨破坏的极限压应力大于拉伸极限应力，大约在 $1.2 \times 10^8 \mathrm{Pa}$ 的张应力作用下，即可使骨断裂；而造成骨断裂的压应力，大约为 $1.7 \times 10^8 \mathrm{Pa}$。值得注意的是，通常情况下骨在切应力作用下最易发生骨折。

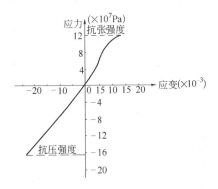

图 1-12　鲜骨应力与应变关系曲线

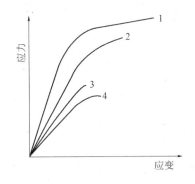

图 1-13　人股骨干密质骨的各向异性

　　研究还表明，骨骼的力学性质呈各向异性，即它们在不同方向的载荷作用下表现出不同的力学性能，这是因为它们的结构在不同的方向上是不同的。骨骼在其生理上的受载方向上的抗断强度最大，具有最好的力学性能。图 1-13，是从人股骨干密质骨中按四个不同方位取下的试样，进行拉伸试验得到的应力与应变关系曲线。曲线 1、2、3、4 分别是按与人股骨干的中性轴（纵轴）相平行、成 30°、成 60° 和相垂直的方向上，截取试样而得到的试验结果。从图 1-13 中可以看出：①与股骨干中性轴平行方向上截取的试样，其抗断强度最佳，人的股骨干在生理上所承受的载荷也正是在这个方向上；

②骨骼的抗断强度还与应变发生的快慢关系密切，若把单位时间内所产生的应变量称为**应变率**（strain rate），则骨骼的抗断强度与应变率的大小密切相关。应变率大，骨骼的抗断强度也大，说明骨骼能够在短时间内承受一巨大的力而不会断裂。然而，当以同样大小的力长时间作用于骨骼，则能使其发生骨折。例如，人跌倒或跳跃时所产生的短时间的力，可能超过骨骼静态压缩时的抗断强度，但并不一定发生骨折；③骨骼的抗断强度也与应变率或应力作用时间关系密切，这说明骨骼有一定的黏弹性；④骨折的类型和骨折处软组织的损伤程度受加载速度的影响，这一点在临床上有着重要意义。在低速受载的情况下，已贮存的能量可通过一条裂隙型骨折快速释放，骨骼与软组织较能保持完整，骨折稍有或没有移位。而在高速受载时，较大的贮存能量不能通过一条裂隙快速释放，从而发生粉碎性骨折和广泛的软组织损伤；⑤年龄也是影响骨的力学性质的另一重要因素。在正常衰老过程中，松质骨内的骨小梁发生退化性变薄变细，甚至有不少被吸收，结果松质骨含量明显减少。同时密质骨的厚度亦有所减小，从而骨骼组织的总量减少，导致骨骼的体积亦有轻度减小，最终造成骨骼力学性能的降低。

骨骼是一个有生命的器官，骨骼的生长与应力也有密切关系。人们在实践中已经认识到，应力对骨的生长、吸收和新陈代谢起着调节作用。德国医生沃尔夫（Julius Wolff）首先提出，**活的骨骼随着它受的应力和应变而发生变化**，这一规律称为**骨的功能适应性规律**。他指出，每一骨骼都有一个它最适宜的应力范围，应力过低或过高都会使其逐渐萎缩。应力的这一生物效应，对人们的健康、医疗，特别是青少年的发育等都十分重要，如整形外科、骨修复术、手术后的骨再造，以及骨外科手术过程和手术后的固定等都有重要意义。必须指出，应力也不是骨正常生长的唯一因素，由于骨有一种复杂的生物结构，骨的生长和再造必然要遵守生物学和生物化学的有关规律。

二、肌肉的力学性质

肌肉包括骨骼肌、心肌和平滑肌三种，它们的组织成分相同，收缩的生物化学机制也大致一样，但在结构、功能和力学性质等方面有着许多差别。骨骼肌可随意收缩，称为**随意肌**（random muscle）。由于在显微镜下可见到骨骼肌的明暗相间的横条纹，因此，又称**横纹肌**（across muscle）。心肌、平滑肌的收缩由机体自主控制，与意念无关，研究较为困难。目前关于肌肉力学性质的研究结果，大部分都是针对骨骼肌进行的。肌肉的主要成分是肌纤维，肌纤维的直径为 $10 \sim 60 \mu m$，它由直径为微米数量级的许多肌原纤维组成，肌原纤维又是由许多直径更小的蛋白微丝组成。这些蛋白微丝之间可以相互作用，使肌肉发生收缩或伸长。肌原纤维发生伸缩的基本单元，称为**肌节**（muscle burl）。肌节的长度是变化的，充分缩短时长约 $1.5 \mu m$，放松时为 $2.0 \sim 2.5 \mu m$。肌肉的功能是将化学能转变为机械能，肌肉的收缩在人类各种生命活动中最容易观察到，但肌肉不同于一般软组织，它的力学性能中最显著特点是，当它受到刺激后可以主动地收缩，并产生相应的张力，但它却不会主动地伸长。

（一）骨骼肌的收缩力学

骨骼肌主要分布在骨骼周围，是构成人躯体的主要材料，也是人体运动的"原动机"。

1. 骨骼肌的伸长收缩

骨骼机的收缩能力很强，但在单一刺激下不能持久。在神经脉冲、电脉冲或化学刺激下，肌肉收缩产生张力仅可以持续数十至数百毫秒。骨骼肌的特点是刺激频率越高产生的张力越大。当频率高于约100Hz时，张力达最大值，且不再因频率而变化，也不随时间改变，如图1-14所示，这时骨骼肌所处的状态称为**挛缩**（crispation）。骨骼肌力学特性中真正有实际意义的是它的主动收缩性能，因此，有关骨骼肌力学性质的研究常在其挛缩状态下进行。肌肉未受刺激时的自然状态称为**静息状态**（static state）。骨骼肌的另一个特点是它在静息状态下应力很小，可以忽略不计。

现将一条骨骼肌从静息状态下使其被动拉长，获得的长度与收缩张力关系，如图1-15中的曲线A所示，曲线A表明骨骼肌被动承载时具有明显的黏弹性。对骨骼肌施加刺激使其处于挛缩状态而产生主动收缩，其拉伸获得的长度与收缩张力间的关系，如图1-15中曲线B所示。图1-15中横坐标的100表示骨骼肌的静息长度，纵坐标的100表示骨骼肌的最大收缩张力。曲线B中超过静息长度的部分，是骨骼肌被拉长时的主动收缩的情况，这种收缩称为**伸长收缩**（elongate pinch），如手提重物时手臂肌肉的主动收缩。从图1-15可以看出，当骨骼肌处于静息长度附近时，主动收缩所产生的张力为最大值。图1-15中的曲线C是骨骼肌伸长收缩时，除去被动张力后的主动收缩张力曲线，即其张力为曲线A、B之差。曲线C表明，骨骼肌主动收缩所产生的张力，远远大于它被动伸长时所产生的张力。

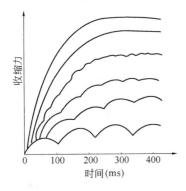

图1-14 骨骼肌肉收缩的变化

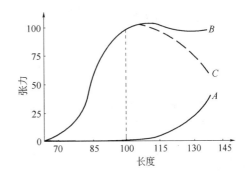

图1-15 肌肉长度与收缩张力的关系

2. 骨骼肌的等张收缩

骨骼肌保持其主动收缩产生的张力不变的收缩称为**等张收缩**（equal tensile pinch）。希尔（A. V. Hill）详细研究了等张收缩时骨骼肌的张力 T 与其最大缩短速度 v 之间的关系，并得出了如下经验公式

$$(T + a)(v + b) = b(T_0 + a) \qquad (1-18)$$

公式1-18称为**希尔方程**（Hill equation），式中 a、b 为常数，T_0 为初始张力。图1-16

给出了青蛙缝匠肌的最大缩短速度与外加载荷间的关系。

希尔方程与实际气体的范德瓦尔斯（Van Der Waals）方程形式相似，方程左边具有张力所作功率的意义。从这一观点看，希尔方程的物理意义是，**它说明由生化反应释放能量时，其释放速率是一恒定值。**

3. 骨骼肌的等长收缩

骨骼肌在其长度固定不变时的主动收缩称为**等长收缩**（equal length pinch）。实验表明，等长收缩张力强烈地依赖于其长度，二者的关系如图 1 – 17 所示。图中横坐标 100 代表骨骼肌的静息长度，纵坐标 100 代表等长收缩张力的最大值。图 1 – 17 表明，骨骼肌在其静息长度附近时，所产生的等长收缩张力值最大，这与图 1 – 15 中骨骼肌非等长收缩时的情况一致。

（二）心肌的力学性质

心肌为横纹肌，它不是随意肌，称为**非随意肌**（non – random muscle），即在神经系统支配下它不能随意收缩，只能有规律地收缩、舒张。心肌与骨骼肌的力学性质不同，心肌的收缩能力强，而且作用时间久，其主要特点如下。

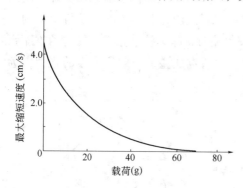

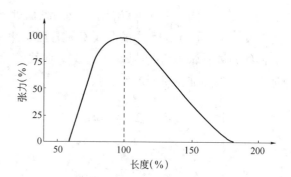

图 1 – 16　青蛙缝匠肌的最大缩短速度与　　　　图 1 – 17　骨骼肌等长收缩时长度与张力关系曲线
　　　　　　外加载荷间的关系

1. 心肌不可缺氧

心脏由心肌组成，从而心肌必须在整个生命过程中，不停地进行强有力的收缩、舒张运动，因此，心肌不可缺氧。

2. 心肌单一脉冲刺激下的收缩、舒张

整个心脏的全部心肌细胞的收缩和松弛的节律性极强，绝对不允许挛缩，故而心肌力学性质应该是单一神经脉冲或电脉冲刺激下心肌的收缩、舒张的规律。

3. 心肌在松弛状态下的应力对心功能有影响

心脏每搏输出量与心脏舒张期末的容量有关，后者取决于心肌在松弛状态下的应力 – 应变关系。故而松弛状态下心肌的应力状态不容忽视，对心功能影响颇大。

4. 心肌有被动张力

在生理范围内，骨骼肌的被动张力完全可以忽略，但心肌中的被动张力却是重要

的，且不能忽略。由于心肌在正常生理活动范围内存在有被动张力，对同样的应力变化，心肌相应的应变量较小，而骨骼肌的应变量较大。即心肌的弹性模量大，而骨骼肌的弹性模量小。

心肌性能的上述特点，尤其是正常生理活动中心肌的被动张力不容忽视，并且不能允许心肌出现挛缩，从而不能应用希尔方程来描述心肌的力学性质。实际上，有临床意义的是整个心脏的容积与其内部血压间的关系。即当血压改变 Δp 时，心室的容积改变为 ΔV，其比值 $\Delta V/\Delta p$，称为**心室顺应性**（ventricle acclimation）。心室顺应性是判定心脏舒张过程中力学性能的一个很有意义的临床诊断指标。

（三）平滑肌的力学性质

人体除心脏外，几乎所有内脏器官以及血管中的肌肉都是平滑肌。在显微镜下看不到平滑肌有明暗相间的条纹，故它不是横纹肌。它的运动不受人的自主神经支配，故而也不是随意肌。平滑肌的收缩能力较弱，但却能持续地工作。

对许多肌肉性的器官来说，自发的节律性收缩是一普遍现象。其原因在于平滑肌在某些适宜的刺激下会发生自发的、节律性的收缩。实验表明，平滑肌自发节律性收缩时，它的主动张力随时间呈节律性波动。为了便于研究松弛状态下平滑肌的力学性质，必须避免其自发节律收缩，即须先消除其自发活性。在松弛状态下平滑肌有明显的黏弹性，并且它的被动张力与其激发状态下的主动张力相比，并不算太小，不可忽略，有时甚至等于其主动张力。

三、骨骼的生物力学特征

骨是人体内最主要的承载组织，人体的骨骼受不同方式的力或力矩作用时会有不同的力学反应。骨骼的变形、破坏与其受力方式有关。人体骨骼受力形式多种多样，可根据外力和外力矩的方向，将骨骼的受力分为拉伸、压缩、弯曲、剪切、扭转和复合载荷六种。

拉伸：拉伸载荷是指从骨的表面或两端向外施加的载荷，相当于人进行悬垂动作时骨受到的载荷。骨骼在较大载荷作用下可伸长并变细。骨组织在拉伸载荷作用下断裂的机制主要是骨单位间结合线的分离和骨单位的脱离。临床上拉伸所致骨折多见于松质骨。

压缩：压缩载荷为加于骨表面或两端大小相等、方向相反的载荷，当举重时身体各部分都要受到压缩载荷。骨骼经常承受的载荷是压缩载荷，压缩载荷能够刺激骨的生长，促进骨折愈合，较大压缩载荷作用能够使骨缩短和变粗。骨组织在压缩载荷作用下被破坏的表现主要是骨单位的斜行劈裂。

弯曲：骨骼受到使其轴线发生弯曲的载荷作用时，如图 1-18 所示，将发生弯曲效应。受到弯曲作用的骨骼上，存在一没有应力与应变的中性对称轴 OO'，在中性对称轴凹侧面，即载荷作用侧，骨骼受压缩载荷作用，在凸侧面受拉伸载荷作用。应力大小与至中性对称轴的距离成正比，图中的 aa' 面，距轴越远，应力越大。对成人骨骼，破裂开始于拉伸侧，因为成人骨骼的抗拉能力弱于抗压能力。对于未成年人，由于骨骼的抗拉能力强于抗压能力，则首先是自骨骼的压缩侧破裂。

剪切：当骨骼受到剪切方向的作用时，载荷施加方向与骨骼横截面平行，人骨骼所能承受的剪切载荷比拉伸和压缩载荷都要低。这就是骨骼受到剪切作用时，容易发生骨折的原因。

扭转：当载荷以一定的扭矩加于骨骼，并使其沿着某一轴线产生扭曲时，即形成扭转状态，如图 1 - 19 所示。扭转作用常见于人体或局部肢体作旋转时，骨骼所承受的绕纵轴的两个反向力矩作用，如掷铁饼最后阶段腿部承受的载荷。扭转载荷使骨骼横截面每一点均受剪切应力的作用，切应力的数值与该点到中性轴的距离成正比。骨骼的抗扭转强度最小，因而过大的扭转载荷很容易造成扭转性骨折。

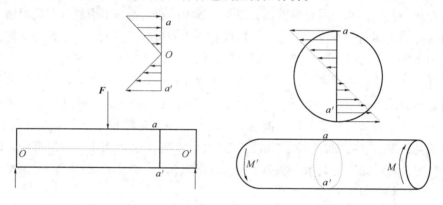

图 1 - 18   骨骼受弯曲载荷作用　　　图 1 - 19   骨骼受扭转载荷作用

复合载荷：上面提到的是骨骼受到载荷作用的几种单一情况，实际生活中骨骼很少只受到一种载荷作用，作用于人体骨骼上的载荷往往是上述几种载荷同时作用，这种复合作用称为**复合载荷**（recombination load）。正是由于实际生活中骨骼往往是复合载荷，从而使得临床骨科疾病和骨科手术变得复杂。

骨是人体中有生命的重要器官之一，而且经常处于反复受力的过程中，当这种反复作用的力超过某一生理限度时，就可能造成骨组织损伤，这种循环载荷下的骨损伤称为**疲劳损伤**（fatigue damnification）。实验表明，疲劳可引起骨骼多种力学参数的改变，如可使骨骼的强度下降等。其疲劳寿命随载荷增加而减少，随温度升高而减少，随密度增加而增加。疲劳骨折常常发生在持续而剧烈的体力活动期间，这种活动易造成肌肉疲劳，当肌肉疲劳时，其收缩能力减弱，达到难于储存能量和对抗加于骨骼上的应力，结果改变了骨骼上的应力分布，使骨骼受到异常的高载荷而导致疲劳骨折。这时，断裂可发生于骨的拉伸侧或压缩侧，甚至两侧均有。拉伸侧的断裂为横向裂纹，并迅速发展为完全骨折。压缩侧的骨折发生缓慢，如不超过骨重建的速度，就可能不至于发展到完全骨折。

当外界物体以某一速度作用于骨骼上时，骨骼将受到很大的冲击，受冲击作用的骨骼可产生较大的应力与变形，并获得一定的能量。若这些力学量超过骨的强度极限，即可造成冲击损伤。在骨骼冲击损伤中，对人体生命有直接威胁的是颅骨损伤与脊柱损伤。当然，冲击方式不同，它们的损伤特性也不同。若是质量较大、与骨头相对运动速度较慢的钝器所致的伤，作用能量将能够通过骨的折、裂处消散，因此，损伤可能表现为一条断裂线，也可能是从一点或一个区域发出的辐射状的多条断裂线；若撞击物与颅骨相对运动速度较快，较大的能量无法在短时间内通过简单裂纹消散，颅骨可能表现为广泛性的破坏，即粉碎性骨折。

当很大的冲击载荷或加速度时，均可使脊柱受到损伤。如飞行员在空中发生意外事故时，往往必须以很高的速度弹射出座舱，这样，飞行员的髋部将受到来自坐椅的强大冲击载荷，它与飞行头盔、头、上躯干的惯性载荷在脊柱上相互平衡，造成脊柱上的瞬间高压应力，此应力可达脊柱正常载荷的十多倍，如此大的高强度作用，可使脊柱出现严重的损伤。

骨骼还具有良好的自身修复能力，并可随力学环境的变化而改变其性质和外形。由应力控制的骨骼增长或萎缩存在长期过程和短期行为，前者约几周，或在几个月以上，后者则随时有可能产生形变。应力的增加使骨骼中的基质呈现碱性，这使基质中的带有碱性的磷酸盐沉淀下来，骨骼中的无机盐成分因此而增加，骨骼的密度、抗压性就得到增加。相反，如应力减少，则骨骼中的基质呈现酸性，它将溶解骨中一部分无机盐，并将这些无机盐排出体外，使骨骼萎缩，产生骨质疏松。实验表明，病人卧床休息期间每天可失去 0.5g 的钙，而宇航员在失重情况下每天失去 3g 的钙。骨骼中的应力如果在变化后长期维持新的水平，则不仅骨中的无机盐成分发生改变，而且整个骨的形状也发生改变。在较高应力持续作用下，一部分骨细胞变为成骨细胞（grown bone cell），这种细胞的胞浆呈碱性，有能力使无机盐沉淀，并能产生纤维与黏多糖蛋白细胞间质，这些物质和无机盐共同组成骨质，骨质将成骨细胞包围在其中，细胞合成活动逐渐停止，胞浆减少，胞体变形，成骨细胞变为骨细胞，从而使骨的承载面积增大。相反，作用在骨骼上的应力减少后，骨细胞变为破骨细胞（break bone cell），它产生酸性磷酸酶可以溶解骨骼中的黏多糖蛋白、胶原纤维和无机盐，这种活动的结果是降低了骨的有效面积。应力如何引起基质内酸碱度的变化及如何使骨细胞向成骨细胞或破骨细胞转化，一般认为是由于应力产生的骨骼压电效应所致。

小　结

本章讨论了力的平衡条件，建立了应力、应变、弹性模量和弹性势能的概念，明确了它们的定义、单位及其之间的关系，阐明了黏弹性物质的特性，并介绍了骨骼和肌肉的力学性质等。主要内容有：

1. 力的平衡

平衡条件
$$\begin{cases} \sum \boldsymbol{F}_i = 0 \\ \sum \boldsymbol{M}_i = 0 \end{cases}$$

2. 共点力系的平衡

平衡条件
$$\sum \boldsymbol{F}_i = 0$$

拉密定理	$\dfrac{f_1}{\sin\theta_1} = \dfrac{f_2}{\sin\theta_2} = \dfrac{f_3}{\sin\theta_3}$

空间力系

$$\begin{cases} \sum F_{ix} = 0 \\ \sum F_{iy} = 0 \\ \sum F_{iz} = 0 \end{cases}$$

3. 平面力系的平衡

$$\begin{cases} \sum F_{ix} = 0 \\ \sum F_{iy} = 0 \\ \sum M_i = 0 \end{cases}$$

4. 正应力与正应变

正应力 $\qquad\qquad \sigma = \dfrac{F}{S}$

正应变 $\qquad\qquad \varepsilon = \dfrac{\Delta l}{l_0}$

5. 切应力与切应变

切应力 $\qquad\qquad \tau = \dfrac{F}{S}$

切应变 $\qquad\qquad \gamma = \dfrac{\Delta x}{d} = \mathrm{tg}\phi$

6. 体应变 $\qquad\qquad \theta = \dfrac{\Delta V}{V_0}$

7. 弹性模量

杨氏模量 $\qquad E = \dfrac{\sigma}{\varepsilon} = \dfrac{F \cdot l_0}{S \cdot \Delta l}$

切变模量 $\qquad G = \dfrac{\tau}{\gamma} = \dfrac{F \cdot d}{S \cdot \Delta x}$

体变模量 $\qquad K = \dfrac{\Delta P}{\theta} = -V_0 \dfrac{\Delta p}{\Delta V}$

压缩系数 $\qquad k = \dfrac{1}{K} = -\dfrac{1}{V_0} \cdot \dfrac{\Delta p}{\Delta V}$

8. 弹性势能 $\qquad E_p = A = \dfrac{1}{2}kx^2$

9. 希尔方程 $\qquad (T + a)(v + b) = b(T_0 + a)$

习　题

1. 什么是物体的平衡状态？物体处于平衡状态时应满足的条件是什么？

2. 什么样的力系为共点力系？当三个共点力使物体处于平衡状态时，它们应满足什么条件?

3. 说明正应力、正应变和杨氏模量的定义以及它们之间的关系。

4. 黏弹性物质的基本特征是什么? 什么是蠕变? 什么是应力松弛和滞后现象?

5. 心肌与骨骼肌有何主要区别? 什么是心室的顺应性?

6. 在边长为 $2.0 \times 10^{-2} m$ 的立方体的两平行表面上,各施以 $9.8 \times 10^2 N$ 的切向力,两个力的方向相反,使两平行面的相对位移为 $1.0 \times 10^{-3} m$,求其切变模量。

7. 有一根 8.0m 长的铜丝和一根 4.0m 长的钢丝,横截面积均为 $0.50 cm^2$。将它们串联后,加 500N 的张力。求每根金属丝的长度改变了多少? ($E_{铜} = 1.10 \times 10^{11}$ Pa; $E_{钢} = 2.00 \times 10^{11} Pa$)

8. 试计算横截面积为 $5.0 cm^2$ 的股骨:

(1) 在拉力作用下骨折将发生时所具有的张力。(骨的抗张强度为 $1.2 \times 10^8 Pa$)

(2) 在 $4.5 \times 10^4 N$ 的压力作用下它的应变。(骨的弹性模量为 $9 \times 10^9 Pa$)

9. 设某人下肢骨的长度约为 0.60m,平均横截面积 $6.0 cm^2$,该人体重 900N。问此人单脚站立时下肢骨缩短了多少?

10. 松弛的肱二头肌伸长 2.0cm 时,所需要的力为 10N。当它处于挛缩状态而主动收缩时,产生同样的伸长量则需 200N 的力。若将它看成是一条长 0.20m、横截面积为 $50 cm^2$ 的均匀柱体,求上述两种状态下它的弹性模量。

第二章 流体的运动

【教学要求】

1. 理解理想流体、稳定流动、流线和流管的概念。
2. 熟练运用连续性方程和伯努利方程。
3. 理解牛顿黏滞定律、泊肃叶定律、斯托克斯定律，并掌握测量液体黏度的两种实验方法。
4. 了解血液循环规律和中医脉象原理。

自然界中的物质有三种状态，即固态、液态和气态。液体和气体统称为流体（fluid）。流体没有固定的形状，极易发生相对运动和形变。

流体力学包括**流体静力学**和**流体动力学**，流体静力学中学物理中已经讨论过，本章不再介绍。流体动力学是研究流体运动规律以及它与相邻其他物体之间的相互作用的一门学科。生物体的许多活动过程，如血液和淋巴液的循环，养分的输送和废物的排泄，以及呼吸过程，都与流体的运动密切相关。流体动力学是研究血液流变规律的重要基础。

本章重点介绍不可压缩流体运动的基本规律和血液流动的基本知识。

第一节 理想流体 稳定流动

一、理想流体

流体具有三大特性，即流动性、黏滞性和可压缩性。在外力作用下，流体的一部分相对另一部分很容易发生相对运动，这是流体最基本的特性即**流动性**（fluidity）。

实际流体都有黏滞性。由于实际流体内部各部分的流速不尽相同，速度不同的相邻两流体层之间存在着沿分界面的切向摩擦力——内摩擦力，它阻碍流体各层间的相对滑动。流体的这种性质称为**黏滞性**（viscosity）。虽然实际流体总是或多或少地具有黏滞性，但是像水和酒精等液体的黏滞性很小，气体的更小。因此，在讨论这些黏滞性很小的流体的流动时，由于它对流体的影响不大，黏滞性可以忽略不计，可把流体视为无黏性流体。

实际流体都是可压缩的。但就液体而言，可压缩性很小。例如，水在10℃、500个大气压以下时，每增加一个大气压，减小的体积只不过是原来体积的二万分之一。因此，一般液体的可压缩性可以忽略不计。就气体而言，可压缩性非常显著，但当气体处在可以流动的状态下，很小的压强差就足以使气体迅速流动，因此引起的气体密度变化不大，其可压缩性也可忽略。

为了使问题简化，只考虑流体的流动性而忽略流体的可压缩性和黏滞性，引入一个理想模型，称为**理想流体**（ideal fluid），它是绝对不可压缩和完全没有黏滞性的流体。根据这一模型得出的结论，在一定条件下，可以近似地解释实际流体流动的情况。

二、稳定流动

一般来说，流体流动时，不但在同一时刻，流体粒子通过空间各点的流速不同，而且在不同时刻，流体粒子通过空间同一点时的流速也不同，即流体粒子的流速是空间坐标与时间坐标的函数：

$$\boldsymbol{v} = \boldsymbol{v}(x,y,z,t)$$

流体粒子通过空间各点的流速不随时间而变化，则这种流动称为**稳定流动**（steady flow），即流体粒子的流速仅仅是空间的函数：

$$\boldsymbol{v} = \boldsymbol{v}(x,y,z)$$

为了形象地描述流体的运动情况，在流体通过的空间中画一些假想的曲线，称为**流线**（streamline），流线上任意一点的切线方向与流体质点通过该点的速度方向一致；而流线的疏密情况则表明流速的大小。流线密集，流速较大；流线稀疏，流速较小。如图2-1所示，所有带箭头的曲线都表示流线。图2-2为流体绕过球形障碍物时的流线。流速在空间的分布形成一个流速场，因为流速是一个矢量，它不仅有大小还有方向，所以流速场是一矢量场，它反映流体的一个运动状态，若流体作稳定流动，即流速不随时间变化，则形成一个稳定的流速场。在稳定流动时，任意两根流线永不相交。

在图2-3所示的流体中取一截面S，则通过截面周边上各点的流线围成的管状区域称为**流管**（tube of flow）。当流体做稳定流动时，流线和流管的形状不随时间而改变。由于流线不可能相交，因而流管内的流体不能穿越界面流出管外，流管外的流体也不能穿越流界面流入管内，只能从流管的一端流进，从另一端流出。流管的作用与管道相同。

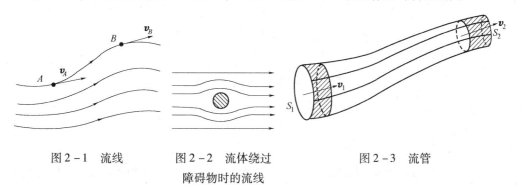

图2-1 流线　　　图2-2 流体绕过　　　图2-3 流管
　　　　　　　　　障碍物时的流线

三、连续性方程

如图 2 - 3，在一个做稳定流动的不可压缩流体中取一截面很小的流管，在流管中任意两处各取一个与该处流速相垂直的截面 S_1 和 S_2。因流管的截面很小，流体质点在 S_1 和 S_2 截面上各处的流速可看成分别相等，为 v_1 和 v_2。在 Δt 时间内，流过 S_1 和 S_2 截面的流体体积分别为 $S_1 v_1 \Delta t$ 和 $S_2 v_2 \Delta t$。由于流体不可压缩，根据质量守恒定律，可知流入 S_1 和流出 S_2 的流体体积应相等，则

$$S_1 v_1 \Delta t = S_2 v_2 \Delta t$$

即
$$S_1 v_1 = S_2 v_2 \qquad\qquad (2-1)$$

这一关系式对于同一流管中任意两个垂直于流管的截面都是适用的，即

$$\boxed{Sv = 恒量} \qquad\qquad (2-2)$$

上式表明，不可压缩的流体做稳定流动时，单位时间内通过同一流管各横截面的体积相等，且等于恒量。流速与横截面积成反比，截面面积大处流速小，截面面积小处流速大。

又 $Q_V = Sv$，表示在单位时间内通过截面 S 的流体体积，称为**体积流量**，简称**流量**，单位为米^3/秒（m^3/s）。类似地，$Q_m = \rho Sv$ 称为流体的**质量流量**，它表示在单位时间内通过截面 S 的流体的质量，其单位为千克/秒（kg/s）。式 2 - 1 和式 2 - 2 称为流体的**连续性方程**（equation of continuity）。

当不可压缩的流体在管中流动时，整个管子可看成为一根流管，而连续性方程中的流速可用该截面的平均流速代替。

例 2 - 1   正常成人休息时，通过主动脉的平均血流速率为 $v = 0.33 \text{m/s}$，主动脉半径平均为 $r = 9.0 \times 10^{-3} \text{m}$。求通过主动脉的平均血流量。

解：因为主动脉的横截面积为

$$S = \pi r^2 = 3.14 \times (9.0 \times 10^{-3})^2 = 2.5 \times 10^{-4} \text{m}^2$$

则通过主动脉的平均血流量为

$$Q = Sv = 2.5 \times 10^{-4} \times 0.33 = 8.3 \times 10^{-5} \text{m}^3/\text{s}$$

第二节   伯努利方程及其应用

一、伯努利方程

理想流体作稳定流动时，流体在流管中各处的流速、压强和高度之间有一定的联系。下面利用功能原理来进行推导。

如图 2 - 4 所示，设理想流体在重力场中做稳定流动，在流体中取一细流管。S_1 和

S_2 为流管中任取的两个与流管垂直的截面 A、B 处的面积。设 A 处的压强为 p_1，流速大为 v_1，高度为 h_1；B 处的压强为 p_2，流速大小为 v_2，高度为 h_2。选取某一时刻 t 在 AB 之间的流体为研究对象，并设经过很短时间 Δt，这部分流体从 AB 位置移动到 $A'B'$ 位置。由于 Δt 很短，AA' 间和 BB' 间的流体在此期间的各物理量可近似认为不变。

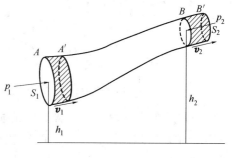

图 2 - 4 伯努利方程的推导

下面分析在 Δt 时间内，研究对象动能和势能的变化以及引起这些变化的外力和非保守内力所作的功。

分析可知，AB 这段流体在移动过程中，所受的非保守力包括：两端面上的压力，垂直于流管侧面上的正压力，流管界面外相邻流体层作用于这段流管的黏滞力（摩擦阻力）。

由于理想流体没有黏滞性，故不存在能量损耗。因此，只需考虑作用在这段流体上的外力作功。流管侧面外的流体对这部分流体的正压力垂直于流管表面，与流速垂直，因而不作功。作用于 S_1 的压力 $p_1 S_1$ 的方向与流体运动方向一致作正功，而作用于 S_2 的压力 $p_2 S_2$ 的方向与流体运动方向相反作负功。

所以，Δt 时间内外力对这段流体所作的总功为

$$A = p_1 S_1 v_1 \Delta t - p_2 S_2 v_2 \Delta t = (p_1 - p_2) \Delta V \qquad (2-3)$$

式中 $\Delta V = S_1 v_1 \Delta t = S_2 v_2 \Delta t$，表示 AA'、BB' 段流体的体积。

由于是理想流体做稳定流动，所以 A' 和 B 之间的那部分流体（AB 段与 $A'B'$ 段流体相重叠的部分）的机械能保持不变，因此，只需考虑 AA' 之间与 BB' 之间的流体机械能的变化。设流体的密度为 ρ，则这两部分流体的质量也相等，均为 Δm。那么，Δm 可表示为

$$\Delta m = \rho S_1 v_1 \Delta t = \rho S_2 v_2 \Delta t = \rho \Delta V$$

AB 间的流体在 Δt 时间内机械能的增量为

$$\Delta E = (E_{k2} + E_{p2}) - (E_{k1} + E_{p1}) = \left(\frac{1}{2}\rho v_2^2 + \rho g h_2\right)\Delta V - \left(\frac{1}{2}\rho v_1^2 + \rho g h_1\right)\Delta V$$

$$(2-4)$$

根据功能原理，物体系机械能的增量等于它所受的外力所作的总功，即

$$\left(\frac{1}{2}\rho v_2^2 + \rho g h_2\right)\Delta V - \left(\frac{1}{2}\rho v_1^2 + \rho g h_1\right)\Delta V = (p_1 - p_2)\Delta V$$

将上式两边除以 ΔV，并移项，得

$$\frac{1}{2}\rho v_1^2 + \rho g h_1 + p_1 = \frac{1}{2}\rho v_2^2 + \rho g h_2 + p_2 \qquad (2-5)$$

由于 A、B 是任取的两个截面，所以在同一流管内任一截面处有

$$\frac{1}{2}\rho v^2 + \rho gh + p = 恒量 \tag{2-6}$$

以上两式都称为**伯努利方程**（Bernoulli's equation）。式中 $\frac{1}{2}\rho v^2$ 是单位体积流体的动能、ρgh 是单位体积的重力势能。压强 p 所做的功 $A = pSv\Delta t = p\Delta V$，由此可见，压强 p 相当于单位体积流体通过某一截面时压力所作的功，常把它称为压强能。伯努利方程表明：**理想流体做稳定流动时，同一流管内任一截面处单位体积流体的动能、重力势能和压强能的总和是恒量**。伯努利方程实质上是能量守恒定律在流体力学中的具体表达形式。

如果流管中的截面 S_1 和 S_2 趋近于零，这时流管就变成了流线，v、h、p 为流线上某点的流速、高度、压强的精确值。因此，伯努利方程适用条件是，理想流体稳定流动时同一小流管的任意截面或同一流线上的任意点。

例 2 - 2　水以压强为 $4 \times 10^5 Pa$，流速为 4m/s 从内径为 20mm 的管子流到比它高 5m 的细管中去，细管的内径为 10mm，求细管的流速和高处压强。（$g = 10m/s^2$）

解：由连续性方程 $S_1 v_1 = S_2 v_2$ 得：

$$v_2 = \frac{S_1}{S_2}v_1 = \frac{d_1^2}{d_2^2}v_1$$

已知 $d_1 = 2.0 \times 10^{-2}m$，$d_2 = 1.0 \times 10^{-2}m$，$v_1 = 4m/s$，则

$$v_1 = \frac{(2.0 \times 10^{-2})^2}{(1.0 \times 10^{-2})^2} \times 4 = 16m/s$$

在伯努利方程 $\frac{1}{2}\rho v_1^2 + \rho gh_1 + p_1 = \frac{1}{2}\rho v_2^2 + \rho gh_2 + p_2$ 中

$\because p_1 = 4 \times 10^5 Pa$，$h_2 - h_1 = 5m$

$\therefore p_2 = 4 \times 10^5 + \frac{1}{2} \times 10^3 \times 4^2 - \frac{1}{2} \times 10^3 \times 16^2 - 10^3 \times 10 \times 5 = 2.3 \times 10^5 Pa$

二、伯努利方程的应用

流体流动的许多实际问题，可以运用伯努利方程和连续性方程加以解决。

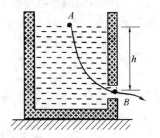

图 2 - 5　小孔流速

（一）小孔流速

如图 2 - 5 所示，有一盛有水的大容器，设在距离水面 A 处为 h 的地方开一小孔 B，则水将从小孔流出，A、B 处的流速分别为 v_A、v_B，根据连续性方程，由于容器上方面积大，侧面小孔面积小，所以小孔处的流速比水面的流速大得多，可认为水面的流速 $v_A \approx 0$，同时水面和小孔都与大

气接触，故 A、B 两处的压强都等于大气压强 p_0，于是 A、B 两处可列出伯努利方程如下：

$$p_0 + \rho gh = p_0 + \frac{1}{2}\rho v_B^2$$

由此可得

$$v_B = \sqrt{2gh} \qquad (2-7)$$

（二）压强与流速的关系

1. 空吸作用

如图 2-6 所示，一水平放置的管 A 处和 C 处的截面积大于 B 处的截面积。管内流体由 A 处流向 C 处。水平管本身可看作一流管，由于管道水平放置，有 $h_1 = h_2$，伯努利方程可写为

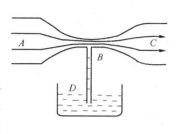

图 2-6　空吸作用

$$\frac{1}{2}\rho v_A^2 + p_A = \frac{1}{2}\rho v_B^2 + p_B \qquad (2-8)$$

可见，在同一水平管中，流速大处压强小，流速小处压强大。

又因 $S_A > S_B$，由连续性方程 $S_A v_A = S_B v_B$ 可知 $v_A < v_B$。表明在水平管中流动的流体，横截面积越小，流速越大，压强就越小。

当 S_A / S_B 的值足够大，即 B 处的流速足够大，以至 B 处的压强小于大气压时，容器 D 中的液体因受大气压的作用沿竖直管上升，直至被压到 B 处，而被水平管中的液体带走，这种作用称为**空吸作用**（suction）。

空吸作用的应用很广，如喷雾器、水流抽气机、内燃机中的汽化器等均是根据这一原理制成的。

2. 文丘利流量计

如图 2-7 所示，为文丘利流量计的原理图。测量流体流量时，将它水平地连接到被测管道（如自来水管）上。由伯努利方程可得：

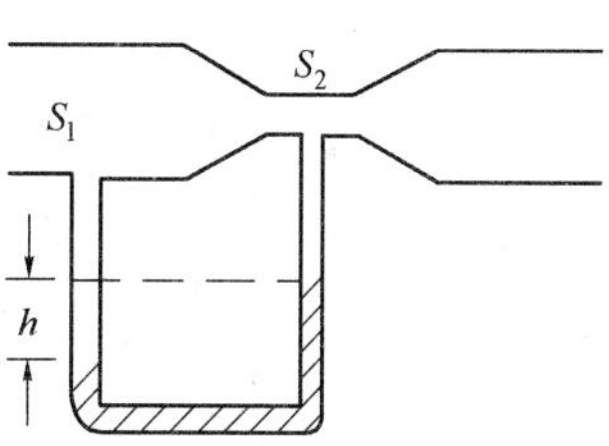

$$\frac{1}{2}\rho v_1^2 + p_1 = \frac{1}{2}\rho v_2^2 + p_2$$

由连续性方程可得

$$S_1 v_1 = S_2 v_2$$

由以上两式消去 v_2 可得

图 2-7　流量计原理

$$v_1 = S_2 \sqrt{\frac{2(p_1 - p_2)}{\rho(S_1^2 - S_2^2)}}$$

若两竖直管中水银液面的高度差为 h，则上式中压强差 $p_1 - p_2 = (\rho_{Hg} - \rho)gh$，再代

入上式得

$$v_1 = S_2 \sqrt{\frac{2(\rho_{Hg} - \rho)gh}{\rho(S_1^2 - S_2^2)}}$$

上式中 ρ 为流经水平管道流体的密度，ρ_{Hg} 为竖直管中水银的密度。

因此，流体的流量为

$$Q_V = S_1 v_1 = S_1 S_2 \sqrt{\frac{2(\rho_{Hg} - \rho)gh}{\rho(S_1^2 - S_2^2)}} \qquad (2-9)$$

3. 流速计

如图 2-8 所示是皮托管（流速计）的原理
图。两个弯成 L 形的管子，其中一个管子的开口
A 迎着流来的流体，另一个管子的开口 B 在侧
面，与流体的流动方向相切。C 与 A，D 与 B 分
别在两根流线上，分别满足伯努利方程。

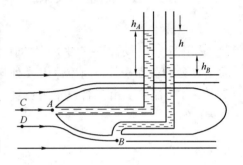

C、D 在很远处靠得很近，运动状态几乎相
同，因此，A、B 两点有如下等式关系：

图 2-8　流速计

$$\frac{1}{2}\rho v_A^2 + p_A = \frac{1}{2}\rho v_B^2 + p_B$$

因为流体在 A 处受阻，流速 $v_A = 0$，所以 $\frac{1}{2}\rho v_B^2 = p_A - p_B$，$A$、$B$ 两处的压强差可由
两管中流体上升的高度差求出，即 $p_A - p_B = \rho g (h_A - h_B)$。这样，流体的流速为

$$v = v_B = \sqrt{2g(h_A - h_B)} = \sqrt{2gh} \qquad (2-10)$$

（三）压强与高度的关系

血压与体位的关系　如果均匀管中流动的液体流速不变，或者在非均匀管道内流速
的变化影响可忽略时，则压强与高度的关系为

$$p_1 + \rho g h_1 = p_2 + \rho g h_2$$

即　　　　　　　　　　　　　$p + \rho g h = 常量 \qquad (2-11)$

可见，高处的压强小，而低处的压强大。

依据式 2-11 压强和高度的关系，可以解释血压与体位的关系。图 2-9 表示人体
取平卧位时头部动脉压为 12.6kPa，静脉压为 0.7kPa，而当取直立位时头部动脉压为
6.8kPa，静脉压变为 -5.2kPa。减少的 5.8~5.9kPa 是由高度改变所造成的。同理，对
于脚部来说，由平卧位改为直立位时，动脉压将由 12.6kPa 变为 24.3kPa，静脉压将由
0.7kPa 变为 12.4kPa，增加的 11.7kPa 也是由高度原因造成的。因此，测量血压一定要
考虑体位和测量部位对测量值的影响。

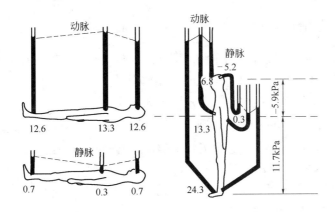

图 2 - 9　血压与体位的关系

　　另一方面，平卧位时头部与足部的动脉平均血压，比靠近心脏的平均动脉血压要低 0.6kPa，这是血液黏滞性的影响所造成的。动脉血液由心脏流到头部与足部的过程，克服血液流动过程中摩擦力作功。头部与足部血压降低的程度，与血液流动中克服摩擦力作功的多少有关。

第三节　实际流体的流动

　　前面各节讨论了理想流体的运动规律，忽略了流体流动时流层间由于存在相对运动而产生的内摩擦力，因此认为流体在流动过程中没有能量损失。但在实际中，对一些黏滞性较大的流体的流动，或者虽然黏滞性不大，但在较长的输送中能量损失明显时，则必须考虑到内摩擦力的存在。

一、牛顿黏滞性定律

（一）液体的内摩擦现象

　　如图 2 - 10 所示，在一竖直小圆管中注入无色甘油，上部再加一段着色甘油，其间有明显的分界面。打开管子下部的活门使甘油缓缓流出，经一段时间后，着色甘油的下部呈舌形界面，说明甘油流出时，沿管轴流动的速度最大，距轴越远流速越小，在管壁上，甘油附着层流速为零。可见，甘油的流动是分层的。

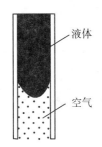

图 2 - 10　流体的黏滞性

　　将在管中流动的甘油分成许多同轴圆筒状的薄层，由于任意两相邻流层之间存在相对运动，流动较快的流层对流动较慢的流层施加以拉力，而流动较慢的流层对流动较快的流层施加以阻力，这一对力与接触面平行，大小相等而方向相反，称为**内摩擦力**或**黏滞力**。如图 2 - 11 所示。

（二）牛顿黏滞性定律

如图 2－11 所示为速度分布示意图，即把沿 z 方向流动的液体在垂直于 r 方向的平面上分成许多互相平行的薄层，各层之间有相对滑动。设想流层的流速随着 r 的增加而增大，在 r 方向相距 dr 的两液层的速度差为 dv，则 dv/dr 表示在垂直于流速方向上，相距单位距离的液层间的速度差，称为**速度梯度**（velocity gradient）。对于图 2－10 所示，甘油是分层流动的，在距离管轴不同 r 处的速度梯度不同，距管轴越远，速度梯度的绝对值越大，速度梯度的单位是秒$^{-1}$（s^{-1}）。

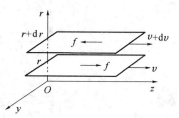

图 2－11　速度分布示意图

实验表明，流体内相邻两层接触面间的内摩擦力 f 的大小与接触面积 S 及速度梯度 dv/dr 成正比，即

$$f = \eta \frac{dv}{dr} S \tag{2-12}$$

上式称为**牛顿黏滞定律**（Newton's viscosity law）。式中的比例系数 η 称为**黏滞系数**或**黏度**（coefficient of viscosity），由式 2－12 可知，在国际单位制中，黏度的单位为帕斯卡·秒(Pa·s)。其值取决于流体的性质，黏滞性越大的流体，其 η 值越大。

由实验可知，黏度的大小不但与流体种类及杂质浓度有关，而且还与温度有关。一般说来，液体的黏度随温度升高而减小，气体的黏度随温度的升高而增大。

表 2－1　一些液体的黏度值

液体	温度	黏度 η（$\times 10^{-3}$ Pa·s）	液体	温度	黏度 η（$\times 10^{-3}$ Pa·s）
水	0℃	1.8	蓖麻子油	17.5℃	1225.0
	37℃	0.69		50℃	122.7
	100℃	0.3	血液	37℃	2.0～4.0
水银	0℃	1.68	血浆	37℃	1.0～1.4
	20℃	1.55	血清	37℃	0.9～1.2
	100℃	1.0			

实际上，不是任何流体都遵守上述牛顿黏滞性定律，我们把遵守牛顿黏滞性定律，黏度 η 为一个常量的流体称为**牛顿流体**（Newtonian fluid）。黏度 η 不为常量，而与压力、速度梯度有关，不遵守牛顿黏滞性定律的流体称为**非牛顿流体**（non－Newtonian fluid）。例如，水和血浆等均为牛顿流体，而全血以及悬浊液则是非牛顿流体。

二、层流、湍流、雷诺数

黏性流体在管道输送过程中，能量的损耗不仅与流体的黏度 η 有关，还与流体的流动状态及管道的几何形状密切相关。

根据实际情况，流体的流动可分为层流和湍流两种状态。当流体的流速不大时，各层流体之间只作相对滑动，每个流体质点都沿着一条明确的路线作平滑运动，没有横向混杂，这种流动状态称为**层流**（laminar flow）。当流体的流速超过一定数值时，层流状态被破坏，层与层间的流体相互混杂，形成紊乱无章的流动状态，甚至出现漩涡，通常还伴有声音，这种流动状态称为**湍流**（turbulent flow）。

如图 2 - 12 所示的实验装置可以观察到这两种不同形式的流动状态。

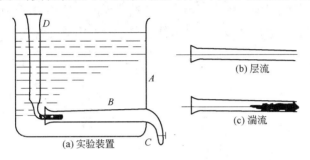

图 2 - 12　层流和湍流

如图 2 - 12（a）所示，在一个盛水的容器 A 中，水平地装有一根玻璃管 B，另一个竖直放置的玻璃管 D 内盛有着色水，着色水通过 D 管下端的细管引入 B 管。当打开阀门 C，水从 B 管流出。若水流的速度不大时，着色水在 B 管中形成一条清晰、与 B 管平行的细流，如图 2 - 12（b），这种水流即为层流。当开大阀门 C，增加水流的速度到某一定值时，流动不再稳定，着色水的细流散开而与无色水混合起来，如图 2 - 12（c），这时的流动成为湍流。

英国物理学家雷诺通过大量实验研究后指出：影响流动状态的因素除流速外，还有流体的密度 ρ，黏度 η 以及流体的管道直径 d 等。把这些因素归纳为一个数——**雷诺数**（Reynolds number），用 Re 表示，用它来确定流体的流动状态是层流还是湍流。它的定义是：

$$Re = \frac{\rho v d}{\eta} \tag{2 - 13}$$

包括血液在内的许多流体，当 $Re < 2000$ 时，流体做层流；当 $Re > 3000$ 时，流体处于湍流状态；而当 $2000 < Re < 3000$ 时，流体可处于层流状态也可处于湍流状态，称为过渡流。

例 2 - 3　设主动脉的内直径为 0.02m，血液的流速、黏度、密度分别为 $v = 0.25\text{m/s}$、$\eta = 3.0 \times 10^{-3}\text{Pa·s}$、$\rho = 1.05 \times 10^{3}\text{kg/m}^3$，求雷诺数并判断血液以何种形态流动。

解： 雷诺数为

$$Re = \frac{1.05 \times 10^3 \times 0.25 \times 0.02}{3.0 \times 10^{-3}} = 1750$$

这一数值小于 2000，所以血液在主动脉中为层流状态。

第四节　泊肃叶定律　斯托克斯定律

一、泊肃叶定律

不可压缩的牛顿流体，在等截面水平圆形细管中流动时，如果平均流速不大，则流动的状态是层流。各流层为从轴线开始半径逐渐增大的圆筒形表面，中心流速最大，随着半径的增加，流速逐渐减小，管壁处流体附着于管壁内侧，流速为零，即

$$v = \frac{P_1 - P_2}{4\eta L}(R^2 - r^2) \tag{2-14}$$

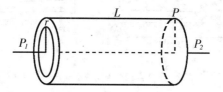

图 2-13　泊肃叶定律

法国医学家**泊肃叶**（Jean Leon M Poiseuille）研究了血管内血液的流动，并对在两端压强差 $\Delta p = p_1 - p_2$ 的作用下，半径为 R、长度为 L 的水平圆管中流体的流动进行了研究，得出流体从管中流出的体积流量为

$$Q_V = \frac{\pi R^4 \Delta p}{8\eta L} \tag{2-15}$$

上式称为**泊肃叶定律**（Poiseuille's law），式中 η 为流体的黏度。泊肃叶定律表明，不可压缩的牛顿流体在水平圆管中做稳定流动时，流量 Q_V 与管道半径 R 的四次方成正比，与管两端的压强梯度 $\Delta p/L$ 成正比，与流体的黏度 η 成反比。

若令 $Z = 8\eta L/\pi R^4$，那么式 2-15 式可写成：

$$Q_V = \frac{\Delta p}{Z} \tag{2-16}$$

式 2-15 中 Z 称为**流阻**（flow resistance），医学上称之为**外周阻力**，单位为 $Pa \cdot s/m^3$。它的大小由液体的黏度 η 和管道的几何形状决定。特别值得注意的是，流阻与圆管半径的四次方成反比。可见半径的微小变化对流阻的影响都是不可忽视的。如半径减小一半，流阻就要增加到 16 倍。大家都知道，血管的弹性非常好，血管大小的变化对血液流量的控制作用是很强的。特别是人体小动脉对血流流量有着非常灵敏而有效的控制。

对于牛顿流体在圆管中流动，Z 可由 $8\eta L/\pi R^4$ 计算；对于非牛顿流体或非圆管中流动的情形，Z 一般由实验测定。

如果流体流过几个"串联"的流管，则总流阻等于各流管流阻之和。若几个流管

相"并联"，则总流阻的倒数等于各流管的倒数之和。因此，总流阻与各流阻的关系与总电阻与各电阻串、并联的关系相同。

例 2-4 成年人主动脉的半径约为 $1.3 \times 10^{-2} \mathrm{m}$，问在一段 $0.2 \mathrm{m}$ 距离内的流阻 Z 和压强降落 Δp 是多少？设血流量为 $1.00 \times 10^{-4} \mathrm{m}^3/\mathrm{s}$，$\eta = 3.0 \times 10^{-3} \mathrm{Pa \cdot s}$。

解：
$$Z = \frac{8\eta L}{\pi R^4} = \frac{8 \times 3.0 \times 10^{-3} \times 0.2}{3.14 \times (1.3 \times 10^{-2})^4} = 5.35 \times 10^4 \mathrm{Pa \cdot s/m^3}$$

$$\Delta p = ZQ_V = 5.35 \times 10^4 \times 1.0 \times 10^{-4} = 5.35 \mathrm{Pa}$$

可见在主动脉中，血压的下降是微不足道的。

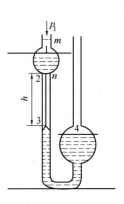

奥氏黏度计是一种用比较法进行测量的常用的测量液体黏度的仪器。如图 2-14 所示，设已知标准液体的黏度为 η_1，密度为 ρ_1，液面从 m 点降至 n 点的时间为 Δt_1；而待测黏度 η_2 的液体的密度为 ρ_2，其液面从 m 点降至 n 点的时间为 Δt_2；两种液体体积相同。由式 2-14 得：

$$V_{mn} = \frac{\pi R^4 \Delta p_1}{8\eta_1 L}\Delta t_1 = \frac{\pi R^4 \Delta p_2}{8\eta_2 L}\Delta t_2$$

考虑到 $\Delta p_1 \propto \rho_1$，$\Delta p_2 \propto \rho_2$，可以得到下列关系式：

$$\frac{\rho_1 \Delta t_1}{\eta_1} = \frac{\rho_2 \Delta t_2}{\eta_2}$$

图 2-14 奥氏黏度计

从而得到

$$\boxed{\eta_2 = \frac{\rho_2 \Delta t_2}{\rho_1 \Delta t_1}\eta_1} \qquad (2-17)$$

二、斯托克斯定律

当固体在黏性流体中作相对运动时，将受到黏滞阻力，这是由于固体表面附着一层流体，该层流体随固体一起运动，因而与周围流体间有相对运动，产生内摩擦力，此力阻碍固体在流体中的运动。

实验表明，若在黏性流体中运动的物体是一个小球，其速度很小（雷诺数 $Re < 1$）时，所受到的黏滞阻力 f 与小球的半径 r、运动的速度 v、流体的黏度 η 成正比，即

$$\boxed{f = 6\pi\eta rv} \qquad (2-18)$$

上式称为**斯托克斯定律**（Stokes law）。

设半径为 r 的小球体在黏性液体中由静止状态下降。起初，小球受到方向向下的重力和方向向上的浮力的作用，重力大于浮力，球体加速下降。随着下降速度的增加，黏滞性阻力增大，当速度达到一定值时，重力、浮力和黏滞性阻力达到平衡，球体匀速下

降，这时球体的速度称为**收尾速度**或**沉降速度**（sedimentation velocity）。

设 ρ 为球体的密度，σ 为流体的密度，则球体所受的重力为 $\frac{4}{3}\pi r^3\rho g$，所受的浮力为 $\frac{4}{3}\pi r^3\sigma g$，黏性阻力为 $6\pi\eta rv$。当达到收尾速度时，三力平衡，即

$$\frac{4}{3}\pi r^3\rho g = \frac{4}{3}\pi r^3\sigma g + 6\pi\eta rv$$

由上式可计算出收尾速度

$$v = \frac{2gr^2}{9\eta}(\rho - \sigma) \qquad\qquad (2-19)$$

上式常被用来测定流体的黏滞系数。若将已知半径 r 和密度 ρ 的小球放入密度为 σ 的液体中，测出小球的沉降速度 v，由上式即可计算出液体的黏滞系数 η，这种方法称为沉降法。

由上式可知，小球体在流体中的沉降速度与重力加速度 g 成正比，若悬浮液微粒很小时，如血液中的血细胞，其沉降速度就非常缓慢。为了加快沉降速度常用离心沉降法。

临床上，就是利用离心沉降法来测定血细胞在血液中的百分含量。将抗凝处理过的血液放进离心管中，经离心分离后血液将分为血浆和血细胞沉淀两部分。血细胞沉淀部分的体积占血液总体积的百分比称为血细胞压积。它是影响血液黏度最重要的因素之一。

第五节　血液的流动

1. 血液的组成和特性

血液作为一种流体以及血管和心脏作为一种弹性体，都具有流动和变形的性质，即流变性。血液和血管以及心脏的流变性，尤其是血液的流动性是影响血液在循环系统内不断流动、实现其功能的重要因素。

血液是一种十分复杂的悬浊液。血液与一般的悬浊液不同，它具有以下特点：①它是一种高浓度的悬浊液。②血液中的溶质——血细胞不是刚性的悬浮球体，如红细胞呈双凹形碟状并可变形。血细胞还具有聚集性，如红细胞可以聚合呈串状。③血液中的溶剂——血浆不是均质，它含有多种生物蛋白。

2. 血液的黏度

前面指出，所谓牛顿黏滞性流体是黏度为常量的流体，这种流体满足泊肃叶定律，即流体的流量与其所受压强成正比；反之，非牛顿流体不满足上述关系。实验测得血液的压强 – 流量关系是曲线，血清的压强 – 流量关系是直线。这一结果表明，血液是非牛顿黏滞性流体，而血清则为牛顿黏滞性流体。

对于非牛顿黏滞性流体，其黏度与流动时的切应变率（即速度梯度）有关。在低切应变率范围内，血液黏度随切应变率的增大明显地减小；当切应变率增大到一定程度后，血液黏度基本上不再变化而保持为一常量，这时可视血液为牛顿黏滞性流体。

研究表明，血液的黏度不但依赖于切应变率，还依赖于切应变率的作用时间，这种性质称为触变性。此外，血液的切应力，即单位流层接触面上的内摩擦力，不但取决于切应变率，还与作用的历史过程有关，这种性质称为黏弹性。

影响血液黏度的主要因素有：

（1）血细胞压积，即血细胞在血液中的体积百分比含量。血细胞压积越大，血液黏度就越大。

（2）红细胞的聚集性与变形性。影响红细胞聚集性的主要因素是红细胞表面电荷的多少和红细胞之间经长链的桥接作用。红细胞的变形性能决定血液在微循环中的流动性能。

（3）红细胞的大小和形状。红细胞的大小和形状决定红细胞的压积，从而对血液黏度产生影响。而红细胞内外的渗透压则是决定红细胞形状的重要因素。

（4）血浆黏度。它主要取决于其中的蛋白质，特别是纤维蛋白的浓度。

3. 血液的流速

血液循环系统是一个复杂的网络系统，由体循环和肺循环两部分组成，两者相互串联。心脏是推动血液循环的器官，心脏的节律性舒缩是血液循环的动力，血管是血液流动的管道。在体循环中，当心室收缩时，血液从左心室出来回到右心房去，构成体循环。就体循环而言，按血管的先后顺序，途经主动脉、小动脉、毛细血管、小静脉和腔静脉，这些血管属于串联。而按各段血管的若干分支或全部体循环的六大分支（头、上肢、下肢、躯干、肝脾、肾）则属于血管的并联。即同类血管并联，不同类血管串联。肺循环始于右心室，血液从右心室进入肺动脉后，通过肺泡周围的毛细血管与肺泡中的空气进行交换，经肺静脉回到左心房。当液体流过若干流阻不同的管道时，如果这些管道是串联关系，则总流阻与分流阻的关系是

$$Z = Z_1 + Z_2 + \cdots + Z_n$$

假如这些管道是并联关系，则满足

$$\frac{1}{Z} = \frac{1}{Z_1} + \frac{1}{Z_2} + \cdots + \frac{1}{Z_n}$$

血管是比较复杂的弹性管道，血流速度又时刻随着心脏的搏动而波动，且血液又是一种黏滞性流体，因而血液在心血管系统中的流动近似符合流体力学规律。根据流体的连续性方程，血液在各类血管中的流速应与该类血管的总横截面积成反比。如图 2-15 所示，主动脉中血液的流速最大，在毛细血管中血液的流速最小，有利于血液与组织液间进行物质交换。

4. 血压

血压是血管内血液对管壁的侧压强，医学上常用它与大气压强的差值来表示。血管系统的压强（血压）是随着心脏的收缩和舒张而变化的。心缩期中主动脉血压的最高

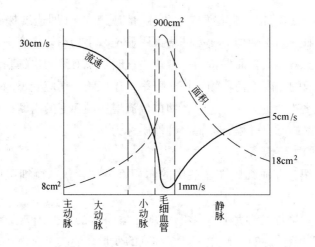

图 2-15　血流速度与血管总截面积的关系

值称为**收缩压**，舒张期中主动脉血压的最低值称为**舒张压**。收缩压与舒张压的差值称为**脉搏压**。收缩压的高低与主动脉的弹性和主动脉中所容的血量有关。例如，动脉硬化症患者的心输出量虽然正常，但收缩压特别高。舒张压的高低与外周阻力有密切关系。

　　由于血液是黏滞性流体，所以从主动脉到静脉血压是逐渐下降的。图 2-16 代表全部血液循环系统的血压变化曲线。应该注意，小动脉血管段的血压下降最多，这反映小动脉血管段的流阻最大，其原因是这段血管的口径很小，数目又远不及毛细血管多。

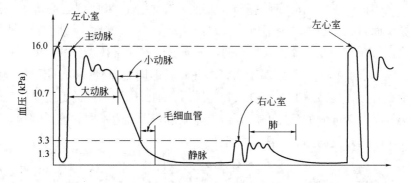

图 2-16　心血管系统的血压变化

5. 心脏作功

　　心脏有节律地收缩与舒张，不断对血液作功，补偿血液循环过程中的能量消耗，维持循环流动继续进行。考虑实际流体的黏滞性，伯努利方程要增加一个修正量 A。对血液循环系统，这个修正量为血液流动中克服内摩擦力作功的能量损失。血液的能量损失由心脏作功补偿，A 即心脏所作的功。根据修正的伯努利方程，可以计算左心输出单位体积血液所作的功

$$A_L = (p_1 - p_2) + \rho g(h_1 - h_2) + \frac{1}{2}\rho(v_1^2 - v_2^2)$$

上式中，p_1 为左心室输出血液时的平均压强，p_2 为血液流回左心房时的平均压强；

v_1 为左心室输出血液时的血流速度，v_2 为血液流回左心房时的血流速度，考虑到血液流回左心房时的流速和压强很小，取 $p_2 = 0$，$v_2 = 0$；$h_1 - h_2$ 为左心室与左心房的高度差，由于血液进出心脏时的高度变化可以忽略，故 $h_1 - h_2 = 0$。于是

$$A_L = p_1 + \frac{1}{2}\rho\, v_1^2$$

同理可以计算右心室排出单位体积的血液所作的功 A_R，右心室输出血液的流速近似等于左心室输出血液的流速 v_1，而右心室输出血液的压强 p_3 比较小，于是

$$A_R = p_3 + \frac{1}{2}\rho v_1^2$$

由此得出整个心脏输出单位体积血液所作的功为

$$A = p_1 + p_3 + \rho v_1^2$$

在通常情况下，可取 $p_1 = 1.33 \times 10^4 \mathrm{Pa}$，$p_3 = 0.22 \times 10^4 \mathrm{Pa}$，$v_1 = 0.4\mathrm{m/s}$，$\rho = 1.0 \times 10^3 \mathrm{kg/m^3}$，则 $A = 1.57 \times 10^4 \mathrm{J/m^3}$。在静息状态下，心脏每分钟的血液排出量为 5×10^{-3} $\mathrm{m^3}$，相当于心脏每分钟作功78.5J。人运动时，心率加快，每分钟心脏的血液排出量增加，心脏作功相应增加。

小　结

1. 基本概念

（1）理想流体　绝对不可压缩，完全没有黏滞性的流体。

（2）稳定流动　流体空间各点的流速不随时间而改变。

（3）流线　曲线上每一点的切线方向与经过该点流体质点的流速方向一致。

（4）流管　由一束流线围成的管状区域。

（5）流量　单位时间内通过某一截面的流体的体积。

（6）流阻（外周阻力）　流管（血管）对流体（血液）流动产生的阻力。

2. 基本定律

（1）连续性方程　不可压缩流体作稳定流动时，通过同一流管的任一截面的流量相等，即 $Q_V = Sv = $ 恒量。

（2）伯努利方程　理想流体作稳定流动时，在同一流管（或流线）中任意截面处，单位体积内流体的动能、重力势能和"压强能"之和是一恒量。即 $p + \frac{1}{2}\rho v^2 + \rho g h = $ 恒量。

①压强与流速的关系　在同一水平管道中，流速越大，压强越小。

②压强与高度的关系　在粗细均匀的管道中，高度越高，压强越小。

（3）牛顿黏滞定律　$f = \eta\dfrac{\mathrm{d}v}{\mathrm{d}r}S$

（4）层流　湍流　雷诺数　$Re = \dfrac{\rho v d}{\eta}$

当 $Re < 2000$ 时，流体流动处于层流状态；当 $Re > 3000$ 时，流体流动处于湍流状态；而当 $2000 < Re < 3000$ 时，流体流动处于过渡流状态。

（5）泊肃叶定律　$Q_V = \dfrac{\pi R^4 \Delta p}{8 \eta L}$

（6）斯托克斯定律　$f = 6 \pi \eta v$

（7）测量液体黏度的理论公式　$\eta_2 = \dfrac{\rho_2 \Delta t_2}{\rho_1 \Delta t_1} \eta_1$；$v = \dfrac{2 g r^2}{9 \eta}(\rho - \sigma)$。

习　题

1. 连续性方程和伯努利方程适用的条件是什么？

2. 从水龙头流出的水流，在下落过程中逐渐变细，为什么？

3. 如图 2 - 17 所示为下面接有不同截面漏管的容器，内装理想流体。若下端堵住，器内为静液，显然 B 内任一点压强总比 C 内低。若去掉下端的塞子，液体流动起来，C 内压强是否仍旧一定高于 B 内压强？

4. 两艘轮船不允许靠近并排航行，否则会相碰撞，试解释这一现象。

5. 水从粗流管向细流管流动时，流速将变大，其加速度是怎样获得的？

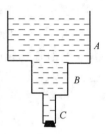

图 2 - 17

6. 设有两个桶，用号码 1 和 2 表示，每个桶顶都开有一个大口，两个桶中盛有不同的液体，在每个桶的侧面，在液面下相同深度 h 处都开有一个小孔，但桶 1 的小孔面积为桶 2 的小孔面积的一半，问：

（1）如果由两个小孔流出的质量流量（即单位时间内通过截面的质量）相同，则两液体的密度比值 ρ_1 / ρ_2 为多少？

（2）从这两个桶流出的体积流量的比值是多少？

（3）在第二个桶的孔上要增加或排出多少高度的液体，才能使两桶的体积流量相等？

7. 在水管的某处，水的流速为 2m/s，压强比大气压大 10^4Pa，在水管另一处高度下降了 1m，此点水管截面积比最初面积小 $\dfrac{1}{2}$，求此点的压强比大气压大多少？

8. 一圆形水管的某处横截面积为 5cm^2，有水在水管内流动，在该处流速为 4m/s，压强比大气压大 1.5×10^4Pa，在另一处水管的横截面积为 10cm^2，压强比大气压大 3.3×10^4Pa，求此点的高度与原来的高度之差。

9. 理想流体在如图 2 - 18 所示的圆锥形管中作稳定流动，当 A、B 两点压强相等时的体积流量等于多少？（已知 A、B 两点的高度差为 3m，两点处的管道半径分别为 $R_A =$

$10cm$，$R_B = 5cm$，$g = 10m/s^2$）

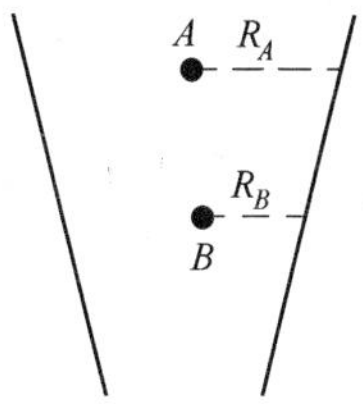

10. 水在截面不同的水平管中作稳定流动，出口处的截面积为管的最细处的 3 倍，若出口处的流速为 $2m/s$，求最细处的压强为多少？若在此最细处开一小孔，水会不会流出来？

11. 通过毛细血管中心的血液流速为 $0.066cm/s$，毛细血管长为 $0.1cm$，它的半径 r 为 $2 \times 10^{-4}cm$，求：

（1）通过毛细血管的流量 Q_V（已知毛细血管压降为 $2600Pa$）。

（2）从通过主动脉的血液流量是 $83cm^3/s$ 这一事实，估计体内毛细血管的总数。

图 2-18

12. 人的心脏每搏左心室射血为 $0.07kg$，在 $26660Pa$ 的压强下将血液注入主动脉，心率为 75 次/分钟，试求 24 小时左心室射血所作的功是多少？（设主动脉血流的平均速度为 $0.4m/s$）

13. 成年人主动脉的半径约为 $R = 1.0 \times 10^{-2}m$，长约为 $L = 0.20m$，求这段主动脉的流阻及其两端的压强差。设心输出量为 $Q = 1.0 \times 10^{-4}\ m^3/s$，血液黏度 $\eta = 3.0 \times 10^{-3}Pa \cdot s$。

14. 直径为 $0.01mm$ 的水滴在速度为 $2cm/s$ 的上升气流中，是否可向地面落下？（设此时空气的黏度 $\eta = 1.8 \times 10^{-5}Pa \cdot s$）

15. 一根直径为 $6.0mm$ 的动脉内出现一硬斑块，此处有效直径为 $4.0mm$，平均血流速度为 $5.0cm/s$。求：

（1）未变窄处的平均血流速度。

（2）狭窄处会不会发生湍流？已知血液的黏度 $\eta = 3.0 \times 10^{-3}Pa \cdot s$，其密度 $\rho = 1.05 \times 10^3kg/m^3$。

16. 液体中有一空气泡，泡的直径为 $1mm$，液体的黏度为 $0.15Pa \cdot s$，密度为 $9 \times 10^3kg/m^3$。求：

（1）空气泡在该液体中上升时的收尾速度是多少？

（2）如果这个空气泡在水中上升，其收尾速度又是多少？（水的密度取 $10^3kg/m^3$，黏度为 $1 \times 10^{-3}Pa \cdot s$）

17. 一个红细胞可近似地认为是一个半径为 $2.0 \times 10^{-6}m$ 的小球，它的密度为 $1.3 \times 10^3kg/m^3$，求红细胞在重力作用下，在 37℃ 的血液中均匀下降后沉降 $1.0cm$ 所需的时间（已知血液黏度 $\eta = 3.0 \times 10^{-3}Pa \cdot s$，密度 $\rho = 1.05 \times 10^3kg/m^3$）。

第三章　液体的表面性质

【教学要求】

　　1. 了解产生液体表面现象的微观机制。

　　2. 掌握表面张力系数的概念以及它与表面张力的关系；理解表面能的概念。

　　3. 掌握弯曲液面内的附加压强公式，并能将其与弯曲液面内外压强差对应理解。

　　4. 理解润湿与不润湿现象、毛细现象；理解毛细管中液面上升高度的公式。

　　5. 了解肺泡的压强、气体栓塞现象和表面吸附现象；理解表面活性物质的概念以及表面活性物质在呼吸过程中的作用。

　　液体在生物机体中占有极其重要的位置。例如，人体中体液占体重的 60% ~ 70%。液体的主要特点之一是它和气体、其他液体或固体接触处有一个自由表面或附着层。液体内部由于分子的杂乱运动，各方向物理性质完全相同，即各向同性。但在液体表面层，无论是液体与气体之间的自由表面，还是两种不能混合的液体（如水与油）之间的界面，还是液体与固体之间的界面，都是各个方向性质不同的。例如，沿着界面上各切线方向的性质与沿着法线方向的性质就不完全相同。因而在生物机体内部存在着表面现象。

　　本章主要讨论液体表面现象的形成过程、基本原理以及与生命过程密切相关的几种液体表面现象。

第一节　表面张力　表面能

一、表面张力

　　自然界中很多现象表明，液体表面如同一张拉紧了的弹性薄膜，具有收缩趋势。比如将钢针轻轻放在水面上，它不会下沉，而是仅仅将液面压下，略见凹陷；液滴总是先形成液球，然后一滴滴地滴下。

任何一个小单元液体如果忽略其重力作用，将形成球状。诸如荷叶上的小水珠、玻璃片上的小水银珠，经纳米技术处理过的织物表面上的油滴等。因为体积相同时最小球体的表面积最小，所以一定体积的液体表面具有收缩到最小表面积的趋势。这种方向沿着液体的表面并与之相切而使液面具有收缩趋势的力，称为**表面张力**（surface tension）。表面张力类似于固体内部的某截面上的拉伸应力，存在于极薄的表面层内；它不是产生于弹性形变，而是表面层内分子作用的结果。

上述结论可以从分子间的相互作用力得到进一步解释。组成物质的分子与分子之间存在着吸引力和排斥力，吸引力和排斥力的大小随分子之间距离而变化。如图 3 - 1 所示，当两个分子之间距离 r 小于 r_0 时，合力表现为斥力；当 $r = r_0$ 时，引力与斥力相等，合力为零；当 r 大于 r_0 时，合力表现为引力，随着 r 的逐渐变大，该引力快速趋近于零。

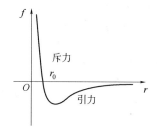

图 3 - 1　分子之间作用力的特性

上面所讲的只限于两个分子之间相互作用力，对于大量分子中的某个分子来说，离开它距离超过 $10^{-9}m$ 的分子对它几乎没有作用力。因此，以这个分子为中心，以 $10^{-9}m$ 为半径做一个球面，只有在这个球面内，其他分子对它才有力的作用，这个球面就是分子力的作用范围，称为**分子作用球**（molecular sphere of action），其半径称为分子作用半径（action radius of molecule）。

液面下厚度约等于分子作用半径的一层液体，称为液体的**表面层**（surface layer）。表面层内的分子，一方面受到液体内部分子的作用，另一方面受到外部气体分子的作用。由于气体的密度远比液体的小，一般可把气体分子的作用忽略不计。这样，**表面层内的分子受到邻近各分子作用力的合力表现为一个垂直于液面、指向液体内部的引力**，如图 3 - 2 所示的 A、B 分子。显然，引力 F_A 小于引力 F_B。图中的 h 为表面层厚度，它等于分子作用半径。而在液体内部，由于各个分子受到周围其他分子的作用力对称分布，因此合力为零，如图 3 - 2 所示的 C 分子。

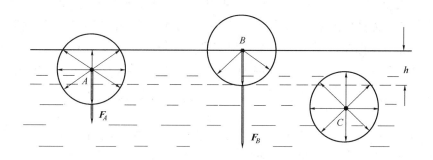

图 3 - 2　液体分子受力情况

液体表面层内，所有分子均受到一个指向液体内部的作用合力，故而总效果是使得液体有一个稳定的表面，而且由于液体表面层分子间的引子作用，使得液体表面处于一种特殊的拉紧状态，如同一张紧张的弹性膜，而且，在表面层内的所有分子都有一定的分子势能。

图 3 – 3 中的长方框所围的是一液体表面。设想此表面上有一条分界线 MN，将液面分为 I 和 II 两部分，设 I 部分吸引 II 部分分子的力为 f_1，II 部分吸引 I 部分分子的力为 f_2。f_1 和 f_2 大小相等，方向相反，并与 MN 垂直。这就是液面上相接触两部分表面相互作用的**表面张力**（surface tension）。显然，图 3 – 3 中表面层以下的液体分子所受周围分子的力，作用在各个方向上，大小相等，合力为零。

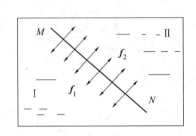

图 3 – 3 表面张力

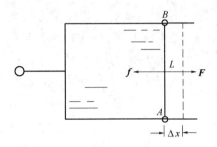

图 3 – 4 表面张力与表面能的关系

二、表面张力系数

表面张力的大小可以通过表面张力系数来描述。设想图 3 – 3 中的线段 MN 长为 L，由于线段 L 上每点都受力，因此线段 L 越长，I、II 两部分间相互作用力就越大，也就是表面张力越大。实验表明：表面张力 f 作用在表面任意分界线的两侧，其方向沿着液体表面，并且与分界线垂直；其大小与分界线长度 L 成正比，即

$$f = \alpha L \qquad (3-1)$$

式中 α 称为**表面张力系数**（coefficient of surface tension）。在数值上，表面张力系数等于沿液体表面垂直作用于单位长度上的张力，单位是牛顿/米（N/m）。

可以用下面方法简捷地测出液体的表面张力系数。如图 3 – 4 有一长方形金属框，AB 边可在框上自由滑动，在框上浸上一层液膜（如肥皂液膜），由于表面张力使得液膜收缩，AB 边将向左滑动。若在 AB 边上向右加上外力 F，可使 AB 边保持平衡，很明显可以得出

$$F = 2\alpha L$$

L 为 AB 边长，α 为液体表面张力系数，系数 2 是由于液膜具有上下两个表面的缘故。所以，测得 L 和 F 之值，即可测得 α 的数值。

液体的表面张力系数随液体的性质不同而不等，还与温度有关。温度越高，表面张力系数越小。当然在同一温度下，不同种类液体的表面张力系数不同。另外表面张力系数值还和液体的纯净程度有关。

表面张力不仅存在于液-气的交界面，也存在于两种不相混合的液体的交界面上，但比液-气交界面的表面张力小。对于两种完全可以混合的液体来说，由于无明显的交界面也就无表面张力可言，即表面张力为零。利用这一原理可以测定细胞的表面张力系数。设细胞可与某种已知表面张力系数的液体完全混合，则细胞的表面张力系数必定与该种液体的表面张力系数相同，或者说就是已知液体的表面张力系数。表3-1 给出了几种液体-空气交界面的表面张力系数。表3-2 给出了不同温度下水和酒精的表面张力系数。

表 3-1　几种液体-空气交界面的表面张力系数（20℃）

液　体	α（$\times 10^{-2}$N/m）	液　体	α（$\times 10^{-2}$N/m）
水	7.3	皂液	2.0
乙醚	1.7	胆汁	4.8
苯	2.9	血浆	5.8
汞	49.0	牛奶	5.0
酒精	2.2	尿（正常人）	6.6
甘油	6.5	尿（黄疸病人）	5.5

表 3-2　不同温度下水和酒精的表面张力系数 α（$\times 10^{-2}$N/m）

液体	0℃	20℃	40℃	60℃	80℃	100℃
水	7.564	7.275	6.956	6.618	6.261	5.885
酒精	2.405	2.227	2.060	1.901	——	——

三、表面能

表面层内的所有分子的势能的称为液体的**表面能**（surface energy）图中力外 F 使 AB 向右移动距离 Δx，该外力克服分子间引力所作的功为

$$\Delta A = F\Delta x = 2\alpha L\Delta x = \alpha\Delta S$$

式中 ΔS 为液膜面积的增量。根据功能原理，这个功应等于液膜增加表面积时所增加的分子势能 ΔE_P。即

$$\Delta A = \alpha\Delta S = \Delta E_P$$

或

$$\boxed{\alpha = \frac{\Delta E_P}{\Delta S}} \tag{3-2}$$

由此可见，表面张力系数又定义为：液体表面增加单位面积所作的功或增加单位面积时表面能的增量。因此 α 的单位还可以用焦耳/米^2（J/m^2）表示。由式 3-2 可推知，在等温条件下，液面面积增加时，液面势能也增加；液面面积减小时，液面势能也减小，而势能越小越稳定，因此，液面有收缩到最小面积的趋势，也就是势能最小的趋势。

第二节　弯曲液面内外的压强差

通常所见，较大面积静止液体的表面是平面。但在有些情况下液面则不呈平面，如肥皂泡、水中的气泡、液滴和靠近容器边缘的那部分液面的形状，常呈弯曲的球面或球面的一部分。有时液面呈凸形（液滴、毛细管中的水银面等），有时液面呈凹形（水中的气泡、毛细管中的水面等）。

如图 3 - 5 所示，在液面的某一部分，任意取一块小面积元 dS，dS 以外的液面对 dS 一定有表面张力的作用。由于表面张力与液面相切，作用在 dS 周界上的所有表面张力，在平面情况下，亦为水平，恰好相互平衡，如图 3 - 5（a）所示。在曲面情况下，合成一个指向曲面曲率中心的合力。对凸面的情况，合力指向液体内部，如图 3 - 5（b）所示。对凹面的情况，合力指向液体外部，如图 3 - 5（c）所示。这就相当于弯曲液面上各处都受到一个额外的压强。这种**由于液面弯曲，因表面张力而产生的，指向弯曲液面曲率中心的压强**，称为弯曲液面的附加压强（supplementary pressure），用 p_S 表示。这一附加压强表现为弯曲液面内外的压强差。在凸面情况下，附加压强指向液体内部，计算时取正值，这表示液面内外的压强差为正值；在凹面情况下，附加压强为负值。实际应用时应当注意，p_S **并不是某处液体的压强值 p，而是由于有弯曲液面存在，所产生的压强增量值**，即液面内外的压强差值。该处液体压强的实际值 p 应为 p_S 与无液面弯曲时该处的压强值 p_0 之和。即：

$$p = p_0 + p_S \tag{3-3}$$

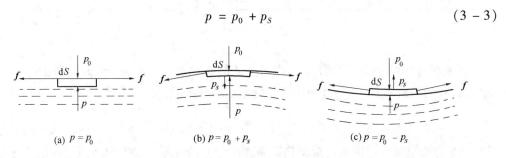

图 3 - 5　弯曲液面的附加压强

附加压强 p_S 的大小与曲面的曲率半径，以及液体的表面张力系数有关。下面我们讨论曲率半径为 R 的球冠形液面所对应的附加压强。

如图 3 - 6 所示，在呈凸状的弯曲液面上截出一个球冠形小液面 ΔS。然后，将其周界以 Δl 等分成许多个小段，由式 3 - 1，通过每一小段 Δl 作用于 ΔS 上的表面张力的大小为

$$\Delta f = \alpha \Delta l$$

式中 α 为表面张力系数。Δf 的方向与 Δl 垂直且与液面相切，现将 Δf 分解为 Δf_1 和 Δf_2 两个相互垂直的分量，Δf_1 的方向指向液体内部，大小为

$$\Delta f_1 = \Delta f \sin\varphi = \alpha \Delta l \sin\varphi$$

Δf_2 的方向与球冠周界圆垂直且指向外，由于对称性，沿整个周界的合力 $\sum \Delta f_2$ 为零。

因为作用于所有小段上的 Δf_1 方向均指向液体内部，故其合力为

$$f_1 = \sum \Delta f_1 = \sum \alpha \Delta l \sin\varphi = 2\pi r \alpha \sin\varphi$$

将 $\sin\varphi = r/R$ 代入上式，得

$$f_1 = \frac{2\pi r^2 \alpha}{R}$$

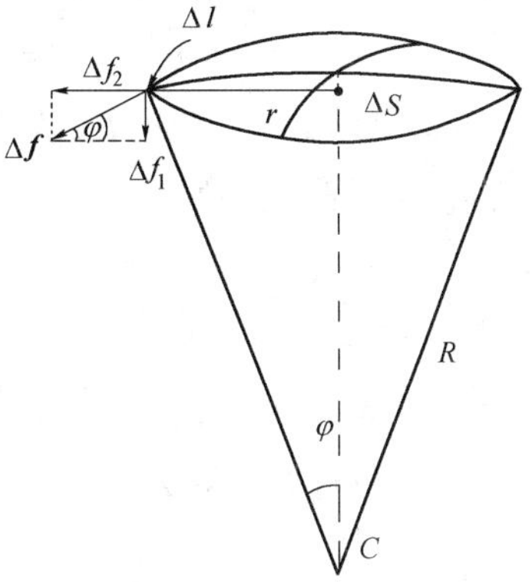

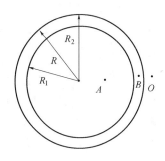

图 3-6　球冠形液面下的附加压强

由于球冠底面积是 πr^2，这样弯曲液面附加给液体的压强（即由于液面弯曲而引起的液面内外压强差）为

$$p_S = \frac{f_1}{\pi r^2} = \frac{2\alpha}{R} \tag{3-4}$$

上式表明，**弯曲液面的附加压强与表面张力系数成正比，与曲率半径成反比。** 若液面呈凹面，公式 3-4 仍然成立，这时的曲率半径应为负值，$R < 0$，产生的附加压强也为负值，$p_S < 0$，即液体内部压强小于外部压强。对于图 3-7 所示球形液泡（如肥皂泡）来说，液膜很薄，其内、外半径近似相等，即 $R_1 \approx R_2 \approx R$。$O$ 点在液泡外，压强为 p_0；B 点在液膜中，压强为 p_B；A 点在液泡内，压强为 p_A。因此液泡内外的总压强差为

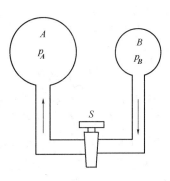

图 3-7　液泡内外的压强差

$$p_{S总} = p_A - p_0 = (p_A - p_B) + (p_B - p_0) = \frac{2\alpha}{R_1} + \frac{2\alpha}{R_2} = \frac{4\alpha}{R} \tag{3-5}$$

应当注意的是，图中 A 点压强为

$$p_A = p_0 + \frac{4\alpha}{R} \tag{3-6}$$

公式 3-4 所述结论可以通过图 3-8 的实验来验证。一连通管两端各有一个大小不等的液泡（如肥皂泡）A、B，中间由活门 S 隔开。当活门打开时，小泡 B 中的气体将被压而流入大泡 A 中，结果大泡越来越大，小泡逐渐缩小，直到变成半径与大泡的半径相等的球冠形液膜时，两端的压强相等，达到平衡。A、B 两泡内的压强分别为：

图 3-8　气体从小泡流入大泡

$$p_A = p_0 + \frac{4\alpha}{R_A}, pB = p_0 + \frac{4\alpha}{R_B}$$

式中 p_0 为外部大气压强，R_A、R_B 为大小泡半径，由于 $R_A > R_B$，则 $p_A < p_B$，气体由 B 泡流入 A 泡，直到最终 B 方形成一个球冠形液膜，使得 $R_A = R_B$，这时有 $p_A = p_B$。

例3 - 1　有一半径 $r = 5.0 \times 10^{-5}$m 的球形肥皂泡，在标准大气压中形成，泡膜的表面张力系数 $\alpha = 5.0 \times 10^{-2}$N/m，问此时泡内的压强有多大？（标准大气压 $p_0 = 1.01 \times 10^5$Pa）

解：设泡内的附加压强为 p_S，则泡内压强为

$$p = p_0 + p_S = p_0 + \frac{4\alpha}{r} = 1.01 \times 10^5 + \frac{4 \times 5.0 \times 10^{-2}}{5.0 \times 10^{-5}} = 1.05 \times 10^5 \text{Pa}$$

第三节　毛细现象

一、润湿现象

前面已经提到，液体表面具有收缩到最小面积的趋势，小液滴似呈球形。但在一水平干净的玻璃板上放一滴水，它不但不缩成球形，反而在玻璃板面上展延成薄层，这种现象称为**润湿现象**或**浸润现象**（soakage）。然而，将一滴水银放在干净的玻璃板上，它将缩成球形，且可以在板上任意滚动而不附在板上，这种现象称为**不润湿现象**或**不浸润现象**（non - soakage）。通常同一种液体能润湿某些固体的表面，但不能润湿另一些固体表面。例如水能润湿玻璃，但不能润湿石蜡；水银不能润湿玻璃，却能润湿干净的锌板、铜板、铁板。上述现象的主要原因是由液体与固体分子间相互作用所引起。当液体分子间的相互作用力（称为内聚力）小于液体与固体分子间的相互作用力（称为附着力）时，合力指向固体内部，表现为液体润湿固体；当内聚力大于附着力时，其合力指向液体内部，而表现成液体不润湿固体的现象。设固体分子与液体分子间引力的有效作用距离为 l，液体分子间引力的有效距离为 d，在液体与固体接触处有一层液体，其厚度为 d 和 l 中的大者，称为**附着层**（adherence layer）。只有在附着层内液体分子才受到接触面的影响。

下面从能量角度分析润湿和不润湿现象。在附着层内的分子当附着力大于内聚力时，附着层内的分子所受的合力垂直于附着层指向固体，如图 3 - 9（a）所示。这时分子的势能要比在附着层外（即液体内部）的势能要小，液体分子要尽量挤出附着层，结果使附着层扩展，增加了润湿固体的表面积，从而使液体润湿固体。反之，内聚力大于附着力时，分子受到垂直于附着层指向液体内部的合力，如图 3 - 9（b）所示。这时要将一个分子从液体内部移动到附着层，必须克服 f 合作功，这意味着附着层内分子的势能比附着层外液体分子的势能大。由于势能总是有减小的倾向，因此，附着层有缩小的趋势，液体不能润湿固体。

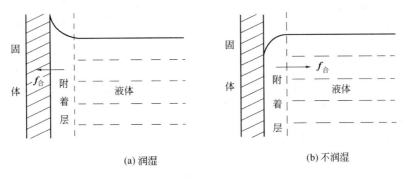

(a) 润湿　　　　　　　　　　(b) 不润湿

图3-9　液体-固体边界的附着层

　　液体表面的切面经液体内部与固体表面之间所成的角 θ，称为**接触角**（contact angle）。θ 为锐角时，如图3-10（a）所示，说明此时附着力大于内聚力，液体能润湿固体；当 $\theta = 0$ 时，液体将延展在全部固体表面上，这时液体完全润湿固体；当 θ 为钝角时，如图3-10（b）所示，此时内聚力大于附着力，液体不能润湿固体；$\theta = \pi$ 时，液体完全不润湿固体。

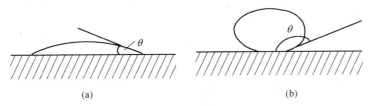

图3-10　液体-固体边界的接触角

二、毛细现象

　　将极细的玻璃管插入水中时，管中的水面会升高，并且管的内径越小，水面升得越高。相反，将这些玻璃管插入水银中，管中的水银面会下降，同样，管的内径越小，水银面下降得越低。这种润湿管壁的液体在细管中上升，而不润湿管壁的液体在细管里下降的现象，称为**毛细现象**（capillarity）。

　　我们先来讨论液体上升（即润湿）的情形，如图3-11（a）所示。毛细管插入液体中时，由于接触角为锐角，液面为凹弯月面，而弯月面内外存在一个附加压强，方向指向凹方，使 B 点的压强比液面上方的大气压小，而在水平液面处与 B 点同高的 C 点的压强仍与液面上方的大气压相等。根据流体静力学原理，静止流体同高 B、C 两点的压强应该相等，因此，液体不能平衡，一定要在管子中上升，直到 B 点和 C 点的压强相等为止。

　　设毛细管内截面为圆形，凹弯月面可以近似看作半径为 R 的球面。若液体表面张力系数为 α，则该弯曲液面产生的附加压强 p_S 大小为 $2\alpha/R$，平衡时应等于液柱对应的压强，即

$$\rho gh = \frac{2\alpha}{R}$$

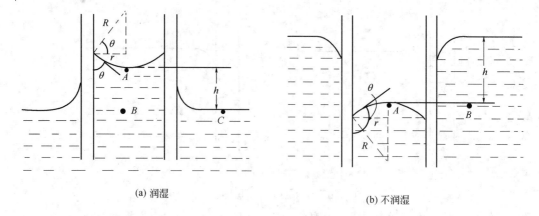

(a) 润湿　　　　　　　　　　　　(b) 不润湿

图 3 – 11　毛细现象

由图 3 – 11 可见

$$R = \frac{r}{\cos\theta}$$

式中 r 为毛细管半径，θ 为接触角。将上式代入前式，得

$$h = \frac{2\alpha\cos\theta}{\rho g r} \qquad (3 – 7a)$$

式 3 – 7a 说明**毛细管中液面上升的高度与表面张力系数成正比，与毛细管的半径成反比**。因此，管子越细，液面上升就越高。这一关系式可以用来测定液体的表面张力系数。当要求不算严格时，可认为 θ 角为 0，即完全润湿，这样，式 3 – 7a 变为

$$h = \frac{2\alpha}{\rho g r} \qquad (3 – 7b)$$

在液体不润湿管壁的情形下，如图 3 – 11（b）所示。管中液面为凸弯月面，附加压强是正值，因此液面要下降一段距离 h，直到同高的 A、B 两点压强相等为止。同理可以证明，式 3 – 7a 仍适用。此时由于接触角是钝角，从式 3 – 7a 中算出的 h 是负值，表示管中液体不是上升，而是下降。

毛细现象在生物学和生理学中有很大作用，植物和动物内大部分组织都是以各种各样的管道连通起来吸收水分和养分的。常见的土壤吸水、灯芯吸油等都是毛细现象，将棉花脱脂的目的是使原来不能被水润湿的棉花变成能被水润湿的脱脂棉花，以便能吸附各种液体。

第四节　表面吸附和表面活性物质

一种密度较小的液滴 Ⅰ 浮在另一种密度较大的液体 Ⅱ 的表面上，如图 3 – 12 所示。液滴 Ⅰ 的上表面与空气接触，其表面张力系数为 α_1；它的下表面与液体 Ⅱ 相接触，其表面张力系数为 $\alpha_{1,2}$；液体 Ⅱ 与空气接触的表面其表面张力系数为 α_2。三个界面会合处

是一个圆周。在这个圆周上作用着三个表面张力 f_1、f_2 和 $f_{1,2}$，它们分别与对应的界面相切。表面张力 f_1 和 $f_{1,2}$ 有使液滴 I 紧缩的趋势，而表面张力 f_2 有使液滴 I 伸展的趋势。当液滴 I 平衡时，力 f_1、f_2 和 $f_{1,2}$ 三者的矢量和应等于零。根据矢量和为零的三角形法则，显然只有当

$$| f_2 | < | f_1 | + | f_{1,2} |$$

时，液滴 I 才有可能平衡，而保持液滴的形状。亦即只有在 $\alpha_2 < \alpha_1 + \alpha_{1,2}$ 的情况下，液滴 I 才能在液体 II 的表面上保持为液滴形状。

　　如果表面张力系数

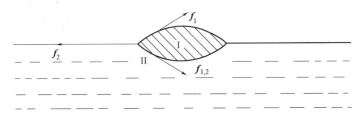

图 3 – 12　表面吸附现象的解释

$$\alpha_2 > \alpha_1 + \alpha_{1,2}$$

在这种情况下，

$$| f_2 | > | f_1 | + | f_{1,2} |$$

于是液滴I将在液体II的表面上伸展形成为一薄膜。液体I在液体II的表面上伸展成薄膜的现象，称为液体II对液体I的表面吸附，而把液体II称为对液体I的吸附剂（adsorbent）。**一种液体在另一种液体上伸展成薄膜的现象称为表面吸附现象**（surface adsorption）。

　　对于溶液，其表面张力系数通常都与纯溶剂的表面张力系数有差别，有的溶质使溶液的表面张力系数减小，有的溶质则使其增大，前者称为**表面活性物质**（surface active agent），后者称为**表面非活性物质**（depressant of surface activity）。水的表面活性物质常见的有胆盐、蛋黄素以及有机酸、酚、醛、酮、肥皂等。水的表面非活性物质常见的有氯化钠、糖类、淀粉等。表面自由能是一种势能，由于势能有自动减少的趋势，所以溶液中表面活性物质的粒子自动地向溶液表面聚集，因而使表面能达到最小值。溶质在表面层中的浓度远大于溶液内部的浓度，形成一个吸附层，这与上面讨论的液体在其他物质上的表面吸附现象极为相似。由于溶质向表面聚集，所以很少的表面活性物质就能显著降低表面张力系数，例如肥皂水的表面张力系数大约只有纯水的一半。表面活性物质能够使液膜稳定，这是因为当某处的液膜由于液体流动而变薄时，其中的表面活性物质减少，表面张力随之增加，从而使这里液膜变厚而不至于破裂。

　　在固体表面上，气体很容易被吸附。当气体接近固体的表面层时，气体分子会黏附在固体的表面上。温度升高，吸附作用减弱。例如玻璃片，浸入很热的水中，不多久玻璃片上就覆盖了许多细小的气泡，这就是原先吸附在玻璃片上的空气，由于玻璃片温度升高而不能再被吸附，而从表面层释放出来的结果。

被吸附在固体表面上的气体量与固体的表面积成正比。固体在单位表面积吸附着的气体量称为**吸附度**（adsorptivity）。吸附度不但随温度的升高而降低，而且还与气体的压强、固体和气体性质等因素有关。往往多孔性物质的表面积很大，吸附力强。例如活性炭的吸附度很大，在低温时尤为显著。医疗中常用一种白色的粘土粉末———白陶土或活性炭给病人服用，用来吸附胃肠中的细菌、色素以及食物分解出来的毒素等有机物质。

固体不但会吸附气体，而且会吸附溶解在液体中的各种物质。常用的净水器，就是让水流经过滤器中不同的多孔物质层滤出后，使水中的有害物质被多孔物质吸附，从而达到净化水的目的。

在自然界中，动植物都是一些非常复杂的物理化学系统，其中存在固、液、气三态共存的界面情况。生物机体内进行的多种物理化学过程都与吸附现象有关，因此，吸附现象在生物体内十分普遍。

第五节　肺泡中的压强　气体栓塞

一、肺泡中的压强

肺是进行气体交换的主要器官。肺是一对海绵状物体，位于胸腔内，左右两肺分成若干叶。气管被分成两支分叉，通过支气管对每个肺叶提供空气。每一支气管再分支约15次以上，最后通过终末细支气管膨大成数百万个小囊，这种小囊叫做**肺泡**（pulmonary alveolus）。肺泡像互相连通的小液泡，线度约 0.20mm（而一张纸的厚度约为0.10mm）。其壁厚度仅有 0.40μm，它们在呼吸时扩张和缩小，是氧和二氧化碳的交换场所。肺泡总面积约 80m^2，它与周围环境的接触远比包括皮肤在内的人体任何部位都广。每一肺泡周围分布着丰富的毛细血管，所以，氧能从肺泡扩散到红细胞中，而且二氧化碳能从血液扩散到肺泡的空气中。新生儿的肺约有三千万个肺泡，8 岁时肺泡数已增加至 3 亿，8 岁以后肺泡数相对稳定，但其直径增大。成人每分钟呼吸约 6L 空气（此值也是心脏每分钟搏出的血液容积）。男子静止时每分钟呼吸 12 次，女子 20 次，婴儿 60 次。吸入空气中大约有 80% 的氮和 20% 的氧，呼出的空气有 80% 的氮、16% 的氧和 4% 的二氧化碳，每天约呼吸 10kg 的空气。

从物理学角度，肺泡可看成相互连通，表面具有一层液体分子层的微小气囊。由于其液层的表面张力，它们具有变成较小形状的自然趋势。然而，**存在于这个液层中的表面活性物质，在调节表面张力，维持肺正常功能方面起着关键作用**。人在呼吸时，要让空气进入肺泡，必须使肺泡中的压强低于周围大气压一个 400Pa（约 −3mmHg）的量。通常胸膜腔的压强约低于大气压 530Pa（约 −4mmHg），比肺泡的压强低 130Pa（约 −1mmHg）。正常吸气时，由于膈肌下降和胸腔扩张，可以形成 −1200 ～ −1330Pa（约 −9 ～ −10mmHg）的负压。这虽然看起来可以使肺泡扩张，进行吸气。但从另一方面看，肺泡内表面覆盖着一层黏液，其表面张力系数为 0.05N. m，如果将肺泡看作半径为 5 × 10 −5m 的球面，表面要产生一个附加压强，肺泡内外的压强差为：

$$pS = \frac{2\alpha}{R} = \frac{2 \times 0.05}{5 \times 10^{-5}} = 2000\text{Pa}$$

这样膈肌下降和胸腔扩张所形成 $-1200 \sim -1330\text{Pa}$（约 $-9 \sim -10\text{mmHg}$）的负压，不足以克服该附加压强以达到正常吸气。然而，实际上肺泡的呼吸仍能正常进行。原因是肺泡膜的上皮细胞分泌一种磷脂类的表面活性物质，它可以使肺泡的表面张力下降至原来的 $1.7 \sim 1.4$。并且各肺泡的表面活性物质总量不变。肺泡的大小发生变化时，表面活性物质的浓度随之改变，因而表面活性物质起着调节表面张力大小的作用。吸气时，肺泡扩张，肺泡表面积增加，表面活性物质的浓度减小，使表面张力系数 α 增加得比半径 R 增加得快，附加压强相对增加，保证肺泡不过分扩大。呼气时，肺泡缩小，表面活性物质浓度增加，使表面张力系数 α 减少得比半径 R 减少得快，附加压强相对减小，使肺泡不过分萎缩。如果没有表面活性物质对表面张力的调节，肺泡的表面张力系数将保持恒定，吸气时，附加压强随半径增大而变小，肺泡将不断扩大直至胀破为止。呼气时，附加压强随半径减小而增大，肺泡将不断缩小直至完全萎缩。上述两种情形会使呼吸无法正常进行。正常人的某些肺泡如有萎缩，做一次深呼吸会使它们充起。手术期间，麻醉师要偶尔向病人肺中充入大量气体，迫使已萎缩的肺泡重新张开。

人的肺泡总数约有 3 亿个，各肺泡大小不一，有的肺泡两者相通。若表面张力系数相等，小肺泡内的压强大于大肺泡内的压强，小肺泡内的气体就可能流向大肺泡，使小肺泡趋于萎缩而大肺泡趋于膨胀。这里也是表面活性物质起了重要的调节大小肺泡表面张力系数的作用，稳定了大小肺泡中的压强，使小肺泡不致萎缩，大肺泡不致膨胀。不然，很多肺泡因大小不等而无法稳定。在某些新生儿，特别是早产儿的肺中，缺少表面活性物质是引起自发呼吸困难综合征（RDS），有时称为透明膜疾病的原因。这类疾病每年造成成千上万婴儿的死亡，它所引起婴儿的死亡比其他任何疾病都多。

胎儿的肺泡为黏液所覆盖并且是萎陷的。临产时，虽然肺泡表面分泌表面活性物质，以降低黏液表面张力，但出生第一次呼吸仍需超过平常 $10 \sim 15$ 倍的力量来克服肺泡的表面张力。这种力量从新生婴儿大声哭啼的剧烈动作而获得。

二、气体栓塞

当液体在细管中流动时，如果管中出现气泡，由于产生了附加压强液体的流动就会受到比没有气泡存在时更大的阻碍。气泡多了就可能堵塞管子，使液体不能流动，这种现象称为**气体栓塞**（air embolism）。该现象可用液体在毛细玻璃管中的流动来说明。

在图 3 - 13（a）中，管中有一气泡，在左右两端压强相等时，气泡与液体的交接面的两个曲面半径相等。两曲面所产生的附加压强大小相等方向相反，液体不流动。为了使液体向右流动，在其左边的压强略为增加，假设增加量为 Δp，如图 3 - 13（b）所示。这时左边曲面的半径就会变大，而右边曲面的半径就会变小，就使左边曲面的附加压强 $p_{S左}$ 比右边曲面的附加压强 $p_{S右}$ 小。如果其压强差值恰好等于 Δp，即

$$\Delta p = p_{S右} - p_{S左}$$

此时液体仍处在平衡状态，不会向右移动。只有当左端增加的压强 Δp 超过某一 δ 值时，左右两曲面所产生向左的压强差（$p_{S右} - p_{S左}$）不足以抵消左端增加的压强，液体才会被向右推动。显然，管子越细，液体表面张力系数越大，δ 值也越大。另外，δ 值还与液体和管壁性质有关。

如图 3-13（c）所示，当管内有 n 个气泡时，只有在细管左右两端总压强差大于 $n\delta$ 的情况下，才能将液体和气泡一起向右推动。气泡数 n 越多，所需推动力也越大。

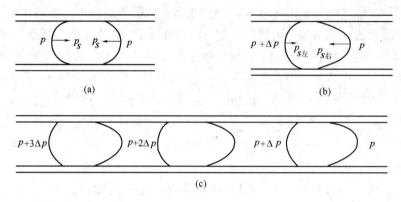

图 3-13　气体栓塞

人体血管中若有气泡进入，尤其当气泡连成一串时，就有可能发生气体栓塞，有时甚至可导致生命危险。血管中产生气泡的原因一般有以下四种情况：

1. 输液或静脉注射时，不小心将空气与药液一起注入血管。

2. 颈静脉受损伤时，其该处静脉内压强为负压，空气由创口进入。

3. 外科手术过程中，空气可能进入开放的血管（脂肪也可能进入血管，产生脂肪栓塞，其后果比气体栓塞更严重）。

4. 气压突然降低时，原来溶于血液中的气体析出成气泡。

人体处于高气压环境时，血液中氮和氧的血容量也随之增加，其溶解量与对应气体的分压成正比。由于氮在血液中不发生化学反应，仍以气体形式溶于血液。如果气压突然降低，将有大量氮和氧以气泡形式从血液中析出。因此，潜水员从深水上浮、病人从高压氧舱中出来时，都应有一个逐渐减压的缓冲过程，否则从血液中析出的气泡一时来不及被吸收，将在血管中产生气体栓塞。气体栓塞现象在微血管中尤为常见。

小　结

1. 基本概念

（1）分子作用半径　分子力作用范围的对应球面半径，大约在1nm（10^{-9}m）左右。

（2）表面层　液面下厚度约为分子作用半径的一层液体。

（3）附着层　在液体与固体接触处，厚度约等于分子作用半径的一层液体。

（4）表面张力系数　作用于单位长度分界线上的表面张力。其大小与液体的性质、液体接触的物质以及温度等因素有关。

（5）接触角　液面的切面，经液体内部与所接触固体表面之间所夹的角 θ。$\theta < 90°$ 时，润湿；$\theta = 0$ 时，完全润湿；$\theta > 90°$ 时，不润湿；$\theta = 180°$ 时，完全不润湿。

（6）表面吸附　一种液体在另外一种液体表面上伸展成薄膜的现象。

（7）表面活性物质　可使液体表面张力系数减小的物质。

2. 重要公式

（1）表面张力　　　　　$f = \alpha L$

（2）表面能　　　　　　$\Delta E_p = \Delta A = \alpha \Delta S$

（3）弯曲液面的附加压强　　　$pS = \dfrac{2\alpha}{R}$

（4）毛细现象　　　　$h = \dfrac{2\alpha \cos\theta}{\rho g r}$，要求不太严格时也可写作 $h = \dfrac{2\alpha}{\rho g r}$。

习　题

1. 什么叫液体的表面张力？能否说某种液体的表面张力比另一种液体的表面张力大？

2. 何谓接触角？何谓润湿与不润湿现象？请从微观角度加以说明。

3. 医院中所用的棉签、绷带等，为什么要用脱脂棉制成？

4. 将毛细管插入液体，在什么条件下管中液面上升？在什么条件下管中液面下降？上升或下降的高度由哪些因素决定？

5. 潜水员从深水处上浮时，为什么要控制上浮速度？

6. 毛细管的半径为 2.0×10^{-4}m，将它插入试管中的血液里。如果接触角为零，求血液在管中上升的高度（血液的密度 $\rho = 1050$kg/m^3，表面张力系数 $\alpha = 5.8 \times 10^{-2}$N/m）。

7. 求半径为 2.0×10^{-3}mm 的许多小水滴融合成一个半径为 2mm 的大水滴时释放的能量。

8. 设液体中的压强为 $p = 1.1 \times 10^5$Pa，表面张力系数 $\alpha = 6.0 \times 10^{-2}$N/m，问在液体中生成的，半径为 $r = 5.0 \times 10^{-7}$m 的气泡中压强是多大？

9. 表面张力系数为 7.27×10^{-2}N/m 的水（$\rho_1 = 999$kg/m^3），在毛细管中上升 2.5cm，丙酮（$\rho_2 = 792$kg/m^3）在同样的毛细管中上升 1.4cm，假设二者都完全润湿毛细管，求丙酮的表面张力系数是多大？

10. 将 U 形管竖直放置并注入一些水，设 U 形管两竖管部分的内直径分别为 1.0mm 和 0.1mm，求两竖管中水面的高度差（水的表面张力系数取为 $\alpha = 7.0 \times 10^{-2}$N/m）。

11. 试求把一个表面张力系数为 α 的肥皂泡，由半径为 r 吹成半径为 $2r$ 的过程所作的功。

12. 将半径为 1.0×10^{-2}mm 的毛细管插入表面张力系数为 7.2×10^{-2}N/m 的水中。设接触角为零，求水在管中上升的高度。如果毛细管的长度只有 1.0m，水是否会从毛细管的上端溢出？为什么？

第四章　振动　波动　超声波

【教学要求】

1. 掌握描述简谐振动和简谐波动的各物理量（特别是相位）的物理意义及各量之间的相互关系。

2. 理解旋转矢量法，并能用以分析有关的简单问题。

3. 理解两个同方向、同频率简谐振动的合成规律，以及合振动振幅极大、极小的条件。

4. 理解波动方程和多普勒效应，并能运用相关公式计算有关问题。

5. 了解振动能量、波的能量、波的强度、波的衰减等概念。

6. 了解声波的有关知识、超声波的主要特性及医学应用。

振动是自然界和医学领域常见的一种运动，它广泛存在于机械运动、热运动、电磁过程等运动形式中，也被广泛应用于诊疗过程。物体在某平衡位置附近来回往复的运动，称为**机械振动**（mechanical vibration），它是一种特殊的机械运动。自然界中的振动现象并不限于机械振动，从广义上说，凡是描述物质运动的物理量，在某一数值附近作周期性变化都是振动。如在交流电路中，电流和电压的周期性变化等。机械振动是振动学的基础。在机械振动中，最简单最基本的振动是**简谐振动**（simple harmonic vibration），一切复杂的振动都是简谐振动的合成。

机械振动在弹性媒质中由近及远的传播过程称为**机械波**（mechanical wave），如声波、水面波、地震波等。交变电磁场在空间的传播过程，称为**电磁波**（electromagnetic wave）。例如无线电波和光波等。

振动和波动理论是声学、光学、电工学，以及现代诊疗学的基础。本章主要介绍简谐振动、波动和声波的基本概念和基本规律，讨论超声波及其医学应用。

第一节　简　谐　振　动

一、简谐振动的表达式

取一根可忽略质量的弹簧，一端固定，另一端连接质量为 m 的物体（可视为质点），这样的系统称为**弹簧振子**（spring oscillator）。将弹簧振子置于光滑的水平面上，并将弹簧拉长或压缩后放手，使物体在弹性力作用下，在平衡位置附近来回往复运动，如图 4-1 所示。下面以弹簧振子为例，研究简谐振动的规律。

（一）简谐振动的定义

如果取物体平衡位置为 x 轴的原点，水平向右为 x 轴的正向，物体在任一位置 x 处所受的弹性回复力为

$$F = -kx \qquad (4-1)$$

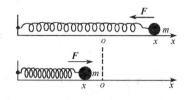

图 4-1 弹簧振子

式中 k 为弹簧的劲度系数，负号表示力的方向与物体位移的方向相反。物体在弹性回复力作用下的振动称为简谐振动。根据牛顿第二定律 $F = ma$ 和 $F = -kx$ 可得加速度

$$a = -\frac{k}{m}x \qquad (4-2a)$$

对于给定的弹簧振子，k 和 m 均为正的常数，其比值也应为正的常数，用 ω^2 表示，则有

$$a = -\omega^2 x \qquad (4-2b)$$

式中 $\omega = \sqrt{\dfrac{k}{m}}$，式 4-2a 和式 4-2b 表明加速度与位移成正比，而方向与位移相反，我们将具有这种特征的运动称为简谐振动。

解上述方程，可得

$$\boxed{x = A\cos(\omega t + \varphi)} \qquad (4-3)$$

上式为简谐振动的**表达式**或**运动方程**（equation of motion），式中 A 和 φ 为常数，其值由系统的初始条件决定。因为 x 表示谐振动的位移，故上式也称为**位移公式**（formula of displacement）。我们也可将描述运动的位移 x 与时间 t 的关系满足式 4-3 的运动称为简谐振动。

（二）描述简谐振动的特征量

1. 振幅　在简谐振动的表达式中，物体最大位移为 A，我们将作简谐振动的物体离开平衡位置的最大位移 A 称为**振幅**（amplitude）。

2. 周期　物体作一次完全振动所需的时间称为振动的**周期**（period），以 T 表示，单位为秒（s）。周期性是简谐振动的基本性质。由周期的定义可知，物体在任意 t 时刻和 $t+T$ 时刻的位移应该相等，同时注意到余弦函数的周期为 2π，因而有

$$x = A\cos(\omega t + \varphi) = A\cos[\omega(t+T) + \varphi]$$
$$= A\cos(\omega t + \phi + 2\pi)$$

所以

$$T = \frac{2\pi}{\omega}$$

对于弹簧振子有

$$T = 2\pi\sqrt{\frac{m}{k}} \tag{4 - 4}$$

3. 频率　单位时间内物体作完全振动的次数称为**频率**（frequency），用 ν 表示，单位为赫兹（Hz）。频率和周期互为倒数，故有

$$\nu = \frac{1}{T} = \frac{\omega}{2\pi} \text{ 或 } \omega = 2\pi\nu \tag{4 - 5}$$

ω 称为简谐振动的**角频率**（angular frequency）或**圆频率**。周期、频率只由振动系统本身的力学性质决定。

4. 相位　当振幅 A 和角频率 ω 一定时，振动物体的运动状态决定于 $\omega t + \varphi$，此物理量称为**相位**（phase）。$t = 0$ 时的相位 φ 称为**初相位**，简称**初相**（initial phase）。

（三）简谐振动的矢量图表示法

为了易于了解简谐振动表示式中 A、ω 和 φ 三个物理量的意义，我们介绍简谐振动的矢量图表示法。

如图 4-2 所示，设有一旋转矢量 A 在平面内绕坐标原点 O 以匀角速度 ω 逆时针旋转，即角速度与圆频率 ω 等值，并设 $t = 0$ 时，矢量 A 的端点位于 M_0，OM_0 与 Ox 轴的夹角为 φ，经过时间 t 后，矢量 A 的端点转到了 M 点，OM 与 Ox 轴的夹角为 $\omega t + \varphi$，这时 M 点在 Ox 轴上的投影点 P 的坐标为

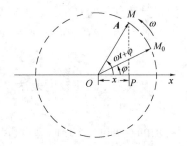

$$x = A\cos(\omega t + \varphi)$$

此式与式 4-3 相同。可见矢量 A 以匀角速度 ω 旋转时，

图 4-2　矢量图表示法

其端点在 Ox 轴上的投影点 P 的运动就是简谐振动。由此可知，一个由式 4-3 给定的简谐振动，可与如上指定的一个旋转矢量联系起来，由旋转矢量的端点在 Ox 轴上的投影点 P 的运动代表这一简谐振动。通过简谐振动的矢量图表示法，可以将描述简谐振动的振幅 A、圆频率 ω、相位 $\omega t + \varphi$ 及初相 φ 等物理量非常形象地表示出来。这种矢量图表示法被广泛应用于振动的合成、波的干涉，以及交流电等方面。

（四）简谐振动的速度和加速度

将式 4-3 对时间求导数，得作简谐振动的质点的运动速度

$$v = \frac{\mathrm{d}x}{\mathrm{d}t} = -A\omega\sin(\omega t + \varphi) \qquad (4-6)$$

式中 $A\omega$ 是速度的最大值。

将速度对时间求导数，得作简谐振动的质点的加速度

$$a = \frac{\mathrm{d}v}{\mathrm{d}t} = -A\omega^2\cos(\omega t + \varphi) \qquad (4-7)$$

设起点时刻 $t=0$ 时，振动物体的位移为 x_0、速度为 v_0，x_0、v_0 称为**初始条件**（initial condition）。将 $t=0$ 代入方程 $x = A\cos(\omega t + \varphi)$ 和式 4-6，可得

$$x_0 = A\cos\varphi \text{ 和 } v_0 = -A\omega\sin\varphi \qquad (4-8)$$

由上式可得简谐振动的振幅 A 和初相 φ 分别为

$$A = \sqrt{x_0^2 + \frac{v_0^2}{\omega^2}} \qquad (4-9)$$

$$\mathrm{tg}\varphi = -\frac{v_0}{\omega x_0} \qquad (4-10)$$

已知振动系统的 k、m 及初始条件 x_0、v_0，就可以完全确定这一简谐振动并写出其振动表达式。

例 4-1　有一可忽略质量的弹簧，其下悬有质量为 $m$kg 的重物时，弹簧伸长 am，如加力使弹簧再伸长 bm，然后放手，如图 4-3 所示。

（1）求证该重物的运动是简谐振动；

（2）求此简谐振动的表达式和振动频率。

解：（1）取重物所受重力与弹性力的合力为零的位置为坐标原点 O，竖直向下为 x 轴的正方向建立坐标系，当重物位于 O 点时，$ka = mg$，当重物某时刻 t 位于 x 处时，其受合外力为

$$F = mg - k(a + x) = -kx$$

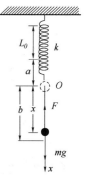

图 4-3　竖直方向振动的弹簧振子

满足公式 4-1，即表示重物受力与位移成正比，而方向与位移相反，故重物的运动是简谐振动。

（2）当重物位于 O 点时，因为 $ka = mg$，故可知弹簧的劲度系数 $k = mg/a$，所以圆频率为

$$\omega = \sqrt{\frac{k}{m}} = \sqrt{\frac{mg/a}{m}} = \sqrt{\frac{g}{a}}$$

由题意可知重物离开平衡位置的最大位移为 b，所以振幅 $A = b$，我们取重物放手开始振动时为计时起点，可由矢量图法得知初相 $\varphi = 0$。将上述所求 A、ω 和 φ 的值代入式

4-3，便可得所求简谐振动的表达式为

$$x = b\cos\sqrt{\frac{g}{a}} \cdot t$$

由 $\omega = 2\pi\nu$，可得振动频率为

$$\nu = \frac{\omega}{2\pi} = \frac{1}{2\pi}\sqrt{\frac{g}{a}}$$

二、简谐振动的能量

我们仍以弹簧振子为例说明振动系统的能量。设 t 时刻质量为 m 的物体的速度为 v，$v = \frac{dx}{dt} = -A\omega\sin(\omega t + \varphi)$，则振动系统的动能为

$$E_k = \frac{1}{2}mv^2 = \frac{1}{2}m\omega^2 A^2\sin^2(\omega t + \varphi)$$

因为 $\omega = \sqrt{\frac{k}{m}}$，所以 $m\omega^2 = k$，于是

$$E_k = \frac{1}{2}kA^2\sin^2(\omega t + \varphi) \tag{4-11}$$

若 t 时刻振动物体的位移为 x，$x = A\cos(\omega t + \varphi)$，则系统的势能为

$$E_p = \frac{1}{2}kx^2 = \frac{1}{2}kA^2\cos^2(\omega t + \varphi) \tag{4-12}$$

系统的总能量为动能和势能之和，即

$$\boxed{E = E_k + E_p = \frac{1}{2}kA^2} \tag{4-13}$$

可见，弹簧振子在振动过程中，动能和势能可以互相转化，但在任意时刻动能和势能的总和保持不变，即系统的总机械能守恒。

三、同方向、同频率简谐振动的合成

若同时有两个声波由同一方向传入外耳，鼓膜将同时参与和膜面垂直的两个振动，这时鼓膜的实际振动将是两个同方向振动的合成。

设质点参与两个同方向同频率的简谐振动，两振动都沿 x 方向进行，圆频率同为 ω，两个振动方程分别为

$$x_1 = A_1\cos(\omega t + \varphi_1)$$
$$x_2 = A_2\cos(\omega t + \varphi_2)$$

质点在任意 t 时刻的位移 x 应等于 x_1、x_2 的代数和，即

$$x = x_1 + x_2 = A_1\cos(\omega t + \varphi_1) + A_2\cos(\omega t + \varphi_2)$$

为了直观、简便地得出合成振动的规律，我们采用旋转矢量合成法。图 4 - 4 表示 $t = 0$ 时刻二振动振幅矢量的合成。由图可知，两分振动的位移 x_1、x_2 分别是旋转矢量 A_1、A_2 在 x 轴上的投影，合振动的位移 x 等于两分振动矢量 A_1、A_2 在 x 轴上的投影的代数和，即 $x = x_1 + x_2$。由矢量合成的平行四边形法则，可求出合矢量 $A = A_1 + A_2$。由于 A_1、A_2 以相同的角速度绕 O 点逆时针旋转，所以 A_1、A_2 的夹角 $\varphi_2 - \varphi_1$ 保持不变，矢量 A 的大小也不变，A 与 A_1、A_2 以相同的角速度绕 O 点逆时针旋

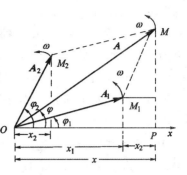

图 4 - 4 同方向同频率简谐振动的合成矢量图

转，它的端点在 x 轴上的投影也是作简谐振动，其振幅为 A。$t = 0$ 时，矢量 A 与 Ox 轴的夹角 φ 为合振动的初相，所以合振动的位移为

$$x = A\cos(\omega t + \varphi)$$

按照平行四边形法则可以求出合振动的振幅

$$A = \sqrt{A_1^2 + A_2^2 + 2A_1 A_2\cos(\varphi_2 - \varphi_1)} \qquad (4 - 14)$$

合振动的初相

$$\varphi = \text{arctg}\frac{A_1\sin\varphi_1 + A_2\sin\varphi_2}{A_1\cos\varphi_1 + A_2\cos\varphi_2} \qquad (4 - 15)$$

式 4 - 14 表明合振动的振幅不仅与两个分振动的振幅有关，而且还与它们的相位差有关。下面讨论两种常见的特殊情况。

1. 若相位差 $\varphi_2 - \varphi_1 = 2k\pi$，$k = 0$，$\pm 1$，$\pm 2$，$\cdots$，则 $\cos(\varphi_2 - \varphi_1) = 1$，合成振幅最大

$$A_{max} = A_1 + A_2 \qquad (4 - 16)$$

说明当两分振动的相位相同或相位差为 π 的偶数倍时，合振动的振幅是两分振动的振幅之和。

2. 若相位差 $\varphi_2 - \varphi_1 = (2k + 1)\pi$，$k = 0$，$\pm 1$，$\pm 2$，$\cdots$，则 $\cos(\varphi_2 - \varphi_1) = -1$，合成振幅最小

$$A_{min} = | A_1 - A_2 | \qquad (4 - 17)$$

说明当两分振动的相位相反或相位差为 π 的奇数倍时，合振动的振幅是两分振动的振幅之差的绝对值。

在一般情况下，相位差 $\varphi_2 - \varphi_1$ 可取任意值，此时合振动的振幅在 $A_1 + A_2$ 和 $| A_1 - A_2 |$ 之间。

若两个分振动的频率不同，它们的相位差不恒定并随时改变，所以合振动一般不是

简谐振动，情况比较复杂。

当一个质点参与多个简谐振动时，根据振动叠加原理，它的振动是多个简谐振动的合成。法国数学家傅立叶（J·Fourier）已经证明：任何一个周期性运动也可以分解为若干同方向的简谐振动。例如，有一个质点从 A 到 B 作匀速直线运动，达到 B 点后又立即跳回 A 点重复作同样的匀速直线运动，如此不断重复下去，这就是"锯齿形"周期运动。按照傅立叶的分析方法，这一振动近似地由下列一些简谐振动组成

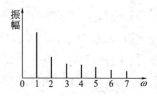

图 4 - 5 锯齿形振动频谱图

$$x = -\sin\omega t - \frac{1}{2}\sin2\omega t - \frac{1}{3}\sin3\omega t - \frac{1}{4}\sin4\omega t - \cdots \tag{4 - 18}$$

将组成复杂振动的各个简谐振动的频率和振幅找出来，列成频谱，称为**频谱分析**（frequency spectrum analysis）。图 4 - 5 就是上述锯齿形振动的频谱图。

第二节 波 动

一、机械波的产生和几何表示

产生机械波一要有作机械振动的物体，即波源；二要有传播机械振动的媒质。如振动的声带、跳动的心脏是产生声波的波源，肌肉、组织、空气等是传播声波的媒质。如果波源作简谐振动，则传播波的媒质质点也作简谐振动，所形成的波称为**简谐波**（simple harmonic wave），又称正弦波或余弦波，它是一种最简单、最基本的波。任何复杂的波都可以看成是由若干简谐波叠加而成的。因此，研究简谐波就有着特别重要的意义。

将绳子的一端固定，拉紧另一端并在垂直于绳子方向抖动，便会产生沿绳子传播的机械波，这种媒质质点振动方向与波的传播方向垂直的波称为**横波**（transverse wave），而质点振动方向与波的传播方向相互平行的波称为**纵波**（longitudinal wave），例如声波。只在一个方向上传播的波称为一维波，如沿绳子传播的波。水面波是二维波，向各个方向都传播的波则是三维波。在波传播的任意时刻，振动相位相同的点所连成的面称为**波面**（wave surface），最前面的波面称为**波前**（wave front）。在各向同性的均匀媒质中，波的传播方向始终垂直于波面，表示波传播方向且与波面垂直的线称为**波线**（wave line）。波面为球面的波称为**球面波**（spherical wave），波面为平面的波则称为**平面波**（plane wave），如图 4 - 6 所示。

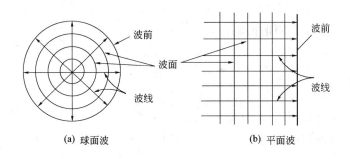

图 4-6　波的几何表示

二、描述波动的物理量

1. 波长

波动传播时，在同一波线上两个相邻的相位差为 2π 的质点之间的距离，即一个完整波的长度，称为**波长**（wave length），用 λ 表示，横波波长等于两相邻波峰之间或两相邻波谷之间的距离；纵波波长等于两相邻密部中心之间或两相邻疏部中心之间的距离。

2. 波速

一定的振动相位在媒质中传播的速度称为**波速**（wave velocity），又称为**相速**（phase velocity），用 c 或 u 表示。波速只决定于媒质的密度和弹性模量，与波长、波的周期和频率都没有关系。

3. 波的周期和频率

波传过一个波长的距离所需的时间，或一个完整波通过波线上某点所需的时间称为波的**周期**（period），用 T 表示。在单位时间内通过波线上某点完整波的数目称为波的**频率**（frequency），用 ν 表示。周期和频率互为倒数，它们只决定于波源，并分别与波源的振动周期和频率相等。

波长、波速、周期和频率之间的相互关系为

$$\lambda = cT = \frac{c}{\nu} \tag{4-19}$$

三、平面简谐波的表达式

下面将着重讨论沿直线传播的平面简谐波的规律。

（一）平面简谐波的表达式

所谓波的表达式就是媒质中波线上各质点的位移 y 与其所在平衡位置坐标 x 和时间 t 的函数关系式。如图 4-7 所示，设有一平面余弦横波，在无吸收的均匀弹性媒质中沿 x 轴正向传播，波速为 c，选波线上任一点 O 为坐标原点，用 x 表示各质点在波线上平衡位

置的坐标，用 y 表示它们相对自己平衡位置的位移，并设 O 点的振动初相为零，则该点的振动方程为

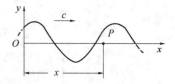

$$y = A\cos\omega t \qquad (4-20)$$

我们在 x 轴上任取一点 P，设该点的坐标为 x，则 P 点处质点的位移 y 随坐标 x 和时间 t 变化的函数关系式即

图4-7　推导波的表达式用图

为波的表达式。因为振动是从 O 点传到 P 点的，所以 P 点处质点的振动将落后于 O 点处的质点。这段落后的时间就是振动从 O 点传到 P 点所需的时间，设为 t'，可知 $t' = x/c$，所以 P 点处质点 t 时刻的位移等于 O 点处质点 $t - \dfrac{x}{c}$ 时刻的位移。因此，将 $t - \dfrac{x}{c}$ 代替 O 点处质点振动方程式4-20中的 t，便得 P 点处质点的振动方程

$$y = A\cos\omega\left(t - \frac{x}{c}\right) \qquad (4-21)$$

这就是以速度 c 朝 x 轴正向传播的平面简谐波的表达式，或称为平面简谐波的波动方程。

因为 $\omega = 2\pi\nu$，$\lambda = cT = \dfrac{c}{\nu}$，所以上述波的表达式也可写成另一形式

$$y = A\cos 2\pi\left(\nu t - \frac{x}{\lambda}\right) \qquad (4-22)$$

如果波沿 x 轴的负方向传播，则上述两式中的"$-$"号应改为"$+$"号。如系横波，则位移 y 与 x 轴垂直；如系纵波，则位移 y 沿着 x 轴。

（二）平面简谐波表达式的物理意义

由于表达式中位移 y 是 x 和 t 两个自变量的函数，情况比较复杂，下面分三种情况讨论平面简谐波表达式的物理意义。

1. x 值给定

当 x 给定时，即考察给定点处的质点，则该点的位移 y 只是时间 t 的函数。设 $x = x_0$，则表达式表示距原点为 x_0 处的质点不同时刻的位移，即表示 x_0 处的质点的振动曲线，如图4-8所示。此时，式4-21可写为

$$y = A\cos(\omega t + \varphi)$$

式中

$$\varphi = -\frac{\omega}{c}x_0 = -\frac{2\pi}{\lambda}x_0$$

若 x_0 取一系列值，可见具有不同 x_0 值的各质点都作同频率的简谐振动，但初相各不相同。当 x_0 为正值时，φ 为负值，可见原点右侧各点的振动相位都落后于始点。x_0 越大，φ 越小，相位落后越多，故**在波的传播方向上，各质点的振动相位依次落后，这是波动的基本特征。**

2. t 值给定

当 t 给定时，即在给定时刻观察波线上各质点的振动，此时各质点的位移 y 只是坐标 x 的函数。设 $t = t_0$，则表达式表示 t_0 时刻波线上各质点的位移分布，即表示 t_0 时刻的波形，如图 4-9 所示。

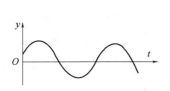

图 4-8 x_0 处质点的振动曲线

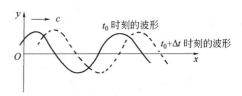

图 4-9 t_0 和 $t_0 + \Delta t$ 时刻的波形

3. x 和 t 都变化

当 x 和 t 都变化时，位移 y 是坐标 x 和时间 t 的二元函数，此时表达式表示波线上任意 x 处的质点在任意 t 时刻的位移，如图 4-9 所示。因为表达式包括了不同时刻的位移，故表达式表示波形的传播。

例 4-2 设有一沿 x 轴正向传播的平面简谐波，已知周期为 2.5×10^{-3} s，波速为 4.0×10^2 m/s，波源质点的振幅为 0.010 m。试写出

（1）波的表达式；

（2）离波源 50cm 处质点的振动方程；

（3）波源振动了 1.25×10^{-3} s 的波形方程。

解：此波波长为

$$\lambda = cT = 4.0 \times 10^2 \times 2.5 \times 10^{-3} = 1.0 \text{ m}$$

频率为

$$\nu = 1/T = 1/(2.5 \times 10^{-3}) = 4.0 \times 10^2 \text{Hz}$$

（1）波的表达式为

$$y = A\cos 2\pi \left(\nu t - \frac{x}{\lambda}\right) = 1.0 \times 10^{-2}\cos 2\pi \left(4.0 \times 10^2 t - \frac{x}{1.0}\right)$$

$$= 1.0 \times 10^{-2}\cos 2\pi (4.0 \times 10^2 t - x) \text{ m}$$

（2）将 $x = 0.50$ m 代入波的表达式，即得该处质点的振动方程

$$y = 1.0 \times 10^{-2}\cos 2\pi (4.0 \times 10^2 t - 0.50) \text{m}$$

$$= -1.0 \times 10^{-2}\cos(8.0 \times 10^2 \pi t) \text{m}$$

（3）将 $t = 1.25 \times 10^{-3}$ s 代入波的表达式，求得波源振动 1.25×10^{-3} s 的波形方程

$$x = 1.0 \times 10^{-2}\cos 2\pi (4.0 \times 10^2 \times 1.25 \times 10^{-3} - x)$$

$$= 1.0 \times 10^{-2}\cos(\pi - 2\pi x) = -1.0 \times 10^{-2}\cos(2\pi x) \text{m}$$

例 4-3 已知波的表达式为 $y = 0.05\cos\pi(0.2x - 100t)$ m，求振幅、周期、波长和波速。

解：将已知波的表达式改写为

$$y = 0.05\cos2\pi(50t - \frac{x}{10})$$

将其与波动表达式的一般形式

$$y = A\cos2\pi(\nu t - \frac{x}{\lambda})$$

进行比较，得振幅 $A = 0.05\text{m}$，周期 $T = 1/\nu = 1/50 = 0.02\text{s}$，波长 $\lambda = 10\text{m}$，波速 $c = \lambda\nu$ $= 10 \times 50 = 500$ m/s。

四、波的能量、波的衰减

（一）波的能量

设在密度为 ρ 的均匀媒质中，有一沿 x 轴正向传播的平面简谐波，在媒质中取质量为 Δm 的体积元 ΔV，当波通过体积元而传播时，体积元要产生振动，因而具有一定的动能 E_k，同时体积元又会发生形变，因而也具有一定的势能 E_p。当体积元速度最大时，形变最大，速度最小时，形变也最小，可以证明，体积元在任意时刻均有 $E_k = E_p$。因此体积元的总能量为

$$E = E_k + E_p = 2E_k = \Delta m v^2 = \rho\Delta V\omega^2 A^2\sin^2\omega(t - \frac{x}{c}) \qquad (4-23)$$

由上式可知，在波动传播的媒质中体积元的总能量 E 与波的振幅的平方 A^2 成正比，这是波的能量与振动能量相似之处。它们不同的是，振动质点的能量在不考虑能量损失的情况下是一个不随时间变化的衡量，但传播波的媒质的任一质元的能量并不守恒，而是随时间作周期性变化的。同一时刻，传播波的各个不同的体积元的能量又是随 x 作周期性变化的，这说明，任一体积元都在不断地接收和放出能量。应该注意，波动传播能量，而振动却不传播能量。

传播波的单位体积媒质中的能量，称为**能量密度**（energy density），用 w 表示。设体积为 ΔV 的媒质中的能量为 E，则能量密度为

$$w = \frac{E}{\Delta V} = \rho\omega^2 A^2\sin^2\omega(t - \frac{x}{c}) \qquad (4-24)$$

能量密度在一个周期内的平均值，称为**平均能量密度**（average energy density），用 $\overline{w}$ 表示，用积分法可求得

$$\overline{w} = \frac{1}{2}\rho\omega^2 A^2 \qquad (4-25)$$

由上式可知，平均能量密度与媒质密度、频率的平方以及振幅的平方都成正比，平均能量密度的单位是焦耳/米^3（J/m^3）。

（二）波的强度

媒质中波的能量是以波的速度向前传播的。在单位时间内通过垂直于波传播方向单位面积的平均能量，称为**波的强度**（intensity of wave）或**平均能流密度**（average energy flux density）。在图 4 - 10 中，长方体表示媒质中的一块体积，设长为波速 c，面积 S 为垂直于波进行方向的单位面积，因为在单位时间内通过垂直于波传播方向单位面积的平均能量就是长方体内的全部能量，所以波的强度为

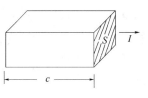

图 4 - 10　波的强度

$$I = \overline{w} \cdot c \cdot S = \frac{1}{2}\rho\omega^2 A^2 \cdot c \times 1 = \frac{1}{2}\rho c\omega^2 A^2$$

即

$$I = \frac{1}{2}\rho c\omega^2 A^2 \qquad (4-26)$$

由上式可知，波的强度与媒质的密度、波速、圆频率的平方以及振幅的平方都成正比，波的强度的单位为瓦特/米^2（W/m^2）。定义 $z = \rho c$ 为**声阻**（accoustic resistance），它决定于媒质的性质，单位为千克/（米^2·秒）[kg/（m^2·s）]。

例 4 - 4　已知在液体中传播的超声波的强度为 120kW/cm^2，频率为 500kHz，液体的密度为 1.0g/cm^3，声速为 1500m/s，求这时液体质点声振动的振幅。

解： 由 $I = \frac{1}{2}\rho c \omega^2 A^2$，得

$$A = \frac{1}{\omega}\sqrt{\frac{2I}{\rho c}} = \frac{1}{2\pi \times 5 \times 10^5}\sqrt{\frac{2 \times 120 \times 10^7}{1 \times 10^3 \times 1.5 \times 10^3}}$$

$$= 1.27 \times 10^{-5}\text{m}$$

可见液体质点声振动的振幅是很小的。

（三）波的衰减

在此前讨论的平面简谐波的表达式中，我们均假定振幅 A 是一个常数，这意味着不论波传到哪里，波的振幅和强度不变，这只是一种理想情形。实际上，波动在媒质中传播时，由于摩擦或其他原因，媒质总要吸收波的一部分能量而转变成其他形式的能量，使波的振幅和强度随传播距离的增加逐渐减小，这种现象称为**波的衰减**（attenuation of wave）。平面波强度的衰减规律是

$$I = I_0 e^{-2\alpha x} \qquad (4-27)$$

式中 I 和 I_0 分别表示任意 x 处和 $x = 0$ 处波的强度，α 为一衡量，它与媒质的性质和

波的频率有关，称为媒质的**吸收系数**（absorption coefficient）。

例 4-5 已知空气中声波的吸收系数为 $\alpha_1 = 2 \times 10^{-11} \nu^2 m^{-1}$，钢中的吸收系数为 $\alpha_2 = 4 \times 10^{-7} \nu\ m^{-1}$，式中 ν 代表声波的频率。求 5MHz 超声波透过多少厚度的空气或钢后，其声波的强度即减为原来的 1%。

解： 据题意，空气和钢的吸收系数分别为

$$\alpha_1 = 2 \times 10^{-11} \times (5 \times 10^6)^2 = 500 m^{-1}$$

$$\alpha_2 = 4 \times 10^{-7} \times (5 \times 10^6) = 2 m^{-1}$$

由 $I = I_0 e^{-2\alpha x}$ 得

$$x = \frac{1}{2\alpha} \ln \frac{I_0}{I}$$

据题意已知 $I_0/I = 100$，将 α_1、α_2 和 I_0/I 代入上式，得空气的厚度为

$$x_1 = \frac{1}{2 \times 500} \ln 100 = 0.0046 m$$

$$x_2 = \frac{1}{2 \times 2} \ln 100 = 1.15 m$$

可见高频超声波极易透过固体，但很难透过气体。

第三节　声　波

一、声波的物理性质

能够使听觉器官引起声音感觉的波动称为**声波**（sound wave）。声波是纵波。传播声波的媒质通常是空气，但也可以是液体或固体。人类能够感觉到的声波频率范围大约是 20～20000Hz，此频率范围称为**声频**或**音频**（audio frequency）。频率高于 20000Hz 的机械波称为**超声波**（ultrasonic wave），频率低于 20Hz 的机械波称为**次声波**（infrasonic wave）。声源是产生声波的波源，通常由振动体和共鸣（共振）机构两部分组成，如人的声带是振动体，而鼻腔和口腔则是共鸣结构。

声源的振动如果是正弦或余弦式的，所发出的声音称为**纯音**（pure tone）。一般乐器所发出的声波都是由一个基频和若干个谐频的纯音合成的合成声波，称为**乐音**（musical tone）。不同的乐器演奏同一个乐曲，听起来韵味不同，这是因为它们发出的声波虽然基频一样，但是谐频的成分却不相同的缘故。共鸣机构在决定谐频成分方面起着很重要的作用。杂乱无章的非周期性振动所产生的声音，属于噪音，如闹市的喧闹声等。

声波的传播速度只与传播声波的媒质性质有关，而与频率无关。表 4-1 给出了在一些媒质中传播的声波速度。

表4-1　几种媒质的声速和声阻

物 质	声 速 $c(m/s)$	密 度 $\rho(kg/m^3)$	声 阻 $Z[kg/(m^2 s)]$
空气(℃)	3.31×10^2	1.29	4.28×10^2
空气(20℃)	3.43×10^2	1.21	4.16×10^2
水(20℃)	1.48×10^3	9.88×10^2	1.48×10^6
脂肪	1.40×10^3	9.70×10^2	1.36×10^6
脑	1.53×10^3	1.02×10^3	1.56×10^6
肌肉	1.57×10^3	1.04×10^3	1.63×10^6
密质骨	3.60×10^3	1.70×10^3	6.12×10^6
钢	5.05×10^3	7.80×10^3	3.94×10^7

二、声压与声阻

媒质中无声波传播时的压强称为静压强，设静压强为 p_0，空气中的静压强就是大气压强。媒质中有声波传播时的压强与静压强 p_0 之差称为**声压**（sound pressure），以 p 表示。可以证明，平面余弦纵波的声压和声压幅值分别为

$$p = \rho c v, \quad p_m = \rho c A \omega \tag{4-28}$$

式中 ρ 是媒质密度，c 是声速，v 是媒质质点的振动速度，ω 是圆频率，A 是声振动的振幅。将 $p = \rho c v$ 改写成 $v = p/(\rho c)$，并与部分电路欧姆定律 $I = U/R$ 对比，可知 ρc 对应于 R，此即 ρc 被称为声阻纳原因，以 Z 表示，即

$$Z = \rho c \tag{4-29}$$

声阻 Z 只决定于媒质的性质，在声学上是一个很重要的物理量。声波在两种不同的媒质分界面上反射和折射时，反射和折射能量的分配就由两种媒质的声阻决定。几种媒质的声阻见表4-1。

三、声强与声强级

声波的强度称为**声强**（sound intensity），即单位时间内通过垂直于声波传播方向的单位面积的声波能量。根据式4-25，声波的强度可表示为

$$I = \frac{1}{2} \rho c \omega^2 A^2$$

用 $p_m = \rho c A \omega$ 代入得

$$I = \frac{1}{2} \frac{p_m^2}{\rho c} = \frac{1}{2} \frac{p_m^2}{Z} \tag{4-30}$$

上式表明，对于一定的媒质，声强与声压幅值的平方成正比。在实际测量中，测量声压比测量声强要容易得多，因此常常用声压表示声音的强度。

决定人耳对声波反应的主要因素有两个，一是声波的强度，二是声波的频率。声音

的响度主要决定于声强，同时也与频率有关，而声调决定于频率。例如一个正常人耳能感觉到 1000Hz 声波的最低声强是 10^{-12}W/m^2，但对 100Hz 的声波，同一人耳却需要大于 10^{-9}W/m^2 的强度才能听到。

图 4-11 中任一条曲线表示同等响度时不同频率声音的强度，称为**等响曲线**（loud-ness contours）。最低的一条曲线代表**闻阈**（threshold of audibility），它表示不同频率声波的最低可闻强度；最高的一条曲线代表**痛阈**（threshold of feeling），它表示人耳对不同频率声波所能忍受的最高强度。在闻阈与痛阈两线之间的范围称为**听觉区域**（auditory sensation area）。

从图中可以看到，正常人耳最敏感的频率约在 1000 ~ 5000Hz 之间。在听觉区域，声强的差别是很大的。以 1000Hz 的声音为例，最低可闻强度是 10^{-12}W/m^2，而痛阈的强度是 1W/m^2，两者相差 10^{12} 倍。事实上，它们在人耳中产生的主观感觉差别并没有这样大。根据实验测定，大体上强度每增加 10 倍，主观感觉的响度约增加 1 倍。因此，在声学上采用对数标度表示声强的等级，称为**声强级**（sound intensity level），以 L 表示，单位是贝尔（Bel，B）。若声强为 I，则声强级为

$$L = \lg \frac{I}{I_0} \tag{4-31}$$

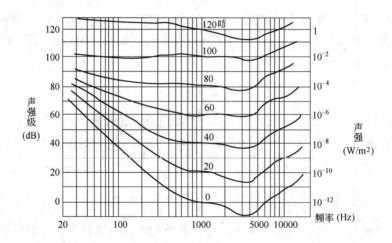

图 4-11　纯音的等响曲线

式中 $I_0 = 10^{-12}\text{W/m}^2$，是规定的参考标准声强。更常用的声强级的单位是分贝（dB），1 贝尔 = 10 分贝。以分贝为单位时，声强级为

$$\boxed{L = 10\lg \frac{I}{I_0}} \tag{4-32}$$

几种常见声波的声强、声强级和响度见表 4-2。

表 4 - 2　几种常见声波的声强、声强级和响度

声音类型	声强(W/m^2)	声强级(dB)	响度
闻阈	10^{-12}	0	极轻
耳语	$10^{-11} \sim 10^{-10}$	$10 \sim 20$	轻
谈话	$10^{-6} \sim 10^{-5}$	$60 \sim 70$	正常
繁忙街道车辆声	$10^{-5} \sim 10^{-4}$	$70 \sim 80$	甚响
雷声	10^{-1}	110	震耳
痛觉阈	1	120	极响

声强级和声强一样，仍然是描述声波的客观物理量，它并不完全反应人耳所感觉到的响度等级。为此，我们利用等响曲线，用响度级来表示。响度级的单位称为吩(phon)。根据定义，频率为 1000 Hz 的纯音的响度级和它的声强级具有相同的量值。例如闻阈的响度级为 0 吩，痛觉阈的响度级为 120 吩，在同一等响曲线上的任何频率的声音，它们响度级的吩值均相同。

应该指出，图 4 - 11 中的曲线是从大量听觉正常的人统计出来的结果，不同的人的等响曲线不完全相同。临床上常用听力计测定患者对各种频率声音的闻阈值，与正常的闻阈进行比较，借以判断患者的听力是否正常。

例 4 - 6　一声源向各个方向均匀地发出声波球面波，在离声源 6.0m 处的声强为 $1.0 \times 10^{-3} W/m^2$，声波的频率为 $2.0 \times 10^3 Hz$，声速为 331m/s（球面波声强与该处列波源的距离的平方成反比）。求：

（1）6.0m 处媒质的声压振幅；

（2）30m 处的声强；

（3）30m 处的声强级。

解：（1）由 $I = \dfrac{1}{2}\dfrac{p_m^2}{\rho c}$ 得

$$p_m = \sqrt{2\rho cI} = \sqrt{2 \times 1.29 \times 331 \times 1.0 \times 10^{-3}} = 0.93 N/m^2$$

（2）设声波为球面波，因为球面波的声强与距离的平方成反比，因此有

$$\frac{I_{30}}{I_{6.0}} = \frac{r_{6.0}^2}{r_{30}^2} = \frac{6.0^2}{30^2}$$

所以

$$I_{30} = \frac{6.0^2}{30^2} \times 1.0 \times 10^{-3} = 4.0 \times 10^{-5} W/m^2$$

（3）30m 处的声强级为

$$L_{30} = 10\lg\frac{I_{30}}{I_0} = 10\lg\frac{4.0 \times 10^{-5}}{10^{-12}} = 76 dB$$

第四节　多普勒效应

当一列火车鸣笛从我们身边疾驰而过时，我们将听到汽笛的声音发生显著的变化，即

当火车驶离时我们听到汽笛的声调比驶近时听到的声调要低些。这是由于当火车离开时,我们接收到的频率低于汽笛发出的真实频率,而当火车驶近时,我们接收到的频率高于汽笛发出的真实频率。这种由于波源与接收器之间发生相对运动而使得接收器接收到的频率与波源发出的真实频率产生偏差的现象,称为**多普勒效应**(Doppler effect)。它是奥地利物理学家多普勒(C·Doppler)在 1842 年首先发现的。

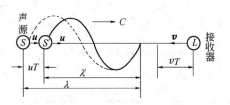

图 4-12　多普勒效应

下面以声波为例讨论机械波的多普勒效应。如图4-12所示,声源的频率为 ν,周期的时间 T 内。波长为λ媒质中的声速为 c。首先,设接收器相对媒质静止,声源相对媒质以速度 u 向着接收器运动。在一个周期内声源向接收器移动的距离为 uT,实际声波的波长 λ' 被压缩,由图可见,其值为

$$\lambda' = \lambda - uT = \frac{c - u}{\nu} \tag{4-33}$$

其次,设接收器也同时相对媒质以速度 υ 向声源运动,这样,声波相当于以 $c + \upsilon$ 的速度向接收器传播,这时接收器所接收到的频率为

$$\boxed{\nu' = \frac{c + \upsilon}{\lambda'} = \frac{c + \upsilon}{c - u}\,\nu} \tag{4-34}$$

利用上式进行计算时,应该特别注意:当声源向着接收器运动时,u 取正值,反之取负值;当接收器向着声源运动时,υ 取正值,反之取负值。

由上式可知,当声源和接收器彼此接近时,接收器所接收的频率高于声源的发声频率;当声源和接收器彼此远离时,所接收的频率低于发声频率。

例4-7　在某双轨铁道的每一轨道线上各有一列火车,它们均以 20m/s 的速度相向行驶,并且均以 1kHz 的频率鸣笛,然后各自从对方旁边驶过,已知此时空气中的声速为 340m/s。求:

(1)车上的乘客听到另一列火车笛声的频率为多少?

(2)各车汽笛前方空气中声波的波长为多少?

解:

(1)因为汽笛是声源,乘客是声波的接收者,设声源和声波的接收者的运动速度分别为 u 和 υ,则 $u = \upsilon = 20$m/s。

当二列火车彼此接近时,车上的乘客听到另一列火车笛声的频率为

$$\nu' = \frac{c + \upsilon}{c - u}\,\nu = \frac{340 + 20}{340 - 20} \times 1000 = 1125\,\text{Hz}$$

当二列火车彼此离开时,车上的乘客听到另一列火车笛声的频率为

$$\nu' = \frac{c + \upsilon}{c - u}\,\nu = \frac{340 + (-20)}{340 - (-20)} \times 1000 = 889\,\text{Hz}$$

由以上结果可以看出,当声源和接收器彼此接近时,接收器所接收的频率高于声源的发声频率;当声源和接收器彼此远离时,所接收的频率低于发声频率。

(2)因为汽笛前方的空气是静止的,声源的速度为 $u=20\text{m/s}$,所以汽笛前方空气中声波的波长为

$$\lambda' = \lambda - uT = \frac{c-u}{\nu'} = \frac{340-20}{1000} = 0.32\text{m}$$

电磁波和机械波一样在运动中也会发生多普勒效应,但电磁波的多普勒效应在产生机理上与机械波的多普勒效应有本质的区别,因而计算公式也不相同。

多普勒效应在科学研究、工程技术、国防、医疗等方面得到了广泛的应用。例如,基于多普勒效应的原理,雷达系统已广泛应用于航空航天、导弹、人造卫星等运动目标的监测。多普勒超声诊断仪就是一种应用多普勒效应原理,对血流和运动脏器进行诊断的仪器。

设多普勒超声诊断仪的探头发射一束超声波射向运动的血球,经血球反射后又被探头接收。设探头的发射频率为 ν,超声波的传播速度为 c,血流速度为 v,v 与 c 之间的夹角为 θ,如图4-13所示。此时,血球相当于以 $v\cos\theta$ 的速度离开探头,故血球接收的频率为

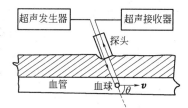

图4-13 多普勒超声测血液流速

$$\nu' = \frac{c+(-v\cos\theta)}{c-0}\nu = \frac{c-v\cos\theta}{c}\nu$$

血球又将接收的频率为 ν' 的超声波反射回去,这时探头接收的频率为

$$\nu'' = \frac{c+0}{c-(-v\cos\theta)}\nu' = \frac{c}{c+v\cos\theta}\cdot\frac{c-v\cos\theta}{c}\nu = \frac{c-v\cos\theta}{c+v\cos\theta}\nu$$

由上式可知,超声波探头接收的频率比发射的频率低。频率的变化 $\Delta\nu = \nu - \nu''$ 称为**多普勒频移**(Doppler shift),其表达式为

$$\Delta\nu = \nu - \nu'' = \frac{2v\cos\theta}{c+v\cos\theta}\nu \approx \frac{2v\cos\theta}{c}\nu \qquad (4-35)$$

此式称为多普勒频移公式。多普勒频移公式可改写成

$$v = \frac{c}{2\nu\cos\theta}\Delta\nu \qquad (4-36)$$

在实测过程中,若 θ 保持不变,则血流速度 v 就与多普勒频移 $\Delta\nu$ 成正比,故可通过测量频移来测量血流速度。

第五节 超声波及其医学应用

超声波是频率高于 20000 Hz 的机械波,它不能引起人耳的听觉,但有许多奇妙的特性,在科学和医学上有着许多重要的应用。

一、超声波的产生和接收

产生超声波的方法有多种，医学诊断用的超声波发生器主要是利用石英、酒石酸钾钠、磷酸铵、钛酸钡等某些晶体的特殊性质制造的。当这类晶体受到外加压力而产生压缩形变时，晶体受力的两个表面将产生正、负电荷；如果产生拉伸形变时，则所产生的正、负电荷的极性相反，从而在两个表面间建立电场，产生电位差，如图 4 - 14 所示，这种现象称为**压电效应**（piezoelectric effect）。能产生压电效应的晶体称为**压电晶体**（piezoelectric crystal）。一般压电效应是可逆的。如果在压电晶体的两个表面外加电压而建立电场，则两个表面间的距离将随电场方向的改变而产生压缩或拉伸形变，这种现象称为**逆压电效应**（inverse piezoelectric effect）。由此可见，一个频率为 ν 的交变电压，就能使石英等压电晶体做同频率的机械振动而产生机械波，当交变电压的频率 ν 与晶体的固有振动频率相等时，产生共振，振幅最大。总之，基于某些压电晶体的逆压电效应，可以将电振荡转变为机械振动而产生超声波，如图 4 - 15 所示。基于某些压电晶体的压电效应，可以将机械振动转变为电振荡而接收超声波。

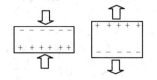

图 4 - 14　压电效应示意图

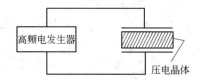

图 4 - 15　超声波发生器示意图

超声波诊断仪的探头，主要元件是压电晶体片。用逆压电效应使晶体片产生超声振动，即把电能转换为机械能。从人体反射回来的超声振动作用于晶体片上，由于正压电效应，在晶体上产生高频交变电压，即把机械能转换成电能。因此，超声探头也称为超声换能器。

二、超声波的特性与作用

超声波除了具有一般机械波的性质以外，还具有一些其他的特性，主要是：

1. 方向性好

声波可以产生衍射现象，其发散角由下式决定

$$\sin\theta = 1.22 \frac{\lambda}{D} \tag{4 - 37}$$

式中　θ——发散角；

　　　λ——波长；

　　　D——发声圆片的直径。

可见声波的波长愈短，发散角愈小，即愈易聚成细波束。由于超声波频率高，波长短，最短波长和红外线差不多，因此它和光线一样，可以用适当的方法使之会聚，并朝着一定的方向传播。根据这一特性可以制成各种超声波探测仪器。

2. 反射性好

当声波与障碍物相遇时，障碍物的线度愈大于波长，衍射作用愈小，反射愈强。超声波的波长很短，很容易被障碍物反射回来。当超声波从一种媒质传到另一种媒质时，在媒质的界面上将发生反射和折射。反射强度 I 与入射强度 I_0 之比与两种媒质的声阻抗的关系由下式决定：

$$\frac{I}{I_0} = \left(\frac{Z_1 - Z_2}{Z_1 + Z_2}\right)^2 = \left(\frac{\rho_1 c_1 - \rho_2 c_2}{\rho_1 c_1 + \rho_2 c_2}\right)^2 \qquad (4-38)$$

式中 $Z_1 = \rho_1 c_1$，$Z_2 = \rho_2 c_2$，Z_1 和 Z_2——第一、二两种媒质的声阻抗；

ρ_1 和 ρ_2——第一、二两种媒质的密度；

c_1 和 c_2——第一、二两种媒质的声速。

由上式计算可知，当超声波入射到水与空气界面时，将有99.9%能量被反射。在界面媒质声阻抗差别不大的情况下，即使反射波强度只有入射波强度的万分之一，但由于超声波强度一般很大，反射波仍然可以测出。用于探测人体内部情况的各种医用超声扫描仪器，就是利用超声波在人体内部遇到不同密度的组织界面的反射回波来获取信息的。

3. 强度比较大

由于声波的强度 $I = \frac{1}{2}\rho c \omega^2 A^2$，即强度与频率的平方成正比，超声波的频率很高，所以它的强度和功率比相同媒质里传播的同样振幅的声波要大得多，现代超声技术可以产生 $10^2 \sim 10^3 \mathrm{W}$ 的功率。

4. 贯穿本领大

由于超声波的强度一般比较大，传播的能量又很集中，所以贯穿本领大，以至可以透射几米厚的金属。它在固体和液体里传播时衰减很少，而在气体中会很快被吸收，所以很多应用都是在固体和液体里进行的。

5. 机械作用

由于超声波强度大，能量集中，在媒质中传播时不仅能使物质粒子作激烈的振动，而且能产生巨大的冲击作用。所以超声波可以用于洗涤、搅拌、粉碎和杀菌等。如在药学上可使药物雾化；在医学上根据这一作用制成碎石机，可以击碎体内各种结石。

6. 热作用

超声波在媒质中传播时，媒质吸收能量，温度升高。超声波这种热作用在临床上用于透热治疗。如治疗腰痛、肌痛、扭伤、关节周围炎等疾病。

7. 空化作用

在超声波的作用下，媒质中形成充有气体或水蒸气的空腔并产生振荡的各种现象称为**声空化**（acoustic cavitation）。强大的超声波通过液体时，在其中产生急速的疏密变化，使液体受到拉伸和压缩，特别是存在杂质和气泡的地方，将被拉断而形成许多微小的空腔。在空腔形成的过程中，由于分子间的摩擦，使腔壁和腔中气体分别带上异种电荷。这些空腔受压而急速闭合时，产生局部的高温高压，并引起放电和发光现象，瞬时

局部压强可达 $10^8 \sim 10^9 \text{Pa}$，局部温度可达几千度。因此，超声波在用于临床治疗时，要适当控制强度，避免空化作用造成组织损伤。

此外，超声波在生物体内传播时，可引起生物组织功能和结构的变化，称为超声**生物效应**（biological effect）。关于这方面的研究，目前还处于实验和探索阶段。

三、超声波在医学上的应用

超声波在医学上的应用包括诊断和治疗两个方面。

超声波首先在用于治疗神经痛方面获得疗效。上世纪 50 年代以后，超声治疗法在许多国家开始应用，逐步发展了超声药物透入疗法、超声雾化吸收疗法、穴位超声疗法以及与其他理疗协同应用的超声 - 电疗等新疗法。上世纪 80 年代以后，随着超声工程技术的发展，超声治疗技术取得了突破性的进展，尤其是超声体外碎石疗法和超声聚焦加热治疗癌症疗法已在临床治疗中显示出重要的应用价值。

关于超声波在诊断方面的应用，我们将着重介绍几种超声诊断仪的基本原理。

1. A 型超声诊断仪

A 型（amplitude mode）超声诊断仪是将回声以波的形式显示出来，为幅度调制型。它以纵坐标代表回波的强弱，横坐标代表回波传播的时间（距离）。回波强，则幅度高；回波弱，则幅度低。图 4 - 16 为 A 型超声诊断仪原理示意图。图中探头既是超声发射器，又是超声回波的接收器。在探头和体表之间涂油，以防产生空隙损失能量。所用超声波的频率为兆赫级，它以脉冲的形式发出，进入人体后在不同媒质的界面上被反射回来。在两个脉冲之间，探头起着探测器的作用，将反射回波接收下来，经过适当处理（如放大）后显示在示波器的荧光屏上。

A 型超声诊断仪通过测量回声脉冲之间的距离可以算出组织界面的深度和不同组织界面间的距离，从回波的幅度可以了解媒质的性质。它只能用于定位，不能显示体内被探查物体的具体形状。

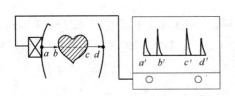

图 4 - 16　A 型超声诊断仪原理示意图

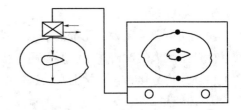

图 4 - 17　B 型超声诊断仪原理示意图

2. B 型超声诊断仪

B 型（brightness mode）超声诊断仪是将回波信号以光点的形式显示出来，为辉度调制型。其基本原理与 A 型超声诊断仪大致相同，只是将探头制成直线移动形式，每一回波在示波器上产生一个光点，光点的位置与产生回波的反射界面的位置相对应。图4 - 17为 B 型超声诊断仪基本原理示意图。回波信号对应于显示屏上自上而下分布的光点群，信号愈强，光点愈亮。光点之间的距离代表各个界面之间的距离。当探头沿被探查体表面移动时,可通过电子学的方法使得这条竖直光点群与探头同步移动,这样就在显示屏上显示出相应部位截面的二维超声图像,且具有连续显示运动脏器的功能。

声束掠过某剖面的过程称为扫描(scan)。初期的 B 超采用手动和机械扫描,这两种扫描方式速度慢,现在发展到电子线性扫描和电子扇形扫描等。由数十个乃至数百个探头按一定的顺序排列成线性阵列,构成多元探头并由电子开关控制,使其轮流工作,大大提高了扫描速度和图像的质量。多探头的阵元数已从早期的 40、120 发展到现在的 256、400 等。

3. M 型超声诊断仪

M 型(motion mode)超声诊断仪的基本原理是将反射界面的运动情况转换成脉冲回声光点的位移与时间的关系曲线,它既有 A 超的特点,即探头固定不动,又有 B 超的特点,即用辉度显示回波,为辉度调制型。因 M 超所显示的图像适用于观察心脏的运动情况,故常称为超声心动图。例如,将超声波射向心脏瓣膜并产生回声脉冲被探头接收,显示器上将显示心脏瓣膜的运动曲线。

在实际应用中,可以将心动图与心电图和心音图同步显示。

4. D 型超声成像仪(简称 D 超或彩超)

在上一节我们已推出多普勒频移公式:

$$\Delta\nu = \nu - \nu'' = \frac{2\upsilon\cos\theta}{c + \upsilon\cos\theta}\,\nu \approx \frac{2\upsilon\cos\theta}{c}\,\nu$$

D 型(Doppler mode)超声诊断法就是利用多普勒效应获得血细胞等运动物体的多普勒频移信息,通过电子技术和计算机处理,计算出血流的速度,或显示血流的多普勒频谱和彩色多普勒血流图像,并根据这些信息进行心血管疾病的诊断。多普勒血流计在临床上被广泛应用,它是根据多普勒频移公式测量运动物体或血流的速度。彩色多普勒血流显像仪是一种多功能诊断仪,可以完成 B 超、M 超等仪器所进行的各种检查。

小　结

这一章主要讨论了简谐振动、波动、多普勒效应、声波和超声波等内容。

1. 简谐振动有以下三种定义方式:

(1) 只要振动物体受力满足: $F = -kx$

(2) 或者振动物体加速度满足: $a = -\dfrac{k}{m}x$

(3) 或者一个物体的运动表达式即运动方程是: $x = A\cos(\omega t + \varphi)$

只要符合上述三条件之一者, 这个物体的运动就是简谐振动。以上三个条件中, 第一条是基本的, 由第一个条件可以推出第二、三个条件。

2. 简谐振动的表达式, 即运动方程是: $x = A\cos(\omega t + \varphi)$

式中 x 表示物体离开平衡位置 (坐标原点) 的位移, 圆频率 $\omega = \sqrt{\dfrac{k}{m}}$, 相位 $\omega t + \varphi$

决定振动物体在 t 时刻的运动状态，初相 φ 决定振动物体在初始时刻的运动状态。

振幅 A、初相 φ 与初始条件的关系是

$$A = \sqrt{x_0^2 + \frac{v_0^2}{\omega^2}} \qquad \mathrm{tg}\varphi = -\frac{v_0}{\omega x_0}$$

其中，x 和 v 分别为 $t=0$ 时的位移和速度。

3. 描述简谐振动的特征量是振幅 A、周期 T、频率 υ（圆频率 ω）和相位 $\omega t + \varphi$。

圆频率、频率和周期之间的关系是

$$\omega = 2\pi\nu = \frac{2\pi}{T}$$

4. 简谐振动系统的总能量为动能和势能之和，即

$$E = E_k + E_p = \frac{1}{2}kA^2$$

可见，弹簧振子在振动过程中，动能和势能可以互相转化，但在任意时刻动能和势能的总和保持不变，即系统的总机械能守恒。

5. 两个同方向、同频率的谐振动的合振动仍为谐振动，合振动的频率与分振动的频率相同，合振动的振幅和初相分别为

$$A = \sqrt{A_1^2 + A_2^2 + 2A_1A_2\cos(\varphi_2 - \varphi_1)}$$

$$\varphi = \mathrm{arctg}\frac{A_1\sin\varphi_1 + A_2\sin\varphi_2}{A_1\cos\varphi_1 + A_2\cos\varphi_2}$$

当相位差 $\varphi_2 - \varphi_1 = 2k\pi$，$k=0$，$\pm 1$，$\pm 2$，$\cdots$，合成振幅最大，$A_{max} = A_1 + A_2$；当相位差 $\varphi_2 - \varphi_1 = (2k+1)\pi$，$k=0$，$\pm 1$，$\pm 2$，$\cdots$，合成振幅最小，$A_{min} = |A_1 - A_2|$；

在一般情况下，相位差 $\varphi_2 - \varphi_1$ 可取任意值，此时合振动的振幅就在 $A_1 + A_2$ 和 $|A_1 - A_2|$ 之间。

6. 描述波的几个物理量是波长 λ、周期 T、频率 ν 和波速 c，它们之间的关系是

$$\lambda = cT = \frac{c}{\nu}$$

7. 平面简谐波的表达式，即波动方程为

$$y = A\cos\omega(t - \frac{x}{c}) \text{ 或 } y = A\cos 2\pi(\nu t - \frac{x}{\lambda})$$

式中位移 y 是坐标 x 和时间 t 的二元函数，表达式表示波线上任意 x 处的质点在任意 t 时刻的位移，即表示波形的传播。

8. 波动过程是能量的传播过程，传播波的单位体积媒质的平均能量，即平均能量密度为

$$\overline{w} = \frac{1}{2}\rho\omega^2 A^2$$

波和声波的强度为

$$I = \frac{1}{2}\rho c\omega^2 A^2$$

强度的单位为瓦/米^2（W/m^2）。

9. 描述声波的物理量有声压、声阻抗、声强、声强级、响度级等，声强也可写成

$$I = \frac{1}{2}\frac{p_m^2}{\rho c} = \frac{1}{2}\frac{p_m^2}{Z}$$

以分贝为单位时，声强级为

$$L = 10\lg\frac{I}{I_0}$$

式中$I_0 = 10^{-12}\text{W/m}^2$，是规定的参考标准声强。

10. 发生多普勒效应时，接收器接收到的频率ν'与声源发出的频率ν之间的关系是

$$\nu' = \frac{c + \upsilon}{c - u}\nu$$

应该注意：当声源以速度u向接收器接近时，u取正值，反之取负值；当接收器以速度υ向声源接近时，υ取正值，反之取负值。

11. 超声波的主要特性和作用概括起来有"一好"、"二大"、"三作用"：即方向性好，强度比较大、穿透本领大，有热作用、机械作用和空化作用等。

超声波的产生原理是基于逆压电效应，而接收原理则是基于压电效应。

在临床应用的超声诊断仪主要有 A 超、B 超、M 超和 D 超等。

习 题

1. 为什么说相位是描述系统作简谐振动的运动状态的？简谐振动的初相是不是一定指振动物体开始时刻的相位？同一个简谐振动，能否取不同时刻作为计时起点？它们之间的差别何在？

2. 简谐振动和简谐波有什么区别和联系？具备哪些条件才能形成机械波？

3. 机械波从一种媒质进入另一种媒质时，波长、波的周期、频率、波速几个物理量中，哪几个要变？哪几个不变？

4. 如何理解产生多普勒效应时的频率变化？当一列火车一边鸣笛一边匀速向你驶近的过程中，你所听到的笛声的频率是否是变化的？

5. 简述超声波的特性和 A 型、B 型、M 型和 D 型超声诊断仪的基本原理。

6. 一个弹簧振子的质量为 10g，劲度系数为 16N/m，将它从平衡位置向右拉到 2cm 处，然后放手让其自由振动并开始计算时间，试写出振动方程和速度、加速度的表达式。

7. 将 0.05kg 的物体系于劲度系数为 0.1N/m 的轻弹簧的末端，并沿光滑水平面作简谐振动，$t = 0$ 时，将物体向右拉 10cm 的距离并由静止释放，求：

（1）简谐振动的周期；

（2）简谐振动的表达式；

（3）系统的总能量。

8. 一个物体作简谐振动，其位移 $x = 3\cos\left(\pi t + \dfrac{\pi}{6}\right)$ cm，求：

（1）简谐振动的振幅、周期和初相；

（2）物体在 $t = 0$ 时刻位移、速度和加速度。

9. 某质点参与 $x_1 = 10\cos\left(\pi t - \dfrac{\pi}{2}\right)$ cm 及 $x_2 = 20\cos\left(\pi t - \dfrac{\pi}{3}\right)$ cm 的两个同方向简谐振动，求合成振动的振幅和初相。

10. 设一列平面简谐波的波动方程为 $y = 10\sin\left(\pi t - \dfrac{x}{100}\right)$ cm，求波线上 x 等于一个波长处质点的振动方程。

11. 已知两波波动方程为 $y_1 = 6\cos2\pi(5t - 0.1x)$ cm，$y_2 = 6\cos2\pi(5t - 0.01x)$ cm，求该两波的波长 λ_1 和 λ_2。

12. 已知波源 O 的振动方程为 $y = 0.06\cos\dfrac{\pi}{9}t$，以 $c = 2$m/s 的速度无衰减地向 Ox 的正方向传播，y 的单位为米，求：

（1）$x = 5$m 处 P 点的振动方程；

（2）P 处质点与波源的振动相位差；

（3）若 O 点为点波源，且波在 $x = 1$m 处的强度为 I_1，求 $x = 5$m 处波的强度。

13. 同一媒质中，两声波的声强级相差 30dB，则它们的声强之比为多少？

14. 声压幅值为 80N/m^2、声阻为 443.7kg/(m^2s) 的声强是多少？

15. 设声波的速度为 340m/s，当一列火车以 50m/s 的速度向你开来并以 3kHz 的频率鸣笛时，则你接收到的频率是多少？离去时频率又是多少？

16. 一列火车 A 以 $u_1 = 20$m/s 的速度向前行驶，若车 A 的司机听到车 A 汽笛的频率 $\nu = 120$Hz，另一列火车 B 以 $u_2 = 25$m/s 的速度行使。求：

（1）A、B 两车相向而行时，B 车司机听到 A 车汽笛频率 ν' 为多少？

（2）设空气中的声速为 340m/s，若此时恰有 15m/s 的风速沿车 A 向车 B 吹来，B 车司机听到 A 车汽笛频率 ν' 又为多少？

第五章 静电场与生物电现象

【教学要求】

1. 掌握电场的概念、电场强度的定义和电场叠加原理的意义。
2. 掌握点电荷和点电荷系电场场强的计算方法。
3. 理解电势概念,掌握点电荷和点电荷系电场的电势的计算方法。
4. 理解两种电介质极化的微观机制及宏观束缚电荷的产生;了解电极化强度概念。
5. 了解神经传导的电学特性。
6. 了解心电图波形形成的原理及其导联。

本章主要研究相对于观察者静止的电荷所建立的电场,即静电场的物理性质,以及静电场和处在其中的物质的相互作用。生物电是生物体呈现的电现象,它广泛存在于生命现象之中,人体所有的功能和活动都涉及生物电。研究电磁运动和生物电的规律有助于我们深入地认识周围的物质世界和对生命微观本质的认识。

本章主要描述电场的两个基本物理量,电场强度和电势,并讨论静电场中的电介质。最后介绍神经传导的电学特性及心电的物理基础知识。

第一节 电场 电场强度

一、库仑定律

近代物理学研究表明,电荷在其周围空间激发电场场,其基本性质是,处在电场中的电荷会受到它的作用力,称为电场力。任何两个电荷之间的相互作用力是通过电场传递的。相对于观察者为静止的电荷称为**静电荷**(static charge),它产生的电场称为**静电场**(electrostatic field)。库仑(Chartse – Augustin de Coulomb)在1785 年研究了在真空中两个静止点电荷之间的作用规律。通过实验,总结出**库仑定律**(Coulomb's law):**在真空中两个静止点电荷间的相互作用电力,其方向沿两个点电荷的连线,**

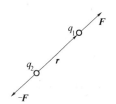

图 5 – 1 两点电荷之间的作用力

同种电荷相斥，异种电荷相吸；其大小与两点电荷的电量 q_1 和 q_2 的乘积成正比，与它们之间距离的平方成反比。公式表示为

$$\boldsymbol{F} = k \frac{q_1 q_2}{r^2} \boldsymbol{e} \qquad (5-1)$$

式中 $\boldsymbol{e}$ 表示从 q_2 指向 q_1 的单位矢量，如图 5-1 所示；k 是比例系数，在 SI 制中，k 通常写为 $k = \frac{1}{4\pi\varepsilon_0}$ 的形式，其中 ε_0 为**真空电容率**（permittivity of vacuum），数值为 $\varepsilon_0 \approx 8.85 \times 10^{-12} (\mathrm{C^2/N \cdot m^2})$ $\qquad (5-2)$

相应的 $\qquad\qquad k \approx 8.9875 \times 10^9 (\mathrm{N \cdot m^2/C^2})$

当空间存在多个点电荷时，对于每两个点电荷间的作用力，库仑定律仍被证明是有效的。于是某个点电荷受到来自其他点电荷的作用力应等于各个点电荷单独存在时对该点电荷的作用力的矢量和，这一结论称为**电场力叠加原理**（superposition principle of electrostatic force）。电场力叠加原理是从实验得到的基本原理，由此导致描述电场的一些重要物理量也满足叠加性。

二、电场强度

设一静止的点电荷 q 在空间产生一静电场。那么，如何描述这电场呢？我们可以在这电场中放入一个正电荷来检测该电场，称其为**试验电荷**（test charge），并用 q_0 表示。q_0 的电量必须很小，以避免由于它的引入而对被探测的电场产生影响；其次，q_0 的几何尺度也必须很小，使其能细致地反映出电场中各点的性质。

一般把电场空间中某考察点称为**场点**（field point）。置于电场某场点上的试验电荷 q_0 将受到电场力 $\boldsymbol{F}$ 的作用。实验证明：$\boldsymbol{F}$ 的大小与电量 q_0 成正比，而比值 $\boldsymbol{F}/q_0$ 则只与该处的电场有关，或者说与产生电场的电荷分布有关，将这一比值定义为**电场强度**（electric field intensity），简称**场强**。通常用 $\boldsymbol{E}$ 表示

$$\boxed{\boldsymbol{E} = \frac{\boldsymbol{F}}{q_0}} \qquad (5-3)$$

上式表明，电场中某点电场强度等于置于该点的单位正电荷所受的电场力。在静电场中各点的场强可以不同，因此 $\boldsymbol{E}$ 一般是场点坐标的矢量函数。

由式 5-3 和式 5-1 可得点电荷的电场强度公式

$$\boxed{\boldsymbol{E} = k \frac{q}{r^2} \boldsymbol{e}} \qquad (5-4)$$

电场强度的单位是牛顿/库（N/C）或伏/米（V/m）。

若静电场由许多点电荷 q_1、q_2、…、q_n 组成的点电荷系产生的，则根据叠加原理，空间某点的电场强度 $\boldsymbol{E}$ 应等

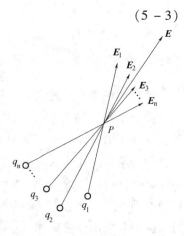

图 5-2　电场强度的叠加

于每一点电荷在该点产生的场强 E_1、E_2、$\cdots$、E_n 的矢量和，即

$$E = E_1 + E_2 + \cdots + E_n = \sum E_i \qquad (5-5)$$

这个规律称为**电场强度叠加原理**（superposition principle of electric field strength）。应用这一原理，可以计算出任意带电体系所产生的场强。

式 5-5 也可以这样得到，设电场是由 n 个点电荷 q_1、q_2、$\cdots$、q_n 产生，如图 5-2 所示，则在场点 P 处的试验电荷 q_0 所受电场力 F：$F = \sum\limits_{i=1}^{n} F_i$

由场强定义得：

$$E = \frac{F}{q_0} = \sum \frac{F_i}{q_0} = \sum_{i=1}^{n} E_i \qquad (5-6)$$

即点电荷系产生的电场在某点的场强等于各个点电荷在该点场强的矢量和。

将点电荷的场强公式 5-4 代入式 5-6，可得到点电荷系电场的场强公式

$$E = \sum_{i=1}^{n} E_i = k \sum_{i=1}^{n} \frac{q_i}{r_i^2} e_i \qquad (5-7)$$

例 5-1　半径为 R 的均匀带电细圆环，电量为 q。求圆环轴线上任一点的场强。

解：取如图 5-3 所示的坐标，设场点 P 距原点（环心）距离为 x，在环上取电荷元

$$\Delta q = \lambda \Delta l = \frac{q}{2\pi R} \Delta l$$

Δq 在 P 点场强 ΔE 的大小

$$\Delta E = k \frac{\Delta q}{r^2} = k\lambda \frac{\Delta l}{r^2}$$

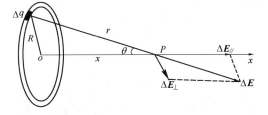

图 5-3

由于圆环对 P 点是轴对称的，故可将 ΔE 分解为平行于 x 轴的分量 $\Delta E_{/\!/}$ 和垂直于 x 轴的分量 $\Delta E_{\perp}$。各个电荷元在 P 点的垂直于 x 轴的分量是相互抵消的，故可直接得到

$$\sum \Delta E_{\perp} = 0$$

P 点的场强大小

$$E = \sum \Delta E_{/\!/} = \sum \Delta E \cos\theta = \frac{k\lambda \cos\theta}{r^2} \sum \Delta l = k \frac{q\cos\theta}{r^2} = k \frac{qx}{(x^2 + R^2)^{3/2}}$$

E 的方向沿 x 轴正方向。

若 $x = 0$，则 $E = 0$，即在环心上的场强为零。又若 $x \gg R$，则有：$E \approx \dfrac{kq}{x^2}$；可见在远离环心处的场强近似等于点电荷的场强。

第二节　电势差　电势

一、电场力所作的功

设一试验电荷 q_0 在点电荷 $+q$ 产生的电场中从 a 点经任一路径到达 b 点，如图 5 – 4 所示。我们可以把整个路径分成许多个元位移，任取一元位移 Δl，设 Δl 处的场强为 E，则电场力 F 在这一元位移上所作的元功为

$$\Delta A = F \cdot \Delta l = q_0 E \cdot \Delta l = q_0 E \cos\theta \Delta l$$

式中 θ 是电场强度 E 和 Δl 方向的夹角。由于 $E = k\dfrac{q}{r^2}$，$\Delta r = \cos\theta \Delta l$，故

$$\Delta A = \frac{kq_0 q}{r^2}\cos\theta \Delta l = \frac{kq_0 q}{r^2}\Delta r$$

试验电荷 q_0 从 a 点移到 b 点的过程中，电场力所作的功为

$$A_{ab} = \sum \Delta A = kq_0 q \sum_{i=a}^{b} \frac{1}{r_i^2}\Delta r$$

$$= kq_0 q \left(\frac{1}{r_a} - \frac{1}{r_b} \right) \qquad (5-8)$$

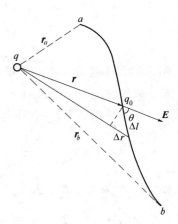

图 5 – 4　电荷运动时电场力作功的计算

上式说明，电荷 q_0 从 a 运动到 b 的过程中，电场力所作的功只取决于运动电荷的始末位置，而与路径无关。静电场的这一特性叫**静电场的保守性**（conservatism in electrostatic field）。

它说明静电场是保守力场。

二、电势差、电势

由于静电场是保守力场，意味着对静电场来说，存在着一个由电场中各点的位置所决定的标量函数，此函数在 a 到 b 两点的数值之差等于从 a 点到 b 点移动试验电荷 q_0 时电场力所作的功除以试验电荷 q_0。这个函数称为电场的**电势**（electric potential）（或**势函数**），以 V_a 和 V_b 分别表示 a 和 b 点的电势，可以有下述定义公式

$$V_a - V_b = \frac{A_{ab}}{q_0} \qquad (5-9)$$

$(V_a - V_b)$ 称为 a 和 b 两点间的电势差（也可记作 U_{ab}）。由于静电场的保守性，对于给定的任意两点 a 和 b，其电势差具有完全确定的值。

式 5-9 只能给出静电场中任意两点的电势差，而不能确定任一点的电势值。为了给出静电场中各点的电势值，需预先选定一个参考位置，并指定它的电势为零。这一参考位置叫电势零点。通常人们规定无穷远处的电势为零，以 V_∞ 表示电势零点，由式 5-9 可得静电场中任意一点 a 的电势为

$$V_a = \frac{A_{a\infty}}{q_0} \qquad (5-10)$$

a 点的电势也就等于将试验电荷 q_0 自 a 点沿任意路径移到电势零点时，电场力所作的功与 q_0 的比值。电势零点选定后，电场中所有各点的电势值就由式 5-10 唯一地确定了。由此确定的电势是空间坐标的标量函数，即 $V = V(x, y, z)$ 或 $V = V(r)$。

电势和电势差具有相同的单位，在 SI 单位制中，电势的单位为**伏特**（V），1V = 1J/C。

当电场中电势分布已知时，利用电势差定义式 5-9 可以很方便地计算出点电荷在静电场中移动时电场力作的功。

$$A_{ab} = q_0(V_a - V_b) \qquad (5-11)$$

三、电势的计算

（一）点电荷电场中的电势

设场源点电荷到空间任意一场点 a 的距离为 r_a，选无穷远处电势为零，由式 5-8 和式 5-10 可得 a 点的电势，即

$$\boxed{V_a = k\frac{q}{r_a}} \qquad (5-12)$$

此式中视 q 的正、负，电势 V 可正、可负。在正电荷的电场中，各点电势均为正值，离电荷越远的点，电势越低。在负电荷的电场中，各点电势均为负值，离电荷越远的点，电势越高。

（二）点电荷系电场中的电势

设场源电荷系由 n 个点电荷组成，每个点电荷在 a 点产生的电势分别为 V_1，V_2，…，V_n，由场叠加原理可得电场中任意一点 a 的电势为

$$V = \sum V_i \qquad (5-13)$$

由式 5-12 可得

$$\boxed{V = k\sum_{i=1}^{n} \frac{q_i}{r_i}} \qquad (5-14)$$

式 5 - 13 称为**电势叠加原理**（superposition principle of potential）。式 5 - 14 表示一个点电荷系的电场中任一点的电势等于每一个点电荷单独存在时在这点所产生的电势的代数和。

例 5 - 2　求**电偶极子**（electric dipole）电场的电势分布。已知电偶极子中两点电荷 $+q$、$-q$ 间的距离为 l。

解： 电偶极子是指两个相距极近的等量异号的点电荷所组成的带电系统。设场点 P 到 $+q$、$-q$ 的距离分别为 r_+ 和 r_-，P 点到电偶极子中点 O 的距离为 r。如图 5 - 5 所示。

根据电势叠加原理，P 点的电势为

$$V = V_+ - V_- = k\left(\frac{q}{r_+} + \frac{-q}{r_-}\right) = kq\frac{(r_- - r_+)}{r_+ r_-}$$

因为 $r \gg l$，所以有

$$r_+ r_- \approx r^2, \quad r_- - r_+ \approx l\cos\theta$$

θ 为 OP 连线与 l 之间的夹角，将以上关系代入，可得

$$V = k\frac{ql\cos\theta}{r^2} = k\frac{p\cos\theta}{r^2} \tag{5 - 15}$$

式中 $p = ql$，q 和 l 的乘积称为**电偶极矩**（electric dipole moment），简称**电矩**（electric moment）。它是个矢量，与 l 的方向一致，l 的方向规定为由 $-q$ 指向 $+q$ 的方向。

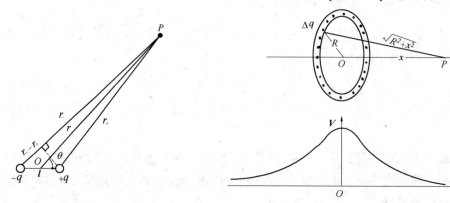

图 5 - 5　电偶极子电场中的电势　　　　图 5 - 6　均匀带电圆环轴线上的电势分布

例 5 - 3　一半径为 R 的均匀带电细圆环，所带总电荷为 q，求在圆环轴线上任意点 P 的电势。

解： 如图 5 - 6 所示，以 x 表示从环心到 P 点的距离，Δq 表示在圆环上任意取微元 Δl 上的电荷元。由式 5 - 14 可得 P 点的电势为

$$V = k\sum\frac{\Delta q}{r} = \frac{k}{r}\sum\Delta q$$

$$= \frac{kq}{\sqrt{R^2 + x^2}}$$

当 $x = 0$，P 点位于环心时，电势为

$$V = \frac{kq}{R}$$

第三节 静电场中的电介质

电介质（dielectric）是绝缘体，理想的电介质内部没有可以自由移动的电荷，因而不能导电。把一块电介质放到电场中，它要受电场的影响，同时也影响电场。本节讨论各向同性的电介质与外电场相互影响的规律。

一、电介质的分类

电介质中每个分子都是一个复杂的带电系统，有正电荷，有负电荷，它们分布在一个线度为 10^{-10}m（1Å）的数量级的体积内，而不是集中在一点。但是，相对于宏观的外电场时，可以认为其中的正电荷集中于一点，这一点称为正电荷的"中心"，而负电荷也集中于另一点，这一点称为负电荷的"中心"。对于中性分子，由于其正电荷和负电荷的电量相等，所以分子就可以看成是一个由正、负点电荷相隔一定距离所构成的电偶极子。电介质就是由大量的这种微小的电偶极子所构成的。

以 q 表示一个分子中的正电荷或负电荷的电量的数值，以 l 表示从负电荷"中心"到正电荷"中心"的有向线段，则这个分子的电偶极矩为：$\boldsymbol{p} = q\boldsymbol{l}$。

按照电介质的分子内部电结构的不同，可以把电介质分子分为两类。

一类分子，如 HCl，H_2O，CO 等，它们内部的电荷分布是不对称的，所以其正、负电荷的中心不重合。这种分子称为**有极分子**（polar molecule）。

另一类分子，如 He，H_2，N_2，O_2，CO_2 等，它们内部的电荷分布具有对称性，因而正、负电荷的中心重合，这种分子称为**无极分子**（nonpolar molecule）。

二、电介质的极化

在无外电场的情况下，无极分子由于分子的电矩为零，因而无极分子电介质对外不显电性；对于有极分子，虽然每个分子的电矩不为零，但由于分子不断地作无规则的热运动，各个分子电偶极矩的方向杂乱无章，因此宏观看来仍不显电性。

当电介质在外电场的作用下，无论是有极分子还是无极分子都要发生某种变化，结果在电介质垂直外电场的两端表面上分别出现正、负束缚电荷，这种现象称为**电介质的极化**（dielectric polarization）。

无极分子构成的电介质材料，在外电场的作用下，无极分子的正、负电荷的中心向

相反的方向作一个微小的位移，如图 5-8 所示。这时，无极分子的正、负电荷的中心就不再重合，形成了一个电偶极子。对于整块电介质来说，由于每一个分子都形成了电偶极子，且电偶极子的电矩方向与外电场 E_0 的方向一致。这样就宏观看来，在电介质的表面上，一边出现了正电荷，另一边出现了负电荷。无极分子的这种极化称为**位移极化**（displacement polarization），由于电子的质量比质子的质量小得多，所以电子偏移原中心的位移较大，故无极分子的极化又被称为电子位移极化。

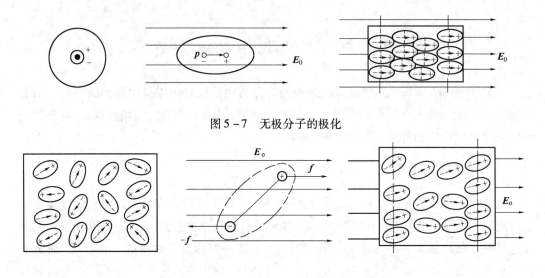

图 5-7　无极分子的极化

图 5-8　有极分子的极化

有极分子构成的电介质，在外电场的作用下，每个有极分子都要受到力矩的作用，如图 5-8 所示，电场力的作用使分子电矩转向外电场方向，对整个电介质来说，其表面也产生了束缚电荷，产生了极化。有极分子的极化主要来自分子内部的电偶极矩的方向的改变，所以，有极分子的这种极化称为**取向极化**（orientational polarization）。

由于分子存在着无规则热起动，这种取向不可能完全整齐。外电场越强，分子内部的电偶极矩排列越整齐。

三、极化强度

电介质的电极化状态，可用电介质的**电极化强度**（electric polarization）来表示。**电极化强度的定义是单位体积内的分子的电偶极矩的矢量和**。以 p_i 表示在电介质中某一小体积 ΔV 内的某个分子的电偶极矩，则该处的电极化强度 P 为

$$P = \frac{\sum p_i}{\Delta V} \tag{5-16}$$

电极化强度的 SI 单位是库仑/米^2（C/m^2）。

由于极化现象是由电场引起的，那么极化强度一定与电场有关，实验表明，当电介质中的电场 E 不太强时，极化强度 P 与该点的场强 E 方向相同且大小成正比，即

$$P = \varepsilon_0\chi E \qquad\qquad (5-17)$$

式中 χ 称为电介质的**电极化率**（electric polarizability），它取决于电介质的性质，是一个没有单位的纯数。

电介质的极化程度不同，产生的极化电荷也不同，因此，电介质的电极化强度与极化电荷之间存在一定的关系。下面来讨论这个关系。

在各向同性的介质中，取一圆柱形体积元 ΔV，ΔV 的轴线与电极化强度 P 的方向一致，如图 5-9 所示。设小圆柱的两底面的面积为 ΔS，长为 Δl，两底面极化电荷面密度为 $+\sigma'$ 和 $-\sigma'$，这时可以把整个小圆柱看成一个大的电偶极子，其电矩大小为 $ql = \sigma' \cdot \Delta S \cdot \Delta l$，所以，$\Delta V$ 内所有分子的电矩矢量和的大小为

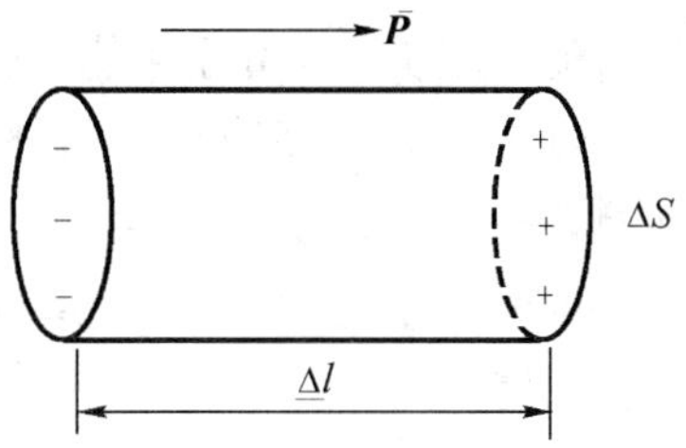

$$|\sum p| = \sigma' \cdot \Delta S \cdot \Delta l$$

图 5-9 电极化强度与极化电荷的关系

由式 5-16，可知电极化强度 P 的大小为

$$P = \frac{|\sum p|}{\Delta V} = \frac{\sigma' \cdot \Delta S \cdot \Delta l}{\Delta S \cdot \Delta l}$$

即

$$P = \sigma' \qquad\qquad (5-18)$$

上式表明，当电介质处于极化状态时，在垂直于外电场的两端面上所产生的极化电荷的面密度在数值上等于该处的电极化强度的大小。

（四）电介质中的电场 电容率

电介质在有外电场 E_0 出现时将产生极化电荷，这些极化电荷也将在周围空间产生一个附加的电场 E'，如图 5-10 所示。根据电场的叠加原理，电介质内部某一点的总场强 E 应是外电场 E_0 和极化电荷产生的附加电场 E' 的矢量和，即

$$E = E_0 + E'$$
$$E = E_0 - E'$$

因为

$$E' = \frac{\sigma'}{\varepsilon_0}, \quad P = \sigma' = \varepsilon_0\chi E$$

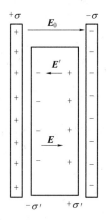

图 5-10 电介质中的电场

代入上式得

$$E = E_0 - \frac{\chi\varepsilon_0 E}{\varepsilon_0} = E_0 - \chi E$$

于是

$$E = \frac{E_0}{1 + \chi} = \frac{E_0}{\varepsilon_r} \qquad (5-19)$$

上式中，ε_r 称为电介质的 **相对电容率**（relative permittivity）。它的大小由电介质的性质决定，真空中 $\varepsilon_r = 1$，其他任何电介质的 $\varepsilon_r > 1$，相对介电常数是一个没有单位的纯数。上式表明，**电介质中的场强为原场强的 $1/\varepsilon_r$ 倍。**

例 5-4 神经细胞膜内外体液都是导电的电解液。细胞膜本身是很好的绝缘体，相对介电常数约等于 7。在静息状态下膜外是一层正电荷，膜内是一层负电荷，测得膜内外的电位差为 70 mV，膜厚为 6nm。求：（1）细胞膜内的电场强度；（2）膜两侧的电荷面密度。

解：（1）膜内的电场强度

$$E = \frac{U}{d} = \frac{70 \times 10^{-2}}{6 \times 10^{-9}} = 1.2 \times 10^8 \text{V/m}$$

（2）因为平行板间电场强度为 $\quad E = \frac{\sigma}{\varepsilon} = \frac{\sigma}{\varepsilon_0 \varepsilon_r}$

故得 $\sigma = \varepsilon_0 \varepsilon_r E = 7 \times 8.9 \times 10^{-12} \times 1.2 \times 10^8 = 7.5 \times 10^{-3} \text{C/m}^2$

第四节 生物电 神经传导的电学特性

生物电现象是一切生物机体普通具有的电现象。它与生命状态密切相关，是生命活动的基本过程之一。现代医学在临床上的许多常规检查如心电图（ECG）、脑电图（EEG）、肌电图（EMG）等，都是记录人体不同形式的生物电现象作为判断各组织活动的生理或病理状态的重要指标。对生物电现象的研究有助于我们去认识生命状态的本质。本节介绍生物电和神经传导电学特性的基本知识。

一、能斯脱方程

细胞膜是一个半透膜。细胞膜内外的电解液中存在着浓度不同的某些离子（如表 5-1）。其中比较重要的是 K^+、Na^+ 和 Cl^- 离子。细胞未受到各种物理化学因素的刺激（如热、冷、光、声和气味等等）作用而所处的状态称为 **静息状态**（resting state），静息状态下，细胞膜外面带正电，膜里面带负电。细胞膜外存在大量的 Na^+ 和 Cl^-，膜内有大量的 K^+。由于细胞膜内外存在着离子浓度差，细胞膜内外两侧会产生一定的电位差，这种电位差称为 **膜电位**（membrane potential；resting potential）。现在我们用膜电位的学说来解释膜电位的起因。

用半透膜分隔某一种 **电解质**（electrolyte）的浓溶液和稀溶液，设浓度 $C_1 > C_2$，如图 5-11（a）所示。假定半透膜只能容许正离子通过而负离子不能通过。那么，正离子将自浓度较高的左边向低浓度的右边扩散，但因受到左边过剩的负离子的吸引，不能远离。结果就有正、负离子对在膜的两侧积累，形成极化现象。产生一个阻碍正离子继续扩散的电场 **E**。最后达到动态平衡，在膜的两侧形成了一定的电位差。如图 5-11 (b) 所示。理论计算表明

$$\varepsilon = \mp \frac{kT}{Ze} \ln \frac{C_1}{C_2} = \mp 2.3 \frac{kT}{Ze} \lg \frac{C_1}{C_2} \quad (V) \qquad (5-20)$$

上式称为**能斯脱方程**（Nernst´equation），ε 又称**能斯脱电位**（Nernst electric potential）。式中 k 是**玻耳兹曼常数**（Boltzmann constant），T 是溶液的热力学温度，e 为电子电荷量，C_1 和 C_2 分别为膜两侧溶液的浓度。若是正离子迁移上式取负号；若负离子迁移则取正号。

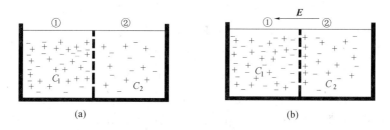

图 5-11　膜电位的产生

如果细胞在静息状态下，温度 $T = 300K$（27℃）时，将表 5-1 中的钠、钾、氯离子浓度和 k、T、e 等数据代入方程。可得各种离子产生的膜电位。$\varepsilon_{K^+} = -89mV$，$\varepsilon_{Na^+} = 70mV$，$\varepsilon_{Cl^-} = -86mV$。

表 5-1　细胞内外液中离子浓度（mol/L）

离子种类	细胞内浓度 C_1	细胞外浓度 C_2
Na $^+$	0.010	0.142
K $^+$	0.141	0.005
总　计	0.151	0.147
Cl $^-$	0.004	0.103
其他离子	0.147	0.044
总　计	0.151	0.147

计算结果和实际测得的膜电位 $-85mV$ 比较，ε_{Cl^-} 正好处于平衡状态，即 Cl$^-$ 离子通过细胞膜扩散出入的数目保持平衡。ε_{K^+} 的数值稍低于实际测得的值，说明仍有少量 K$^+$ 离子由膜内向膜外扩散。ε_{Na^+} 的数值和实际相差虽然很远，但是，因为在静息状态下细胞膜对 Na$^+$ 离子的通透性是很小的，所以，只有少量钠离子可以由浓度高的膜外向浓度低的膜内扩散。

二、静息电位、动作电位

细胞在不受外界干扰时，细胞膜内外两侧存在的电位差称为**静息电位**（resting potential）。在静息状态下细胞膜内带负电，膜外则带正电，产生于细胞膜内外存在的离子浓度差以及细胞膜对不同离子的通透性。

在静息状态下，K^+ 和 Cl^- 能通过细胞膜，而 Na^+ 的通透性很小。但是，细胞膜对 Na^+ 的通透性是可以改变的。当细胞受到刺激而发生兴奋时，细胞膜对 Na^+ 通透性迅速增大。可兴奋细胞在受到一次有效刺激（阈值以上的刺激）后，在静息电位的基础上发生一次迅速而短暂的、可向周围扩布的膜电位变化过程，这一电位变化过程称为**动作电位**（action potential）。动作电位可分为两个过程，**除极**（depolarization）过程和**复极**（repolarization）过程。

当细胞膜对 Na^+ 的通透性突然增大时，因为膜外 Na^+ 离子的浓度远高于膜内，而且膜内的电位又比膜外低，所以，Na^+ 就大量涌入细胞膜内。使得膜内正离子数迅速增加，电位迅速提高。膜内电位的升高，阻碍了 Na^+ 从膜外向膜内的扩散运动，达到动态平衡时，膜内带正电，膜外带负电，膜的极化状态发生逆转，膜电位由原来的 $-85mV$ 迅速上升为 $+60mV$ 左右。这就是除极过程。此后细胞膜对 Na^+ 的通透性又恢复原状，同时 K^+ 的通透性又突然升高，使大量 K^+ 向膜外扩散。这样，膜电位又从正值迅速下降为负值，直到恢复到原来的极化状态，这就是复极过程。动作电位与时间的关系，如图5-12所示。

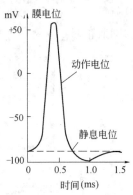

图5-12 动作电位

细胞膜在受到有效刺激而产生动作电位的过程中，有大量的 Na^+ 和 K^+ 离子分别从它们的高浓度区扩散到低浓度区。但是，在静息状态下离子的浓度又保持不变。如何解释这一问题呢？人们提出了钾泵和钠泵的假说，认为细胞膜存在一种像水泵作用相似的机制，称为钠泵（Na pump），泵的作用是使 Na^+ 或 K^+ 逆着浓度差从低浓度区返回到高浓度区，以维持膜内外正常的离子分布。研究发现所谓钠泵是镶嵌在膜脂质双分子层中的一种特殊蛋白质，它除了对 Na^+、K^+ 的转运功能外，还具有三磷酸腺苷（ATP）酶的活性，可以分解 ATP 使之释放能量。

在一般生理情况下，每分解 1 个 ATP 分子，可以使 3 个 Na^+ 移出膜外，同时有 2 个 K^+ 移入膜内，从而产生向膜外的电流，该电流使细胞膜超极化，以维持细胞的静息电位。

三、神经传导的电学特性

神经细胞的外液和内液均为含电解质的液体，可看作导体，细胞膜是含脂质的膜，可看作绝缘体。因此，细胞外液 – 细胞膜 – 细胞内液的组合可视为电容，称**膜电容**（membrane capacitance）。膜电容的大小反映细胞膜上积聚电荷的能力。细胞外液和内液纵向上有电阻，从细胞外液朝细胞内液的横向上也有电阻，称**膜电阻**（membrane resistance）。神经纤维的电学特性常用沿轴向的传导电阻 R、膜电容 C_m 和膜电阻 R_m 来表征。电缆学说把神经细胞轴索看成一根特殊的电缆，其等效电路如图5-13 所示。

要使神经细胞兴奋而产生扩布性的动作电位，刺激必须要达到一定的刺激强度，称

为**阈值**（threshold），同时还要求刺激强度有足够的
作用时间。与阈值相对应的膜电位称**阈电位**
（threshold potential），如髓神经阈电位为 – 60mV。

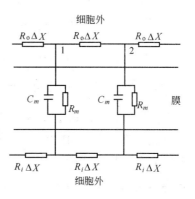

图 5 – 13 一段轴突膜的等效电路

扩布性的动作电位具有"**全或无**"特点，刺激
在阈值下时，兴奋细胞产生的膜电位变化，未达到
阈电位，就不能诱发扩布性的动作电位，一旦刺激
强度达到阈值，即膜电位降至阈电位时，产生动作
电位，并沿神经纤维传导。

在无髓神经纤维中，兴奋部位的轴膜通透性发
生变化，膜外的 Na^+ 急剧流入膜内，使膜内呈正电
位，膜外为负电位，而其邻近未兴奋区恰恰相反，

于是正电位区与负电位区形成**局部电流**（local current）。这个局部电流对于未兴奋部位
是一个电刺激，使轴膜依次发生除极而产生扩布性的动作电位，在兴奋扩布以后伴以复
极，因而扩布的动作电位呈脉冲形式传导。如图 5 – 14 在有髓鞘神经纤维的传导方式与
上述形式不同。由于髓鞘构成绝缘体，动作电位在朗飞结处发生，一个朗飞结兴奋，只
能在邻近的另一个朗飞结之间产生局部电流，使其邻近的朗飞结除极，并依次扩布，原
来兴奋的部位则依次复极，呈跳跃式传导。如图 5 – 15 动作电位在扩布过程中，沿轴膜
的每一个细胞都遵从"全或无"的规律，重新发生一个兴奋。因此，动作电位在传导
过程中，电位不会衰减，这是动作电位扩布的特征。同时神经细胞之间的传导是通过神
经细胞之间接触部位上的一种特殊结构突触进行，突触接受其他许多神经细胞的兴奋，
向细胞体传导。突触决定兴奋的传导方向，并只能单向传导神经兴奋。

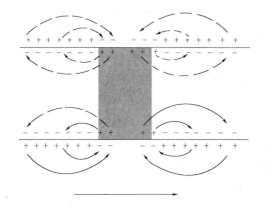

图 5 – 14 跳跃式传导

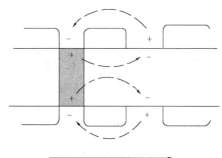

图 5 – 15 动作电位的扩布

第五节　心电的物理基础

一、心电向量、心电向量环

心脏是由大量的心肌细胞组成的，这些细胞具有细长的形状，典型的心肌细胞长约100μm，宽约15μm，每个细胞都被一层厚度为8～10nm的细胞膜所包围，膜内有导电的细胞内液，膜外有导电的细胞间液，它们都是电解液。这些细胞在未受到任何刺激而处于静息状态时，细胞膜外带正电，膜内带负电。这种状态称为**极化状态**（polarization state）。如图5-16（a）所示。当处于极化状态的心肌细胞，受到刺激而兴奋时，细胞膜对离子的通透性发生了改变，从而引发了动作电位，除极由兴奋处开始，沿着细胞向周围传播。如图5-16（b）和（c）

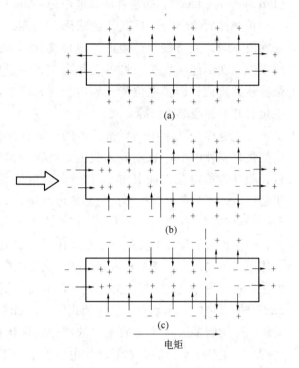

图5-16　细胞的除极现象

所示，由左向右传播。在除极过程中，整个心肌细胞等效于一个电偶极子，其电矩方向与除极的传播方向相同。除极过程极其短暂，然后细胞又逐渐恢复到原来的内负外正的极化状态即复极过程。这时细胞同样也等效为一个电偶极子，其电矩方向与除极时的电矩方向相反。

综上所述可以看出，在心肌细胞的除极和复极过程中，将形成一个变化的电矩，因而在其周围空间将引起电位的变化。由于一片心肌是由许多心肌细胞组成的，利用向量叠加的方法，可以把若干个心肌的电偶极矩向量合成一个总的电偶极矩向量，如图5-17所示。把某一瞬间的许多这样的小电偶的电矩按矢量相加，最后合成一个总矢量，称为**瞬间心电综合向量**，简称**心电向量**（electric vector of heart），又称**心电偶**（electric couple of heart），如图5-17中的**R**。

当激动在某一块心肌（如心房肌和心室肌）中传播时，在各个瞬间综合所得的心电向量的大小和方向都随时间变化，把瞬间心电综合向量的尖端的各点连接起来的环形轨迹就构成空间心电

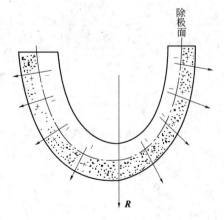

图5-17　心肌除极面

向量环。

临床上使用的心电向量诊断仪可以测出心电向量环。当心房除极过程中，每瞬间均有无数个向量连续发生，将这些向量尖端连起来，即形成 P 空间向量环。心室除极形成 QRS 向量环。心室复极形成 T 向量环。如图 5-18 所示。

心脏除极、复极过程中产生的心电向量，通过容积导电传至身体各部，并产生电位差，将两电极置于人体的任何两点与心电图机连接，

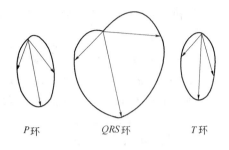

P环　　　　　QRS环　　　　T环

图 5-18　心电向量环

就可描记出心电图，这种放置电极并与心电图机连接的线路，称为**心电图导联**（electro-cardiogram connexion）。

二、心电图波的形成

心肌兴奋时，由于存在心电向量，因此人体表面的各点均具有一定的电位。并且随着心电向量的变化而变化。电位的变化可依据式 5-15 求得，即

$$V = k\frac{p\cos\theta}{r^2}$$

式中 p 是瞬间综合心电向量（心电偶）的电矩，r 是电偶中心到探测点的距离，θ 是综合心电向量与导联轴的夹角。

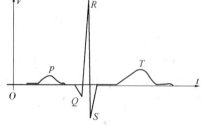

图 5-19　心电图波形

这种随心动周期而变化的体表电位，用 $V-t$ 曲线图描记下来，称为**心电图**（electrocardiogram，ECG）。如图5-19中，纵轴表示电位的大小，横轴表示时间，曲线显示各瞬间体表某点的电位大小。

临床上，心电图用于检查心脏兴奋产生、传导与恢复过程是否正常，用于对心脏疾病的诊断。

三、心电图导联

心脏在运动过程中，心脏可看作一对电偶，人体是一个均匀的、很大的容积导体，人体表面的任何一点，都有一定的电位变化。将2个电极放置在人体表面的任何两个位置，并用导线与心电图机连接，构成闭合回路，描记一系列心电波形，这种装置称之为导联。电极板放在人体不同的部位形成不同的导联，其记录的心电波形也有所差异，这样就可以从不同的方向记录心电电位的变化。

目前临床上常用的心电图导联有：标准导联（Ⅰ、Ⅱ、Ⅲ）、单极导联〔加压单极肢体导联、（aVR、aVL、aVF）和单极胸部导联（$V_1 \sim V_6$）〕和其他一些特殊导联（食管导联、头胸导联和监护导联）。

1. 标准导联

标准导联即双极导联所记录的波形，是人体表面上两点之间的电位差，如图 5 – 20 所示。

Ⅰ导联，左上肢接心电图机导线的正极，右上肢接负极；

Ⅱ导联，左下肢接心电图机导线的正极，右上肢接负极；

Ⅲ导联，左下肢接心电图机导线的正极，左上肢接负极。

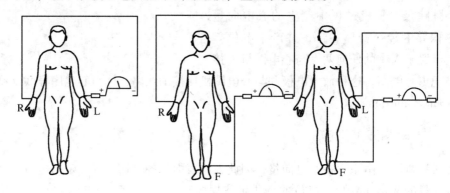

图 5 – 20　标准导联

2. 单极导联

标准导联反映了人体表面两点之间的电位差，但是测不出某点电位的变化。因此，为了记录某一点的电位，需要找到零电位点，测量体表这一点与零电位点之间的电位差，就可以得到该体表处的电位。零电位点是根据电偶极子中心等距离对称点取一点，使得该点电位的代数和为零，即人体左手、右手、左脚和心电图机负极连接，形成体外零电位点，称 T 端。心电图机的负极接到 T 点，正极接到要测量的点，这种导联方式称之为单极导联。

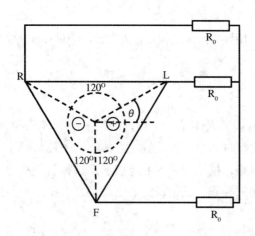

图 5 – 21 中心 T 端

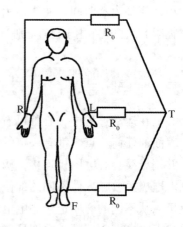

图 5 – 22 体外零电位端

（1）加压单极肢体导联　由于单极肢体导联的电极离心脏较远，因此测出的波形幅度很小，在实际记录某一肢体的单极导联时，则将该肢体与中心电端的高阻断开，使测得的电位比原来的电位高出大约50%，这就是加压单极导联。

加压右上肢单极导联（aVR）：正极接右上肢；

加压左上肢单极导联（aVL）：正极接左上肢；

加压左下肢单极导联（aVF）：正极接左下肢。

（2）单极胸部导联　将探测电极放置在胸部以下特定部位，连接心电图机正极，负极与T点（人体左手、右手、左脚和心电图机负极连接，形成零电位点）连接，为单极胸部导联。由于探测电极放置位置离心脏很近，测得的心电图波形幅度较大，因此有利于临床观察。

V_1导联：正极放在胸骨右缘第4肋间；

V_2导联：正极放在胸骨左缘第4肋间；

V_3导联：正极放在V_2导联和V_4导联连线中点；

V_4导联：正极放在左锁骨中线与第5肋间交叉处；

V_5导联：正极放在左腋前线与第5肋间水平交叉处；

V_6导联：正极放在左腋中线与V_4同一水平交叉处。

3. 特殊导联

（1）食管导联　电极通过鼻孔或者口腔进入到食管，从而描记到的心电波形，可以显示P波。

（2）头胸导联　将四肢电极通过转换器变成无关电极，放置在头额部，将V_1导联电极放置在V_3R、V_4R、V_5R、V_6R等导联的前胸相应位置。

（3）监护导联　将胸导联电极放置于心前区。

小　结

1. 电场强度

电场强度的定义
$$E = \frac{F}{q_0}$$

电场强度叠加原理
$$E = E_1 + E_2 + \cdots + E_n = \sum_{i=1}^{n} E_i$$
应用这一原理，可以计算出任意带电体系所产生的场强。

点电荷的电场强度公式
$$E = k \frac{q}{r^2} r_0$$

2. 电场力作功
$$A_{ab} = q_0(V_a - V_b)$$

3. 电势的计算

点电荷电场中的电势
$$V_a = k \frac{q}{r_a}$$

点电荷系电场中的电势
$$V = k \sum_{i=1}^{n} \frac{q_i}{r_i}$$

4. 电介质的极化
当电介质在外电场的作用下，无论是无极分子还是有极分子都要发生变化，结果在电介质垂直外电场的两端表面上分别出现正、负极化电荷的现象。

无极分子产生位移极化；有极分子产生取向极化。

极化强度 $\qquad P = \dfrac{\sum p_i}{\Delta V} \qquad P = \sigma'$

5. 电介质中的电场 $\qquad E = \dfrac{E_0}{\varepsilon_r}$

6. 静息电位、动作电位　是由于细胞膜内外存在着离子浓度差以及细胞膜对不同离子的通透性不同而引起的。

神经传导的电学特性：神经细胞轴索可看成一根特殊的电缆，其电学性质可用等效电路表示。其传导过程遵循"全或无"的规律；并且在传导过程中，电位不会衰减。

无髓神经纤维扩布的动作电位呈脉冲形式传导。

髓鞘神经纤维扩布的动作电位呈跳跃式传导。

7. 电偶极子电场的电势分布 $\qquad V = k\dfrac{p\cos\theta}{r^2}$，它是心电图波形成的物理基础。

习　题

1. 设有带负电的小球 A、B、C，它们的电量比为 $1：3：5$，三球均在同一直线上，A、C 固定不动，而 B 也不动时，求 BA 与 BC 间的距离比值。

2. 在带电量为 $+Q$ 的金属球的电场中，为测量某点的电场强度 E，现在该点放一带电量为 $+Q/3$ 的试验电荷，电荷受力为 F，求该点的电场强度。

3. 边长为 a 的正方体中心放置一电荷 Q。求在一个侧面的中心处的电场强度。

4. 有一半径为 R 的圆环状带电导线，在环平面的轴线上有两点 P_1 和 P_2，它们到环心的距离如图 5-23 所示，设无穷远处电位为零，P_1、P_2 的电位分别为 V_1 和 V_2，求：V_1/V_2 比值。

5. 求与点电荷 $q = 2.0 \times 10^{-8}$C 分别相距 $a = 1.0$m 和 $b = 2.0$m 两点的电势差。

6. （1）一个球形雨滴半径为 0.40mm，带有电量 1.6pC，它表面的电势多大？

（2）两个这样的电荷碰撞后合成一个较大的球形雨滴，这个雨滴表面的电势又是多大？（设电荷在雨滴表面均匀分布）

7. 电偶极子在其两电荷的连线延长线上靠正电荷一端电势为_____（填：正、负、0），靠负电荷一端电势为_____（填：正、负、0），在其中垂线上电势为_____（填：正、负、0）。

8. 简述细胞的除极和复极过程。

9. 心电图是如何形成的？简述其形成原理。

10. 在正方形的四个角上各放一个正电荷 Q，求对角线交点处的电场强度。

11. 在一直角坐标系中，坐标原点处有 2.5×10^{-8}C 的一个电荷，在 $x = 6$m，$y = 0$ 处有另一电荷 -2.5×10^{-8}C。求下列各点的电场强度：（1）$x = 3$m，$y = 0$；（2）$x =$

3m，$y = 4$m。

12. 两个正点电荷电量相等，相距 $2a$。通过两电荷连线的中点作一平面与连线垂直，试求此平面上场强最大的点的轨迹。

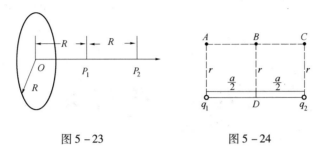

图 5 – 23　　　　　　　图 5 – 24

13. 如图 5 – 24 所示，已知 $r = 6$cm，$a = 8$cm，$q_1 = 3 \times 10^{-8}$C，$q_2 = -3 \times 10^{-8}$C。求

（1）将电量为 2×10^{-9}C 的点电荷从 A 点移到 B 点，电场力作功多少？

（2）将此点电荷从 C 点移到 D 点，电场力作功多少？

14. 一边长为 a 的正三角形，其三个顶点上各放 q，$-q$ 和 $-2q$ 的点电荷。求此三角形重心上的电势。将一电量为 $+Q$ 的点电荷由无限远处移到重心上，外力要作多少功？

第六章　直　流　电

【教学要求】

1. 理解电流密度、接触电位差、温差电动势。
2. 掌握一段含源电路的欧姆定律和基尔霍夫定律及应用，惠斯通电桥。
3. 了解电位差计。

电流的应用非常广泛，它既可以输送能量，又可以传递信息。无论是现代科技，还是我们的日常生活，都离不开电，同时，它还在生命的过程中起着重要的作用，所以学习直流电是非常有意义的。电荷在电场中做定向移动时便形成了电流，电流的方向不随时间变化称为**直流电**（direct current）。本章将讨论电流的产生条件，一段含源电路的欧姆定律，在此基础上学习基尔霍夫定律及应用，最后讨论接触电位差和温差现象以及直流电在医疗上的应用。

第一节　电流密度

一、电流强度

在电场中，自由的正电荷和负电荷总是沿着相反的方向作定向运动，并把正电荷定向运动方向规定为电流的方向。所以在导体中电流的方向总是沿着电场的方向，即由电势高的地方向着电势低的地方。

根据以上分析，物体内产生电流应满足两个条件：首先，要有可移动的电荷；其次，物体两端要有电势差，即导体内有电场。

单位时间内通过导体任意一个横截面的电量称为**电流强度**（intensity of electric current）。电流强度是描述电流强弱的物理量，用 I 表示。如果在 Δt 的时间内通过某一横截面积的电量为 ΔQ，则电流强度为

$$I = \frac{\Delta Q}{\Delta t} \tag{6-1}$$

电流强度的大小和方向都不随时间变化的电流称为**稳恒电流**（steady current）。上式定义的是 Δt 时间内的平均电流强度，如果电流的大小随时间变化，则需要用瞬时电流强

度来描述

$$I = \lim_{\Delta t \to 0} \frac{\Delta Q}{\Delta t} = \frac{dQ}{dt} \qquad (6-2)$$

在国际单位制中，电流强度的单位为安培（A），$1A = 1C/s$。常用的单位还有毫安（mA）和微安（μA）。

$$1A = 10^3 mA = 10^6 μA$$

二、电流密度

在一般的电路计算中，只要知道通过导体的电流强度即可，无须考虑电流在横截面内的分布。当大块导体（如人体的躯干、四肢，容器中的电解液等）有电流通过时，通常导体内部各处的电流强度大小和方向不完全相同，这样的导体称为容积导体。显然要想准确地描述容积导体内的电流分布情况，还须引入一个新物理量——**电流密度**（current density）。

设在导体中某处取一个与该处场强 E 的方向垂直的截面积 ΔS，通过 ΔS 的电流强度 ΔI 与 ΔS 的比值的极限值定义为该点的电流密度的大小，即

$$J = \lim_{\Delta S \to 0} \frac{\Delta I}{\Delta S} = \frac{dI}{dS} \qquad (6-3)$$

电流密度是矢量，用 J 表示，方向和该处场强方向相同。电流密度是描述导体内部电流分布情况的物理量，单位为 A/m^2。

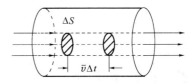

图 6-1　电流密度和平均漂移速度之间的关系

为了使用方便，我们推导出电流密度与载流子平均漂移速度之间的关系式。如图 6-1 所示，如果取垂直于场强方向的截面积 ΔS，载流子（导体中含有的大量可自由移动的带电粒子）在导体中沿垂直于 ΔS 的方向运动，单位体积内载流子数即载流子密度为 n，平均漂移速度为 $\bar{v}$，每个载流子带电量为 Ze，在 Δt 的时间内，载流子通过的距离为

$$\Delta l = \bar{v} \Delta t$$

通过 ΔS 的电量

$$\Delta Q = nZe\Delta l \Delta S = nZe\bar{v}\Delta t \Delta S$$

通过截面积 ΔS 的电流强度为 ΔI

$$\Delta I = \frac{\Delta Q}{\Delta t} = nZe\bar{v}\Delta S$$

则电流密度的数值为

$$J = \lim_{\Delta S \to 0} \frac{\Delta I}{\Delta S} = nZe\bar{v} \qquad (6-4)$$

上式表明，电流密度在数值上等于导体中载流子的密度 n、电量 Ze 和平均漂移速度 $\bar{v}$ 三者的乘积。

在金属中存在着大量的无规则运动的自由电子，在其两端加上电势差，电子在电场力的作用下，沿着场强 E 的相反方向作漂移运动，形成定向移动的电流。金属中自由电子的平均漂移速度是很小的。在金属导体中取一个和场强方向垂直的小截面积 ΔS，设电子的密度为 n，平均漂移速度为 $\bar{v}$，一个电子所带电量的绝对值为 e，在 Δt 的时间通过 ΔS 的电量 $\Delta Q = ne\bar{v}\Delta t\Delta S$，通过的电流强度 $\Delta I = \dfrac{\Delta Q}{\Delta t} = ne\bar{v}\Delta S$，电流密度的数值为

$$J = \frac{\Delta I}{\Delta S} = ne\bar{v} \qquad (6-5)$$

例 6 – 1   一根铜导线直径为 0.15cm，通过的电流强度为 200mA，铜导线每立方米中有 8.5×10^{28} 个自由电子，求自由电子的平均漂移速度。

解：$\because J = \dfrac{\Delta I}{\Delta S} = ne\bar{v}, \Delta S = \pi r^2$

$\therefore \bar{v} = \dfrac{J}{ne} = \dfrac{\Delta I}{ne\Delta S} = \dfrac{\Delta I}{ne\pi r^2}$

$$\bar{v} = \frac{200 \times 10^{-3}}{8.5 \times 10^{28} \times 1.6 \times 10^{-19} \times 3.14 \times \left(\dfrac{0.15 \times 10^{-2}}{2}\right)^2} = 8.3 \times 10^{-6} \text{ m/s}$$

从上题可知，电子定向运动的平均漂移速度远远小于电流在导体中的传播速度（即光速），后者是电场在导体中的传播速度。实际上电路两端加上电势差的一瞬间，电场在整个电路中就建立起来，几乎同时，在电场力的作用下导体中的自由电子开始定向作定向运动，形成了电流。

如果导体为电解质溶液，载流子则为正、负离子。将其置于电场中，正、负离子在电场力的作用下，分别沿着场强的方向和与场强相反的方向作定向运动，形成电流。此时总的电流密度为正、负离子所产生的电流密度之和，即

$$J = J_+ + J_- = Zen\bar{v}_+ + Zen\bar{v}_- \qquad (6-6)$$

Z 表示离子价数。对一定的电解质而言，在一定温度下 J 与 E 成正比，而且方向相同。

第二节　一段含源电路的欧姆定律

一、电动势

要使导体中产生电流，导体两端必须有一定的电势差。电源的作用就是借助非静电力来产生和维持这个电位差的装置。如果电位差保持恒定不变，就可获得稳恒电流。

不同的电源，非静电力所作的功是不同的。电源的**电动势**（electromotive force）是描述电源内部非静电力作功本领的物理量。**电源的电动势 ε 等于把单位正电荷从负极经电源内部移到正极时非静电力所作的功**。假如被移送电量为 q，所作的功为 A，电动势用 ε 表示，则

$$\varepsilon = \frac{A}{q} \tag{6-7}$$

电动势是标量，电动势的单位和电势的单位相同，即伏特（V）。为了使用方便，规定电动势有方向，通常把电源内部电势升高的方向，也就是从电源负极经电源内部到电源正极的方向规定为电动势的方向。

电源电动势的大小只与电源本身的性质有关，与外电路的连接方式无关。电源内部的电阻叫做电源的内电阻，电流通过电源内部时也要受到阻碍。外电路的电压降落称为路端电压，当外电路断路时，路端电压等于电源的电动势。

电源的种类很多，如干电池、蓄电池、光电池、发电机等，各电源产生非静电力的原因各不相同，不同电源的非静电力作功所消耗的能量形式也不同，但各种非静电力作功的实质都是将其他形式的能量转换成电能，电源就是一种换能器。

二、一段含源电路的欧姆定律

下面讨论含有电源的电路。在这类电路的计算中，用电势降落的观点来分析和处理问题是很方便的。

如图 6-2 所示，ACB 是一闭合电路中的一段含源电路，计算 AB 两点间的电势差。AB 两点间的电势降落等于 R_1、电源 E_1、r_1、电源 E_2、r_2、R_2、电源 E_3 和 r_3 每段上的电势降落的代数和。假设电流方向如图所示，我们首先选择从 A 到 B 作为绕行方向，然后按此方向分别求出 AB 中各段的电势降落，最后求出它们的代数和，即 AB 两点间的电势差。由于电流的方向

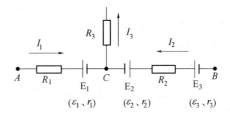

图 6-2　一段含源电路

规定为正电荷的流动方向，所以沿电流的方向电势是降低的，逆着电流的方向电势是升高的。在 AC 段中，因为绕行方向是从 A 到 C，和 I_1 的方向相同，R_1 上的电势降落为

I_1R_1，经电源 E_1 时是由正极到负极的方向，电势降落为 ε_1，r_1 上的电势降落为 I_1r_1。在 CB 段中，经电源 E_2 时方向是由负极到正极，电势降落为 $-\varepsilon_2$，经电源 E_3 时是由正极到负极的方向，电势降落为 ε_3，由于从 C 到 B 的绕行方向与电流 I_2 的方向相反，所以在 R_2 上的电势降落为 $-I_2R_2$，r_2 和 r_3 上的电势降落分别为 $-I_2r_2$ 和 $-I_2r_3$。所以 AB 两点间的电势差为

$$U_{AB} = V_A - V_B = I_1R_1 + \varepsilon_1 + I_1r_1 - \varepsilon_2 - I_2r_2 - I_2R_2 + \varepsilon_3 - I_2r_3$$

$$U_{AB} = V_A - V_B = \left[I_1(R_1 + r_1) - I_2(R_2 + r_2 + r_3) \right] + (\varepsilon_1 - \varepsilon_2 + \varepsilon_3)$$

如果用 $\sum IR$ 表示电阻上电势降落的代数和，用 $\sum \varepsilon$ 表示电源电动势电势降落的代数和，由上式可知，**一段含源电路两端的电势差，等于这段电路中所有电源和电阻上电势降落的代数和**。写成普遍形式

$$U_{AB} = V_A - V_B = \sum IR + \sum \varepsilon \qquad (6-8)$$

这就是**一段含源电路的欧姆定律**。在这里我们要特别指出，绕行方向可任意选定。为了计算方便，我们将上式中正负号规定为

（1）电流方向和选定的绕行方向相同时，电阻上的电势降落为正，IR 取正值；反之，IR 取负值。

（2）选定的绕行方向由电源的正极到负极时，电源提供的电势降落为正，ε 取正值；反之，ε 取负值。

从式 6-8 可知，$V_A - V_B > 0$ 时，A 点的电势比 B 点的电势高；$V_A - V_B < 0$ 时，A 点的电势比 B 点的低；当 A、B 两点重合，构成闭合回路时有

$$U_{AB} = V_A - V_B = \sum IR + \sum \varepsilon = 0$$

如果闭合回路中各处的电流大小相等、方向相同，即闭合回路为单回路电路，则有

$$I = \frac{\sum \varepsilon}{\sum R} \qquad (6-9)$$

这就是闭合电路的欧姆定律。必须注意，此时式 6-9 中的 $\sum \varepsilon$ 表示电源电动势电势升高的代数和。

例 6-2　如图 6-3 所示的电路，求：（1）电路中的电流强度；（2）电源 E_2 的端电压 U_{ab}；（3）电源 E_1 两端的电压 U_{bc}。

解：（1）因为 $\varepsilon_2 > \varepsilon_1$，故电流方向在电路中为顺时针流动。根据闭合电路的欧姆定律有

$$I = \frac{\varepsilon_2 - \varepsilon_1}{R_1 + R_2 + r_1 + r_2}$$

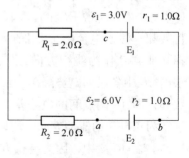

图 6-3

$$I = \frac{6-3}{2+2+1+1} = \frac{3}{6} = 0.5 \text{ A}$$

（2）求 U_{ab}。选择顺时针的绕行方向，从 a 点出发经 R_2、R_1、E_1 到 b，则得

$$U_{ab} = IR_2 + IR_1 + Ir_1 + \varepsilon_1 = 0.5 \times 2.0 + 0.5 \times 2.0 + 0.5 \times 1.0 + 3.0 = 5.5 \text{ V}$$

在这里我们还可以选择逆时针方向作为绕行方向求出 U_{ab}，即从 a 点出发经 E_2 到 b 点，有

$$U_{ab} = -Ir_2 + \varepsilon_2 = -0.5 \times 1.0 + 6.0 = 5.5 \text{ V}$$

显然，这种方法列出的方程式要简单一些。在遇到实际问题时，要注意灵活应用一段含源电路的欧姆定律，尽量做到简单方便。

（3）求 U_{bc}。选择逆时针方向为绕行方向，从 b 出发经 E_1 到 c，有

$$U_{bc} = -\varepsilon_1 - Ir_1 = -3.0 - 0.5 \times 1.0 = -3.5 \text{V}$$

由上面例题可知

$$U_{cb} = V_c - V_b = -(V_b - V_c) = -U_{bc} = 3.5 \text{V}$$

即电源 E_1 两端的电压 U_{cb} 大于其自身的电动势 ε_1，电路中电流的流动方向和电源 E_1 提供的电流方向相反，所以 E_1 在这里不输出能量，而要获得一定的能量。

第三节　基尔霍夫定律

对于稳恒电路而言，无论它看起来多么复杂，只要能通过串、并联简化成单回路电路进行计算，它就是一个简单电路，利用欧姆定律就可以解决问题。但在实际计算中，电路大多数比较复杂，无法利用串、并联关系简化为单回路电路，这时仅使用欧姆定律是不够的。德国物理学家基尔霍夫在 1847 年发表了两个电路定律，统称为**基尔霍夫定律**（Kirchhoff's law），该定律进一步发展了欧姆定律，对解决复杂电路起着重大的作用。

电路中三个或三个以上支路的连接点称为**节点**（nodal point）。支路是两个节点间的一段电路，它可以由一个电学元件组成，或者由几个电学元件串联组成的。在一条支路上电流处处相等。电路中任意一个闭合通路称为**回路**（loop circuit）。如图 6-4 所示的电路有三个支路、两个节点、三个回路。

一、基尔霍夫第一定律

基尔霍夫第一定律又称为节点电流定律。它确定了任意一个节点处各个电流之间的关系。根据电流的

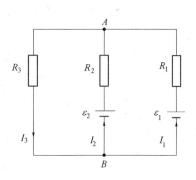

图 6-4　两回路电路

连续性原理，我们知道稳恒电流电路中任何一处都没有电荷的积累，对于各个节点而言，流入的电流总和与流出的电流总和总是相等的，即汇入节点的净电流为零。如果规定流入节点的电流为正，流出节点的电流为负，则有**汇于节点的电流的代数和等于零**，这就是**基尔霍夫第一定律**，其数学表达式为

$$\sum_{i=1}^{n} I_i = 0 \qquad (6-10)$$

n 表示汇于节点的电流数。对图 6-4 的电路中的节点 A 可列出方程

$$I_1 + I_2 - I_3 = 0$$

节点 B 可列出方程

$$I_3 - I_1 - I_2 = 0$$

从上面的结果可知，电路中的两个节点可以列出两个方程，但只有一个方程是独立的。必须指出的是，节点电流定律适用于电路中的任何一个节点。可以证明有 n 个节点的电路，可以列出 n 个方程，其中 $n-1$ 个方程是独立的。如果在实际应用中，电流的方向无法确定，可任意假设一个方向，然后根据计算结果来确定它的实际方向。计算结果电流 I 为正值时，假设方向和实际方向相同；电流 I 为负值时，假设方向和实际方向相反。

二、基尔霍夫第二定律

基尔霍夫第二定律又称为回路电压定律，它确定的是回路中各部分电势差之间的关系。

根据上一节的讨论我们知道，从一个回路中任意点出发绕行一周后又回到出发点，电势降落的代数和等于零。用数学式表示为

$$\sum IR + \sum \varepsilon = 0 \qquad (6-11)$$

式 6-11 表明，**绕闭合回路一周，电势降落的代数和等于零**。这就是**基尔霍夫第二定律**。

应用基尔霍夫第二定律时，绕行方向任意选定（可选顺时针方向或逆时针方向）。所选定的绕行方向和电流方向相同时，电阻上的电势降落为正，IR 取正值；相反时，IR 取负值。选定的绕行方向由电源的正极到负极时，电源提供的电势降落为正，ε 取正值；反之，ε 取负值。

图 6-4 的电路有三个回路 $AR_3B\varepsilon_2R_2A$、$AR_2\varepsilon_2B\varepsilon_1R_1A$ 和 $AR_3B\varepsilon_1R_1A$，假设绕行方向均为逆时针方向，可以列出三个电压方程

回路 $AR_3B\,\varepsilon_2R_2A$ 有 $\qquad I_3R_3 + I_2R_2 - \varepsilon_2 = 0$

回路 $AR_2\varepsilon_2B\,\varepsilon_1R_1A$ 有 $\qquad -I_2R_2 + \varepsilon_2 - \varepsilon_1 + I_1R_1 = 0$

回路 $AR_3B\,\varepsilon_1R_1A$ 有 $\qquad\qquad I_3R_3 - \varepsilon_1 + I_1R_1 = 0$

上面三个电压方程中任意两个相加或相减，可得到第三个方程，也就是说只有两个方程是独立的。所以在选取回路列电压方程时，要注意回路的独立性。如果新选定的回路中，至少有一段电路在已选过的电路中从未出现过，则所列出的回路电压方程一定是独立的。如果电路中有 n 个节点，m 条支路，可列出 $m - (n-1)$ 个彼此独立的回路电压方程。通常取单孔回路（又称网孔）列方程，因为单孔回路数目恰好等于 $m - (n-1)$。

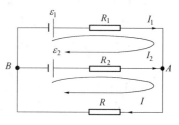

图 6-5

例 6-3 如图 6-5 所示的电路中，如果已知 $\varepsilon_1 = 6.0\text{V}$，$\varepsilon_2 = 2.0\text{V}$，$R_1 = 3.0\Omega$，$R_2 = 1.0\Omega$，$R = 10\Omega$。试计算各支路的电流强度。

解： 假设各支路的电流方向如图 6-5 中所示，根据基尔霍夫第一定律可列出节点方程，对节点 A 有

$$I_1 + I_2 - I = 0 \qquad\qquad (1)$$

根据基尔霍夫第二定律可列出回路电压方程。假设绕行方向为如图所示的顺时针，回路电压方程为

对于回路 $B\,\varepsilon_1R_1AR_2\varepsilon_2B$： $\qquad -\varepsilon_1 + I_1R_1 - I_2R_2 + \varepsilon_2 = 0 \qquad (2)$

对于回路 $B\,\varepsilon_2R_2ARB$： $\qquad -\varepsilon_2 + I_2R_2 + IR = 0 \qquad (3)$

将已知条件代入各方程中，求解联立方程得

$$I_1 = \frac{46}{43} \approx 1.1\text{A} \qquad I_2 = -\frac{34}{43} \approx -0.8\text{A} \qquad I = \frac{12}{43} \approx 0.3\text{A}$$

所得结果中，I_1、I 为正值，表明假设的电流方向和电流的实际方向是相同；I_2 为负值，表明假设的电流方向与实际方向相反。通过这个例题，我们应该正确理解电流正负值的含义以及电源在具体情况下所起的不同作用，这些都是在实际问题中应该注意的。

综上所述，应用基尔霍夫定律分析和计算复杂电路时，首先要假设各个支路的电流方向和回路的绕行方向，然后列出 $n-1$ 个节点电流方程，$m - (n-1)$ 个回路电压方程，对 m 个方程联立求解，最后根据所得结果判断电流的实际方向。

第四节　惠斯通电桥和电位差计

基尔霍夫定律的应用十分广泛，本节将介绍该定律在**惠斯通电桥**（Wheatstone bridge）和**电位差计**（potentiometer）中的应用。

一、惠斯通电桥

惠斯通电桥是一种被广泛使用的、能够比较精确地测量电阻的仪器，其结构如图

6-6 所示。

图中 R_X、R_0 分别为待测电阻和已知电阻，AC 间是一根粗细均匀的、电阻值为 $R_1 + R_2$ 的电阻丝，R_g 是灵敏电流计的内阻，D 是滑动头。ε 为电源电动势，K 是开关。当开关闭合时，各支路电流方向如图 6-6 所示。

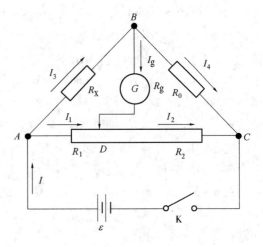

电路中共有四个节点，分别是 A、B、C、D，可列出三个独立的节点方程

对于节点 A $I - I_1 - I_3 = 0$ (1)

对于节点 B $I_3 - I_g - I_4 = 0$ (2)

对于节点 D $I_1 + I_g - I_2 = 0$ (3)

图 6-6 惠斯通电桥

电路中有三个单孔回路，可取三个回路，列出三个回路电压方程。假设各回路均选取顺时针方向为绕行方向。

对于回路 $AC\varepsilon A$ $I_1 R_1 + I_2 R_2 - \varepsilon = 0$ (4)

对于回路 $BCDB$ $I_4 R_0 - I_2 R_2 - I_g R_g = 0$ (5)

对于回路 $ABDA$ $I_3 R_X + I_g R_g - I_1 R_1 = 0$ (6)

对于一般桥式电路，如果已知电路中的电动势和各电阻之值，根据上面所列出的六个方程式，联立解方程组，即可求出各支路上电流的数值。其中通过 R_g 的电流 I_g 为

$$I_g = \frac{(R_1 R_0 - R_X R_2)\varepsilon}{R_X R_0 (R_1 + R_2) + R_1 R_2 (R_X + R_0) + R_g (R_X + R_0)(R_1 + R_2)} \quad (6-12)$$

当 $I_g = 0$ 时，电桥称为**平衡电桥**。由式 6-12 可知，此时 $R_1 R_0 = R_X R_2$，称为电桥平衡条件。利用它可测 R_X 的值。其步骤是先调节滑动头 D，改变 R_1 和 R_2 的比值，使 $I_g = 0$。此时 $R_1 R_0 = R_X R_2$，若已知 R_0、R_1、R_2，则有

$$R_X = \frac{R_1}{R_2} R_0 \qquad\qquad (6-13)$$

通常 AC 是一根粗细均匀的电阻丝，所以有

$$\frac{R_1}{R_2} = \frac{l_1}{l_2}$$

即用相应的长度比 $\dfrac{l_1}{l_2}$ 来代替电阻比。因此有

$$R_X = \frac{l_1}{l_2} R_0 \qquad\qquad (6-14)$$

当 $R_1R_0 \neq R_xR_2$ 时，则 $I_g \neq 0$，在这种状态下工作的电桥称为**不平衡电桥**。不平衡电桥也可以用来测量电阻，通常是保持 R_0、R_1、R_2、R_g 和 ε 不变，R_x 作为待测电阻可变，由式 6-12 可知 I_g 是 R_x 大小的函数，在电流计 G 的刻度盘上直接标明电阻值的大小，改装后的不平衡电桥就可用来测量电阻。和平衡电桥不同的是，它不需要去调节平衡点和按公式去计算 R_x 的值。但是，在实际测量中要想使 R_0、R_1、R_2、ε 和 R_g 都保持不变是很困难的，所以其测量的精确度要比平衡电桥差些。

不平衡电桥还可以制成温度计来测量温度，通常选用对温度特别敏感的半导体材料制成珠状、片状等各种形式的电阻。这种电阻的最基本的电性能是电阻值随温度的变化而显著变化。当温度升高时，电阻值减小；温度降低时，电阻值增加，而且反应非常灵敏，故称热敏电阻。用热敏电阻代替电桥中的 R_x，并使其与待测温度的物体相接触，当温度变化时，热敏电阻值随之变化，I_g 的值也随着作相应变化。不同的 I_g 值与不同的温度一一对应，我们就可以在电流计的表头上直接刻出相应的温度值。常用的半导体温度计就是根据不平衡电桥的原理制成的。此外，不平衡电桥还可用于其他测量和自动控制系统中。

弹簧压力测痛计是不平衡电桥的又一应用。其结构如图 6-7 所示。测痛前首先接通开关 K，然后调节可变电阻 R_4，使电桥平衡，即微安计 $I_g = 0$。把对皮肤施加压力的尖端 3 对准测试部位，用手垂直压下外套筒 4，直到受试者感到疼痛为止。这时弹簧被压缩，滑动头 2 便随套筒下移。弹簧的压缩量是与施加的压力成正比的。压力愈大，弹簧被压缩愈多，套筒与滑动头下移也愈多。于是 ab 间的电阻增加也愈多，

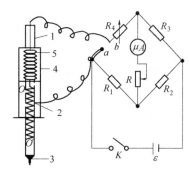

图 6-7 弹簧压力测痛计原理图

I_g 就愈大。所以 I_g 的大小可用以衡量压力的大小。压力很大时才感觉疼痛，表明被测试者的痛阈高；反之，压力小时已感疼痛，表示痛阈低。这种测痛计是研究中药或针刺麻醉效果的一种简易的仪器。在用药或针刺前，先测出患者痛阈的高低；在用药或针刺后，再测其痛阈改变的程度，用数据来表明药物和针刺的镇痛作用，既直观而又便于比较。

二、电位差计

电位差计又称为电势差计，是一种用于测量电源电动势或电势差的仪器。其结构如图 6-8 所示。C 是滑线电阻 AB 的滑动头。供电电源的电动势 ε 必须大于标准电源的电动势 ε_S 和待测电源的电动势 ε_X，标准电源和待测电源的正极要和滑线电阻 AB 的高电势端连接，不能接反。

将双掷开关 K 扳向接触点 1，标准电源接入电路中，假设各支路的电流分别为 I_1、I_2 和 I，改变滑动头 C 的位置，直到电流计的指针无偏转为止，此时 $I_g = 0$，有下式成立

$$I_1 R_{AC} = \varepsilon_S \tag{1}$$

由上式可知，当 $I_g = 0$ 时，标准电源的电动势 ε_S 等于 AC 两端的电势差。

再把双掷开关 K 扳向接触点 2，将待测电源接入电路。改变滑动头位置，使 $I_g = 0$，假设此时滑动头所在位置为 D，同理可得

$$I_1 R_{AD} = \varepsilon_X \tag{2}$$

因为两次测量中 I_1 相等，将上两式联立可得

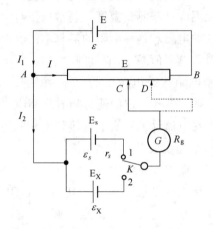

图 6-8　电位差计

$$\boxed{\frac{\varepsilon_X}{\varepsilon_S} = \frac{R_{AD}}{R_{AC}}} \tag{6-15}$$

AB 间是均匀电阻丝，故 $\dfrac{R_{AD}}{R_{AC}}$ 可用长度比 $\dfrac{l_2}{l_1}$ 代替，写成

$$\boxed{\varepsilon_X = \frac{l_2}{l_1} \varepsilon_S} \tag{6-16}$$

式中 ε_S 是已知的，l_1 和 l_2 可从仪器上直接读取，通过该公式可算出待测电动势 ε_X。

电位差计能够直接测出待测电源的电动势，是由于在测量时没有电流通过待测电源。因此电位差计的优点在于它不影响被测电路的工作情况，如在测量生物电动势时，它可以不消耗生物组织的功率。只要电流计足够灵敏，测量结果可以很准确，所以在精确测量中常用到电位差计。

第五节　接触电位差　温差电动势

一、接触电位差

在常温下金属中的自由电子，一般不能逃出金属表面，但是，也有少数电子具有较大的热运动能量而逸出金属表面。只要有电子逸出，金属表面就会出现等值的正电荷，

而这些正电荷又会将电子吸引回金属表面中去，于是就有了电子不断地出入于金属表面。就任一瞬间而言，金属外表面附近总有一层电子存在，这个电子层与金属表面的正电荷层共同形成一个指向金属外面的电场，并阻碍其他自由电子逸出金属表面。所以，金属内的自由电子必须克服这个电场力作功才能逸出。

电子逸出金属表面所必须作的功叫做**电子逸出功**（electronic work function）。由于金属阻止内部自由电子逸出，电子带负电，所以金属表面层内的电位一定高于表面层外的电位。假设金属外面电位为零，金属内部电位为 V，电子的逸出功 $A = Ve$（这里 e 取电子电量的绝对值）。这个假设的电位 V 即金属表面内外层的电位差叫做电子的逸出电位。通常用逸出电位代替金属的逸出功。

不同的金属逸出电位不同，也就是说电子从不同的金属中逸出克服电场力所作的功不同。对于大多数纯金属，V 的值在 $3 \sim 4.5V$ 之间。

人们发现，原来不带电的两种金属相互接触时，在接触面会分别出现等量的正、负电荷，即在两种金属之间存在电位差，这个电位差称为**接触电位差**（contact electric potential difference）。接触电位差的大小与这两种金属的性质和温度有关，一般在十分之几到几伏之间。科学家发现，如果金属排列次序为铝、锌、锡、铬、铅、锑、铋、汞、铁、铜、银、金、铂、钯等，则序列中任意两种金属相接触时，排序在前者带正电，后者带负电。

产生接触电位差的原因有两个，首先是由于两种金属的逸出电位不同，其次是因为两种金属中自由电子密度的不同。以下将从经典电子论出发进行讨论。

假设两种金属 A 和 B 在温度相同、自由电子密度相同的条件下相接触，逸出电位分别为 V_A 和 V_B，并假定 $V_A < V_B$，在它们相互接触时，做热运动的电子从 A 迁移到 B，比电子从 B 移动到 A 容易，使得从 A 到 B 的电子数多于从 B 到 A 的电子数。迁移的结果使 B 中有过多的电子而带负电，A 中因缺少电子而带正电，在 A、B 接触处产生电位差 U'_{AB}，形成了电场。该电场反过来对从金属 A 移向金属 B 的电子产生阻挡作用，使得从 A 运动到 B 的电子数减少；对从金属 B 移向金属 A 的电子产生促进

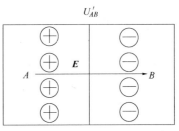

图 6-9　接触电位差

作用，使电子从 B 移动到 A 数目增加。在单位时间内，当由 A 向 B 和由 B 向 A 迁移的电子数目相等时，达到动态平衡，在接触面上形成一个稳定的电位差 U'_{AB}，其数量级在 $10^{-1} \sim 10^0 V$。如图 6-9 所示，可以证明此时

$$U'_{AB} = V_B - V_A \qquad (6-17)$$

如果两种金属 A 和 B 在温度相同、自由电子密度不同的条件下相接触，设金属 A 和 B 的自由电子密度分别为 n_A 和 n_B，并且 $n_A > n_B$，那么由 A 扩散到 B 的电子数多于由 B 扩散到 A 的电子数。于是金属 A 带正电，金属 B 带负电，在 A、B 接触处形成电场，产

生另一个电位差U''_{AB}，其数量级在$10^{-3} \sim 10^{2}\text{V}$。可表示为：

$$U''_{AB} = \frac{kT}{e}\ln\frac{n_A}{n_B}$$

其中，k为玻耳兹曼常数，e为电子电量，T为热力学温度。综合起来，两种金属接触时总的电位差U_{AB}一般可写作在金属A和B的接触处总电位差U_{AB}等于U'_{AB}与U''_{AB}的代数和，即

$$U_{AB} = U'_{AB} + U''_{AB}$$

$$U_{AB} = V_B - V_A + \frac{kT}{e}\ln\frac{n_A}{n_B} \tag{6-18}$$

实验表明，接触电位差与中间的金属存在无关。如图6-10所示，在相同温度下把金属C连接在金属A和B之间，则A和B之间的电位差仍和它们直接接触时相同，即

$$U_{AB} = U_{AC} + U_{CB}$$

实验还指出，在相同温度下，若把两种或两种以上的金属组成一个闭合回路，则沿整个闭合回路一周，各接触电位差的代数和等于零。如图6-11所示，当A、B两种金属组成闭合回路时，有

$$U_{AB} + U_{BA} = 0$$

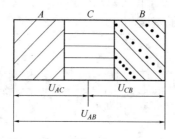
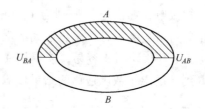

图6-10　接触电位差　　　　　　图6-11　两种不同金属
　　与中间金属无关　　　　　　　　组成的闭合回路

二、温差电动势

两种不同的金属相接触，串联成闭合回路，当接触处温度不同时，回路中有电动势产生，这种现象称为温差电效应或**塞贝克效应**（Seebeck effect），电动势称为温差电动势，回路称为温差电偶。

如图6-12所示，金属A和金属B组成一个闭合回路，它们有两个接触处1和2。在这两个接触处都要产生接触电位差。在相同温度下，因为U_{AB}和U_{BA}大小相等而方向相反，接触电位差的代数和等于零。

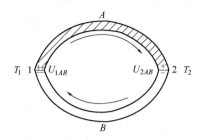

图 6 - 12　温差电动势

闭合回路里两接触处的温度不同时，1 与 2 两个接触点产生的接触电位差不相等。设接触点 1 处和 2 处的热力学温度分别为 T_1 和 T_2，并且 $T_1 > T_2$，产生的接触电位差分别为 U_{1AB} 和 U_{2AB}，有

$$U_{1AB} = V_B - V_A + \frac{kT_1}{e}\ln\frac{n_A}{n_B} \qquad U_{2AB} = V_B - V_A + \frac{kT_2}{e}\ln\frac{n_A}{n_B}$$

由上两式可知，$T_1 > T_2$ 时，$U_{1AB} > U_{2AB}$，由温差产生的电动势 ε 为

$$\varepsilon = U_{1AB} - U_{2AB} = \left(V_B - V_A + \frac{kT_1}{e}\ln\frac{n_A}{n_B}\right) - \left(V_B - V_A + \frac{kT_2}{e}\ln\frac{n_A}{n_B}\right)$$

$$\boxed{\varepsilon = \frac{k}{e}(T_1 - T_2)\ln\frac{n_A}{n_B}} \qquad\qquad (6 - 19)$$

上式说明：两种不同的金属串联而成的闭合回路中，如果将一个接头放入高温源，另一接头放入低温源，就会产生电动势 ε，这个电动势称为温差电动势。上式粗略地解释了温差电动势成因。在不考虑两种金属中的电子密度 n_A 和 n_B 与温度有关的情况下，得出 ε 与两接触点温度差（$T_1 - T_2$）成正比；实际上比值 n_A/n_B 也是温度的函数，所以上式中 ε 与（$T_1 - T_2$）并不是简单的比例关系。其计算结果与实验结论比较，发现有严重的缺陷。温差电动势 ε 与温度间更精确的关系式为

$$\varepsilon = a(T_1 - T_2) + \frac{1}{2}b(T_1 - T_2)^2$$

其中 a 和 b 是与金属性质有关的实验常数。

当外加电源使电流逆着温差电流方向流动时，在两金属接头处出现高温处放热，低温处吸热的现象，叫做**帕尔帖效应**（Peltier effect）。利用这一原理可以制造致冷器。

三、温差电现象的应用

1. 测量温度

利用温差电动势与温度的关系，可制成温差电偶温度计，用来测量温度和辐射强度。由于金属的热容量小，测试接头的温度很快就能达到待测物体温度，所以特别适合测量温度的变化。另外，其测量的范围也很广，可测量 – 200℃ ~ 2000℃ 温度范围。它

还具有测量的灵敏度很高的优点，可测出 10^{-4}℃级的温度差。温差电偶温度计的形状和大小可根据需要任意设计，利用这一特点可制造出测量小孔及小缝里的温度计。如将细金属丝制成的温差电偶温度计插入人体的血管或肌肉中，即可测量血液温度和肌肉温度。在医学上还常用温差电偶温度计测皮肤及人体其他部位的温度。

2. 温差电堆的应用

如图 6-13，将很多温差电偶串联起来，便成为温差电堆。当温差电堆的奇数接点和偶数接点温度不同，该电堆产生的总电动势等于各个电偶的温差电动势之和。一个温差电堆和一个具有高灵敏度的电流计串联起来的装置，常用于测量辐射热。

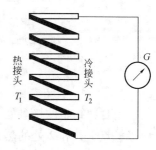

图 6-13　温差电堆

3. 帕尔帖效应的应用

因为两种不同的导体或半导体连接后通电，会在接头处出现吸热和放热的现象，既产生帕尔帖效应，人们利用它可制造出致冷器，其应用也日益广泛。在医学上如眼科白内障手术、显微切片冷冻台等都要用它。在半导体中，该效应比较显著，半导体冰箱也是利用这一原理设计的，它可获得 -70℃低温。

第六节　直流电对机体的作用

人们很早就发现直流电作用于机体能够达到治疗的目的，并运用直流电治疗疾病。随着近年来的进一步研究证实，直流电对骨折的愈合、静脉曲张、陈旧性缺血性溃疡等疾病具有显著的疗效，因而直流电在临床上的应用得到了越来越多的人的重视。直流电通入机体治疗疾病的治疗方法称为直流电疗法。最常用的有稳恒电流疗法和脉冲直流疗法。现介绍直流电疗法在机体内引起的效应和应用。

1. 直流电对机体的作用

水、蛋白质、糖、脂肪、无机盐是构成人体的主要物质，其中水约占全部体重的60%~70%。人体内许多元素以离子态存在于水中形成电解质溶液（即人体的体液），使人体能够导电。人体组织的导电性与水的含量有关，含水量多导电性强，反之则差。导电性有因人而异的个体差别，即便是同一人在不同的年龄、季节、身体状况等因素影响下，也会有所不同。总之，人体是一个复杂的导体。

直流电作用于人体会产生电解现象。人体中的氯化钠在直流电的作用下会产生电解现象，分离成钠离子和氯离子，并在电极附近产生反应，即

在阴极　　$Na^+ + e \rightarrow Na$
　　　　　$2Na + 2H_2O \rightarrow 2NaOH + H_2 \uparrow$

在阳极　　$2Cl^- - 2e \rightarrow Cl_2$
　　　　　$2Cl_2 + 2H_2O \rightarrow 4HCl + O_2 \uparrow$

在阴极产生了碱（NaOH），在阳极出现了酸（HCl）。利用电解作用，可以除掉皮

肤的赘生物和除去倒睫等。在电疗时注意不要把电极直接置患者的皮肤，以避免电极附近产生的碱和酸对皮肤的刺激和损伤。在电极和皮肤间加湿衬垫，除了可以防止电极处产生的酸碱损伤皮肤外，还有降低皮肤电阻，使电流均匀分布在器官表面的作用。

　　人体内的组织液中除了有正负离子外，还有带电或不带电的胶体粒子。在电场的作用下，这些带电粒子都要产生迁移。在电解质溶液中的带电微粒在外加电场作用下迁移的现象叫做**电泳**（electrophoresis）。这些悬浮或溶解在体液中的微粒可以是细胞、病毒、球蛋白分子或合成的粒子。由于不同粒子的分子量、体积、带电量不同，因此在电场作用下的迁移速度也各异。定量地研究它们在电场作用下的迁移速度，或者利用它们迁移速度不同来把样本中的不同成分分开，已经成为生物化学研究、制药以及临床检验的常用手段。例如在临床检验中常用此法分离血清蛋白中所含白蛋白，α、β、γ 球蛋白的成分。

　　在电场的作用下进行电泳，可以把一种混合物的成分分开，以便对其成分进行研究。简单的电泳装置示意图如图 6-14 所示。在盛有缓冲液的两个烧杯内分别放有一个电极（炭棒或铂片）。把滤纸条的两端分别浸入缓冲液中，纸条全部润湿后，把待测标本少许滴在纸条上。而后接通电源。在外电场的作用下，标本中的带电颗粒开始迁移。由于不同成分的迁移速度不同，经过一段时间后，这些带电粒子的距离就逐渐拉开。最后把纸条烘干，进行染色。各种成分的浓度和所占的比例可以根据颜色的深浅求得。人体血浆的电泳曲线如图 6-15 所示。

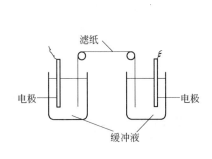

图 6-14　纸上电泳装置

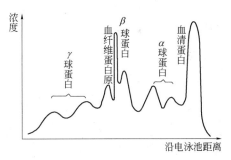

图 6-15　人体血浆的电泳图

　　在电场的作用下，液体（水）通过有微孔或毛细管的膜的现象叫做**电渗**（electroosmosis）。假如水中的负离子 OH^- 被膜的微孔壁所吸附，剩余的正离子 H^+ 使水带正电，所以在电场作用下水要从正极流向负极，从有孔的膜一侧流向另一侧。膜的微孔如吸附水中的正离子，则将发生与上述相反方向的电渗。酸（H^+）可使带负电的微孔壁的负电减弱，使带正电的微孔壁的正电加强。碱（OH^-）则具有相反的效应。可见，改变微孔的电性可以调节电渗的强弱和方向。

2. 穴位离子导入

　　穴位离子导入法，全称穴位药物离子导入法。它是采用药物离子导入仪，通过直流电的作用，将某种药物的离子导入人体穴位内，从而达到治疗目的一种方法。它应用直流稳压电源，在直流电场的作用下，使药物离子通过皮肤导入穴位。由于离子导入法具有直流电和药物的双重功能，目前被临床上广泛应用。例如用两电极在机体中形成电场，在阳极可把带正电的链霉素离子、黄连素离子、奴弗卡因离子等透入人体内；在阴极则可把带负电的溴离了、碘离子和青霉素离子等透入体内。穴位离子导入法可以直接把所需的离子药物作用于浅部病灶，对某些疾病有较好的疗效。表6-11列出几种离子导入药物的极性、适应证等。

表6-1　几种离子透入药物种类、极性、作用及适应证

作用物质	药液名称	浓度（%）	极性	主要作用	适应证
黄连素	黄连素液	0.5~1	+	对细菌有抑制和杀菌作用	化脓性感染、菌痢、前列腺炎、乳腺炎
五味子	五味子液	15~50	−	兴奋中枢神经系统，调节心血管功能，抑制杆菌	神经衰弱、嗜睡、盗汗、咳嗽、遗精、皮肤感染
川芎	川芎1号碱	0.8~3	+	使血管扩张	高血压病、冠心病
延胡索	延胡索液或其注射液	10 每次1~2ml	+	有镇静作用	各种疼痛（神经痛、痛经、腰痛、头痛等）
虎杖	虎杖液	30	−	对杆、球菌有抑制作用	皮肤、黏膜及浅层组织感染、前列腺炎等
洋金花	洋金花总生物碱	0.5	+	扩张支气管平滑肌	支气管哮喘
草乌	草乌总生物碱	0.1~0.3	+	止痛	浅神经痛、浅关节痛
氯霉素	氯霉素	0.25	+	抑菌作用	眼结膜炎、角膜炎、浅组织炎症
链霉素	硫酸链霉素	0.1g	+	抗菌、杀菌作用	结核性疾病

穴位离子导入疗法与一般口服药物及针剂注射等方法相比较，优点如下：①通过直流电使药物直接导入表浅治疗部位，并在局部保持较高浓度，这种做法疗效高。②导入的药物只是具有治疗作用的药物离子，能充分发挥药理作用。③药物在皮肤内形成离子堆积，并逐渐进入深部，所以在体内作用的时间长。④离子透入疗法不会损伤皮肤，不引起疼痛，不刺激胃肠道，易于被病人接受。⑤离子透入疗法具有直流电和药物的综合治疗作用。

3. 人体皮肤及穴位的电现象

人体皮肤的电现象就是指皮肤各点的阻抗和电位的不同。常用来研究经络与穴位之间的关系。1958年以来许多人进行了研究，尽管目前还没有统一的认识，但是在经络、皮肤阻抗与电位方面积累了一些资料。简要介绍人体皮肤及穴位的电现象及其机理，有助于认识和继续探讨这方面的问题。

人体皮肤可以导电，但皮肤对电流有阻抗。因为人体各部分的电阻系数各不相同，而且心理上的反应会引起皮肤瞬时性电位变动和阻抗变化。在对人体的经络、穴位导电情况的研究中发现确实有阻抗低而导电量较高的点存在，有的资料提到这些"良导点"

与经穴相符。通过测定认为经穴导电量高，非经穴导电量低；气血壮者导电量高，气血弱者导电量低。人的体液是一种电解液，因而成为能够导电的基础。

在不同机体活体和病理情况下，观察中发现皮肤的阻抗随着机体机能状态不同因人而异。人体是非常复杂的机体，测量人体各部位的阻抗变化的方法是使电流流入人体，这是一种典型的有源测量法。通常需要各种适用的转换器、放大器。可以采用通以 $100\mu A$ 以下的直流电来进行测定。最新的测量技术可以把人体的各种信号转换成电信号来测量，然后把测量的结果进一步作为信息，根据不同的目的进行适当的处理。

小 结

1. 电流密度

（1）电流强度：单位时间内通过导体任意一个横截面的电量，即

$$I = \frac{dQ}{dt}$$

（2）电流密度：电流密度是矢量，用 J 表示，方向为该处场强方向。在导体中某处取一个与该处场强 E 的方向垂直的截面积 dS，通过 dS 的电流强度 dI 与 dS 的比值为该点的电流密度的大小，即

$$J = \frac{dI}{dS}$$

电流密度在数值上等于导体中的载流子密度 n，所带电量 Ze 和平均漂移速度 $\bar{v}$ 三者的乘积，即

$$J = nZe\bar{v}$$

2. 一段含源电路的欧姆定律

（1）电动势：电源的电动势 ε 等于把单位正电荷从负极经电源内部移到正极时非静电力所作的功。

$$\varepsilon = \frac{A}{q}$$

（2）一段含源电路的欧姆定律：一段含源电路两端的电势差，等于这段电路中所有电源和电阻上电势降落的代数和。写成普遍形式

$$U_{AB} = V_A - V_B = \sum IR + \sum \varepsilon$$

3. 基尔霍夫定律

（1）基尔霍夫第一定律：汇于节点的电流的代数和等于零。其数学表达式为

$$\sum_{i=1}^{n} I_i = 0$$

（2）基尔霍夫第二定律：绕闭合回路一周，电势降落的代数和等于零，即

$$\sum IR + \sum \varepsilon = 0$$

4. 惠斯通电桥和电位差计

（1）惠斯通电桥：平衡电桥有

$$R_X = \frac{l_1}{l_2}R_0$$

R_0 是已知电阻，$\frac{l_1}{l_2}$ 已知，R_X 为待测电阻。

（2）电位差计：一种用于测量电源电动势或电势差的仪器。

$$\varepsilon_X = \frac{l_1}{l_2}\varepsilon_S$$

式中 ε_S 是已知的，l_1 和 l_2 可从仪器上直接读取，通过该公式可算出待测电动势 ε_X。

5. 接触电位差　温差电动势

（1）接触电位差：原来不带电的两种金属相互接触时，在接触面会分别出现等量的正、负电荷，即在两种金属之间存在电位差。

$$U_{AB} = V_B - V_A + \frac{kT}{e}\ln\frac{n_A}{n_B}$$

（2）温差电动势：两种不同的金属相接触串联成闭合回路，当两个接触处温度不同时，回路中产生的电动势。

$$\varepsilon = \frac{k}{e}(T_1 - T_2)\ln\frac{n_A}{n_B}$$

习　题

1. 如果通过导体中各处的电流密度不相同，那么电流能否是稳恒电流？

2. 两种种类不同、温度相同的金属接触时，能产生电位差。如果把两块温度不同、种类相同金属相接触时，能否产生接触电位差？

3. 如图 6 - 16，已知 $\varepsilon_1 = 24V$，$r_1 = 2\Omega$，$\varepsilon_2 = 6V$，$r_2 = 1\Omega$，$R_1 = 2\Omega$，$R_2 = 1\Omega$，$R_3 = 3\Omega$，求：（1）电路中的电流；（2）A、B 两点的电势；（3）U_{AD} 和 U_{CD}。

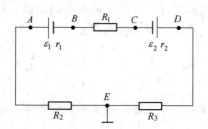

图 6 - 16

4. 如图 6 - 17，已知 $\varepsilon_1 = 6V$，$\varepsilon_2 = \varepsilon_3 = 3V$，$R_1 = R_2 = R_3 = 2\Omega$，求 U_{AB}、U_{AC} 和 U_{BC}。

5. 如图 6 - 18 所示，$\varepsilon_1 = 6V$，$\varepsilon_2 = 2V$，$R_1 = 6\Omega$，$R_2 = 2\Omega$，$R_3 = R_4 = 4\Omega$，求：（1）

通过各个电阻的电流；（2）a、b 两点间的电势差 U_{ab}。

6. 如图 6-19 所示，$\varepsilon_1 = 2V$，$\varepsilon_2 = 1V$，$R_1 = 4\Omega$，$R_2 = 2\Omega$，$R_3 = 3\Omega$，求：（1）通过各个电阻的电流强度；（2）A、B 两点间的电势差。

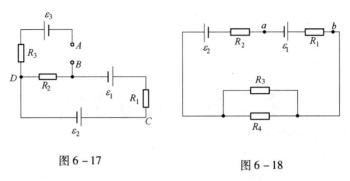

图 6-17   图 6-18

7. 如图 6-20 所示电路，$\varepsilon_1 = 12V$，$\varepsilon_2 = 9V$，$\varepsilon_3 = 8V$，$r_1 = r_2 = r_3 = 1\Omega$，$R_1 = R_2 = R_3 = R_4 = 2\Omega$，$R_5 = 3\Omega$。求：（1）$A$、$B$ 两点间的电势差；（2）C、D 两点间的电势差；（3）C、D 两点短路时，通过 R_5 的电流。

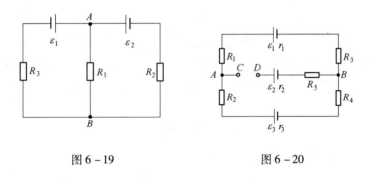

图 6-19   图 6-20

8. 如图 6-21 所示，$\varepsilon_1 = 2V$，$\varepsilon_2 = \varepsilon_3 = 4V$，$R_2 = 2\Omega$，$R_1 = R_3 = 1\Omega$，$R_4 = R_5 = 3\Omega$。求：

（1）各个电阻上通过的电流；（2）a、b 两点间的电势差。

9. 绕行方向如图 6-22 所示电路，已知 $\varepsilon_1 = 6.0V$，$\varepsilon_2 = 4.5V$，$\varepsilon_3 = 2.5V$，$r_1 = 0.2\Omega$，$r_2 = r_3 = 0.1\Omega$，$R_1 = R_2 = 0.5\Omega$，$R_3 = 2.5\Omega$。求通过 R_1、R_2、R_3 中的电流。

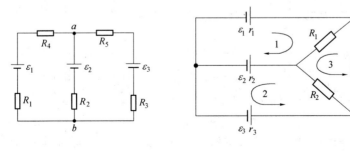

图 6-21   图 6-22

第七章 电磁现象

【教学要求】

1. 理解磁感应强度的概念及定义方法。

2. 掌握磁场对运动电荷的作用，了解质谱仪的工作原理。

3. 理解安培力公式和磁场对载流线圈的作用。

4. 掌握电磁感应定律，理解动生、感生电动势和自感、互感电动势的产生原因。

电荷在其周围空间会激发电场，那么运动电荷、载流导线和磁极在其周围空间也会激发起场，这种场称为**磁场**（magnetic field）。本章将介绍描述磁场强弱的物理量即磁感应强度和磁场对运动电荷及对载流导线的作用，最后介绍电磁感应现象及生物磁现象。

第一节 磁现象 磁感应强度

一、磁现象的本质

人类对磁现象的认识比电现象的认识早得多，早在春秋战国时期，人们就发现天然磁石（Fe_3O_4）能够吸铁的现象。长期以来，电现象与磁现象被认为是互不相关的，直到 1819 年**奥斯特**（Hand Cristian Oersted）发现了电流对磁针的作用，1820 年**安培**（Andre - Marie Ampere）发现磁铁对电流的作用后，才开始认识到电与磁的密切联系，从此电磁学的发展势如破竹。

早期对磁现象的观察和实验主要是用天然磁铁进行的，可总结如下：

（1）天然磁铁可以吸引铁、钴、镍等物质，这种性质称为**磁性**（magnetism），条形磁铁两端的磁性最强，称为**磁极**（magnetic pole），若把条形磁铁悬挂起来，磁铁将自动地转向南北两个方向，指北的一极称为**北极**（north pole），指南的一极称为**南极**（south pole），我们用 N 表示北极，用 S 表示南极。许多天体包括地球都具有磁性，这就是为什么在地表放置的磁针会自动指向南北。

（2）磁极之间有相互作用力，同性磁极相斥，异性磁极相吸。

（3）磁铁的磁极总是成对出现的。若将条形磁铁分割成若干段，则在断开处会出现成对的新磁极，每段磁铁都有一个 N 极和一个 S 极。这与电学中存在孤立的正电荷或负电荷大不相同。但近代物理理论认为，可能有磁单极的存在，认为磁单极粒子的最小质量约为质子质量的 3 倍。但到目前为止，很多科学家用实验的方法企图捕获这种磁单极粒子，都未成功。说明磁单极粒子的问题有待进一步研究和实验。

1800 年**伏打**（A. Volta）发明了伏打电堆以后，电学从静电的研究进入了电流的研究，在 1819 年奥斯特作了这样一个实验，他把一小磁针放在一载流直导线的下方，如图 7-1 所示，这时小磁针发生偏转，这说明通电导线周围产生了一个环形磁场。1820 年安培又发现，放在磁铁附近的载流导线或载流线圈也会受到作用而运动，其后又发现载流导线之间或载流线圈之间也有相互作用。从上述的实验中，人们总结出磁现象与电荷的运动密切相联，即运动的电荷可以产生磁场，运动的电荷本身也可以受磁场的作用。

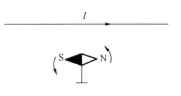

图 7-1 奥斯特实验

奥斯特实验和安培实验揭示了磁现象与电现象之间的联系，同时也提出了一个问题：既然磁现象与电现象有关，那么磁现象的本质又是什么呢？

1822 年，根据安培的假说，他认为一切磁现象的根源是电流，提出了分子环流的假说。安培认为一切物质都可称为**磁介质**（magnetic medium），磁性物质的分子中，存在着小环形电流，称为**分子电流**（molecular current），当物质未被磁化时，这些分子电流的取向杂乱无章，如图 7-2（a）所示，宏观上看来并不显示磁性；当物质被磁化后，分子电流的取向就有规则地排列，如图 7-2（b）所示，这时宏观上就显示出磁性来。在那个时代，人们还不了解原子的结构，所以无法解释分子电流形成的原因，近代物理告诉我们，原子是由带正电的原子核和核外电子组成的，电子不仅绕核旋转，而且还有自旋，原子或分子等微观粒子内电子绕核转动和电子本身的自旋运动就形成了分子电流。这就是磁现象的本质，也就是说磁现象起源于电荷的运动。

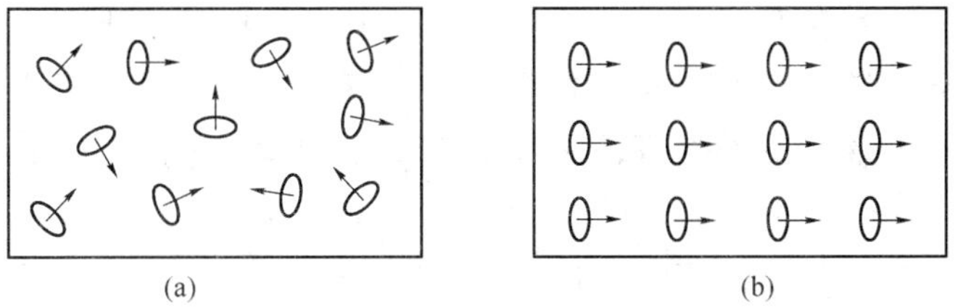

(a)　　　　　　　(b)

图 7-2 分子电流的分布

二、磁感应强度 *B*

实验指出，运动电荷周围不仅存在有电场，而且还存在有磁场，与电场一样，磁场也是一种特殊的物质，为了定量地描述磁场的性质，我们引入**磁感应强度**（magnetic induction）*B* 来表示磁场的强弱。

我们从磁场对运动电荷的作用入手引入磁感应强度 $\boldsymbol{B}$，实验发现，磁场对运动电荷的作用有如下规律：

（1）在磁场中的每一点都存在一个特征方向，当一正电荷 q 沿着这个特征方向运动时，q 不受磁场力，而且这个特征方向与 q 及 q 的运动速度 $\boldsymbol{v}$ 的大小无关。

（2）当 q 的运动速度 $\boldsymbol{v}$ 垂直于上述特征方向时，q 所受的磁场力最大，我们用 $\boldsymbol{F}_{max}$ 表示 q 所受的最大磁场力，实验发现：$\boldsymbol{F}_{max}$ 的大小与 q、v 的乘积成正比。

（3）不管 q 与 v 的数值如何变化，对于给定点，比值 $\dfrac{F_{max}}{qv}$ 不变，其值仅由磁场的性质决定。根据以上规律，我们把描述磁场强弱的物理量磁感应强度矢量 $\boldsymbol{B}$ 定义如下：

磁场中某给定点的磁感应强度 $\boldsymbol{B}$ 的大小为

$$B = \frac{F_{max}}{qv} \qquad (7-1)$$

该点磁感应强度 $\boldsymbol{B}$ 的方向可按右手螺旋法则确定，即右手四指顺着 $\boldsymbol{F}_{max}$ 的方向往小于 $180°$ 的方向转向正电荷运动速度 $\boldsymbol{v}$ 的方向，这时大拇指所指的方向即螺旋前进的方向便是该点磁感应强度 $\boldsymbol{B}$ 的方向，如图 7-3 所示。实质上 $\boldsymbol{B}$ 的方向就是上述所说的特征方向。

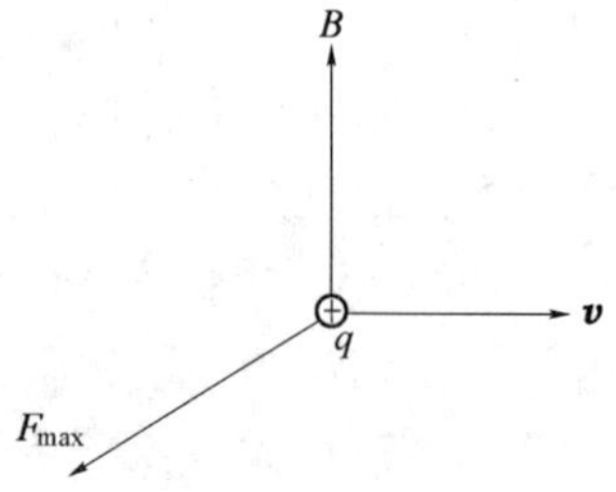

在 SI 制中，磁感应强度 $\boldsymbol{B}$ 的单位是**特斯拉**（T），在实际中，常用**高斯**（Gs）作单位，特斯拉与高斯的关系为

$$1\text{T} = 10^4\text{Gs}$$

图 7-3

三、磁通量及磁场中的高斯定理

类似于电力线，我们也可用磁感应线即磁力线来形象地描述磁感应强度在空间的分布。磁感应线是一些有向曲线，曲线上任一点的切向方向代表该点的磁感应强度 $\boldsymbol{B}$ 的方向。为了能用磁感应线的疏密表示磁场中各点的磁场强弱，我们规定：通过磁场中某点垂直于 $\boldsymbol{B}$ 的单位面积上磁感应线的条数等于该点 $\boldsymbol{B}$ 的大小；并且定义在磁场中，通过一给定曲面的总的磁感应线的数目，称为通过该曲面的**磁通量**（magnetic flux），用 $\varPhi_m$ 表示。

载流导体产生的磁场的磁感应线的方向与电流的方向有关，可用右手螺旋法则加以判定。对长直载流导线，右手大拇指顺着电流方向，四指握住导线，弯曲四指的指向就是磁感应线的方向；对长直通电螺旋管或圆形电流线圈，用右手四指顺着电流方向，握住螺旋管或圆形电流线圈，伸直的大拇指的指向就是螺旋管或圆形电流线圈中心处的磁感应线的方向。

若在磁场中某处取一与 $\boldsymbol{B}$ 方向垂直的截面 $\mathrm{d}S_\perp$，若通过 $\mathrm{d}S_\perp$ 的磁通量为 $\mathrm{d}\varPhi_m$，则 $\boldsymbol{B}$ 的大小可用通过垂直于 $\boldsymbol{B}$ 的单位面积上的磁通量的大小来表示，即

$$B = \frac{\mathrm{d}\Phi_m}{\mathrm{d}S_\perp} \quad 或 \quad \mathrm{d}\Phi_m = B\mathrm{d}S_\perp$$

对于任意截面 dS 不垂直于 B 时，设 dS 的法线方向与 B 方向的夹角为 θ，则上式可写成

$$\mathrm{d}\Phi_m = B \cdot \mathrm{d}S = B\mathrm{d}S\cos\theta$$

即通过某一曲面 S 的磁通量 Φ_m 为

$$\boxed{\Phi_m = \int \mathrm{d}\Phi_m = \iint\limits_{(S)} B \cdot \mathrm{d}S} \qquad (7-2)$$

磁通量的国际单位是**韦伯**（Weber），用符号 Wb 表示。$1\mathrm{Wb} = 1\mathrm{T} \cdot \mathrm{m}^2$。

磁力线与电力线在性质上有很大的区别，磁力线都是一圈一圈的闭合曲线，它不会在磁场中任一处中断。对于一闭合曲面来说，取垂直于曲面向外的方向为法线的正方向。因此，当磁感应线从曲面内穿出时，磁通量为正，穿入曲面时为负。因为，对任一封闭曲面来说，穿出和穿入的磁感应线的数目应该相等，磁通量正负抵消，所以，穿过磁场中任一闭合曲面的磁通量恒为零，亦即

$$\Phi_m = \oiint\limits_{(S)} B \cdot \mathrm{d}S = 0 \qquad (7-3)$$

式 7-3 常被称为**磁场中的高斯定理**（magnetic Gauss theorem）。

电场中的高斯定理 $\Phi = \oiint\limits_{(S)} E \cdot \mathrm{d}S = \dfrac{\sum q_i}{\varepsilon_0}$，说明电场是一种**有源场**。而磁场中的高斯

定理 $\Phi_m = \oiint\limits_{(S)} B \cdot \mathrm{d}S = 0$ 则说明磁场是一种**无源场**。所以磁场与电场有着本质的不同。

第二节　磁场对运动电荷的作用

一、洛仑兹力

上节中我们用运动电荷在磁场中所受的最大磁场力来定义磁感应强度 B，但当运动电荷的速度 v 与磁感应强度 B 的方向有一夹角 θ 时，则运动电荷所受的磁场力的大小为

$$f = Bqv\sin\theta \qquad (7-4)$$

上式写成矢量式为

$$\boxed{f = qv \times B} \qquad (7-5)$$

运动电荷在磁场中所受的力称为**洛仑兹**（Lorentz）力，它的方向可由右手叉乘定则来确定：即伸开右手，将大拇指与其余四指垂直，四指指向正电荷运动速度 v 的方向，往小于 180° 的方向转向 B 方向，则大拇指所指的方向即为洛仑兹力的方向。如果是负

电荷，则受力方向正好相反。式 7-4 表明，当运动电荷的速度方向与磁场方向平行时，运动电荷不受力；另外还表明磁场对运动电荷才可能有力的作用，即静止的电荷不受磁场力；磁场力 f 既垂直于 v，也垂直于 B，即垂直于 v 与 B 组成的平面。

二、带电粒子在磁场中的运动

上面我们讨论过带电粒子在磁场中所受磁场力的方向是与带电粒子 v 的方向垂直，所以磁场力只能改变运动电荷的速度方向，而不改变速度的大小，故洛仑兹力对运动电荷不作功。

当质量为 m，带电量为 q 的带电粒子，以速度 v 垂直进入磁感应强度为 B 的均匀磁场时，该带电粒子在磁场中将作匀速圆周运动，其圆形轨道半径，即**回旋半径** R 为

$$R = \frac{mv}{qB} \qquad (7-6)$$

带电粒子回旋一周所需的时间，即**回旋周期** T 为

$$T = \frac{2\pi R}{v} = \frac{2\pi m}{qB} \qquad (7-7)$$

单位时间内带电粒子回旋的圈数，即**回旋频率** ν 为

$$\nu = \frac{1}{T} = \frac{qB}{2\pi m} \qquad (7-8)$$

式 7-7 和式 7-8 表明，周期 T 和频率 ν 与粒子的速度 v 和回旋半径 R 无关。也就是说，速度大的粒子在半径大的圆周上运动，速度小的粒子在半径小的圆周上运动，它们回旋一周所需的时间都相同。这是一个非常重要的结论，它是质谱仪、回旋加速器和磁聚焦的基本原理。

在一般情况下，v 与 B 不垂直时，假设 v 与 B 的夹角为 θ，则可把 v 分解为 $v_{/\!/} = v \cos\theta$ 和 $v_\perp = v \sin\theta$ 两个分量，它们分别平行和垂直于 B，$v_\perp$ 分量使带电粒子在垂直于 B 的平面内作匀速圆周运动，圆周半径将由式 7-6 决定；$v_{/\!/}$ 分量使带电粒子沿与 B 平行的方向作匀速直线运动。这两种运动合成的结果使带电粒子的轨迹成为一条螺旋线，如图 7-4 所示。其螺距即带电粒子每转一周所前进的距离 h

$$h = v_{/\!/} T = \frac{2\pi m v_{/\!/}}{qB} \qquad (7-9)$$

它与 $v_\perp$ 分量无关。

上述结果是一种最简单的磁聚焦原理。设想从磁场某点 A 发射出一束很窄的带电粒子流，其速率 v 差不多相等，且与磁感应强度 B 的夹角 θ 都很小，如图 7-5 所示，则

$$v_{/\!/} = v \cos\theta \approx v$$

$$v_\perp = v \sin\theta \approx v\theta$$

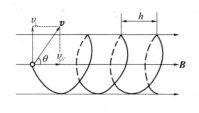

图 7 - 4　运动电荷在
均匀磁场中运动

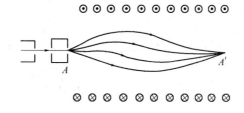

图 7 - 5　磁聚焦原理

由于速度的垂直分量 $v_\perp$ 不同，在磁场力作用下，各粒子将沿不同半径的螺旋线前进，但由于它们速度平行分量 $v_{//}$ 近似相等，经过距离 $h = \dfrac{2\pi m v_{//}}{qB} \approx \dfrac{2\pi m v}{qB}$ 后，它们又重新会聚在 A' 点。这与光束经透镜聚焦的现象类似，所以称为**磁聚焦现象**（magnetic focusing）。

上面是均匀磁场中的磁聚焦现象，要靠长螺线管来实现。而实际上用得更多的是短形线圈产生的非均匀磁场完成聚焦作用，这里线圈的作用与光学中的透镜相似，故称为**磁透镜**（magnetic lens）。磁透镜在许多真空系统中得到广泛应用，如电子显微镜等。

三、质谱仪的工作原理

质谱仪是研究物质同位素的一种仪器。质谱仪的结构如图 7 - 6 所示。从离子源中产生的正离子，经 S_1、S_2 间高电压加速后沿狭缝直线进入速度选择器中。所谓速度选择器是借助于带电粒子在电场和磁场中偏转的原理制成的，通过速度选择器可以挑选出我们所需速度的粒子来。它是由两部分组成：一部分是由 P_1、P_2 所形成的匀强电场，设此电场的场强为 E_0；另一部分是在极板 P_1、P_2 之间加上垂直于纸面方向的匀强磁场，设此磁场的磁感应强度为 B_0。如图 7 - 6 所示，当带电粒子进入极板 P_1、P_2 之间时，一方面受到电场力的作用即 $F_{电} = qE_0$；另一方面受到磁场力的作用，即洛仑兹力 $F_{磁} = qvB_0$，当 $F_{电} = F_{磁}$ 时，带电粒子才能无偏转地沿直线通过狭缝 S_3，即满足：$qvB_0 = qE_0$，这时带电粒子的速度为

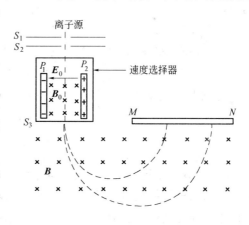

图 7 - 6　质谱仪结构

$$v = \frac{E_0}{B_0}$$

我们可以通过改变 E_0 或 B_0 的数值来取得所需速度的粒子。

当正离子以速度 $v = \dfrac{E_0}{B_0}$ 通过狭缝 S_3 进入下方的只有匀强磁场分布的 **B** 中时，由于 **B** 的方向垂直于纸面，如图所示，则正离子将作圆周运动，其半径 R 由式 $7-6$ 可知

$$R = \frac{mv}{qB} = \frac{mE_0}{qBB_0} \qquad (7-10)$$

其中 E_0、B_0、B、q 均为定值，所以 R 与离子的质量 m 成正比。即离子质量大的半径也大，质量小的半径也小，于是因质量不同而分别射到底片 MN 上的位置也不同，这样就使得原子序数相同而原子量不同的同位素按核质量大小排列。这类似于光谱仪的作用，故称为**质谱仪**（mass-spectrometer）。从式 $7-10$ 可知，只需在底片上测得 R，便可计算出离子质量 m。

第三节　磁场对载流导体的作用

一、安培力公式

我们知道运动电荷在磁场中要受到磁场的作用力，即洛仑兹力。电流是由电荷的定向运动产生的，而磁场中的载流导体中每一定向运动的电荷，都要受到洛仑兹力，由于这些电荷受到导体的约束，这个力便传递给导体，表现为载流导体受到一个磁场力，我们称其为**安培力**。

下面我们从运动电荷所受的洛仑兹力导出安培力公式。设在均匀磁场 **B** 中有一电流强度为 I、横截面积为 S、长为 Δl 的载流导体，如图 $7-7$ 所示。则金属导体内每一定向运动的电子 e 所受到的洛仑兹力为

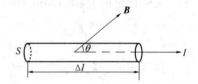

图 7-7　安培力公式的推导

$$f = -e\boldsymbol{v} \times \boldsymbol{B}$$

式中 $\boldsymbol{v}$ 为电子定向漂移速度，与电流密度矢量 $\boldsymbol{J}$ 反向，即 $\boldsymbol{J} = -ne\boldsymbol{v}$，$n$ 为导体单位体积的自由电子的数目。假设长度为 Δl 的导体内含有 N 个电子，则该导体中作定向运动的电子所受到的合力为

$$\Delta \boldsymbol{F} = N(-e\boldsymbol{v} \times \boldsymbol{B}) = -nS\Delta l(e\boldsymbol{v} \times \boldsymbol{B}) = S\Delta l(\boldsymbol{J} \times \boldsymbol{B})$$

若把 Δl 的方向规定为与电流密度 $\boldsymbol{J}$ 的方向一致，因有 $I = JS$，于是上式可表示为

$$\boxed{\Delta \boldsymbol{F} = I\Delta \boldsymbol{l} \times \boldsymbol{B}} \qquad (7-11)$$

上式即为长度为 Δl 通以电流的导体在磁场中所受到的安培力，其大小等于

$$\Delta F = I\Delta lB\sin\theta \qquad (7-12)$$

式中 θ 为载流导体的电流方向即 J 的方向与磁感应强度 B 之间的夹角。方向可用右手螺旋法则判定,式 7-11 或式 7-12 称为**安培力公式**。对于长度为 l 的载流直导线,它所受的安培力应等于

$$F = \sum IB\sin\theta\Delta l = IB\sin\theta \sum \Delta l = IBl\sin\theta \qquad (7-13)$$

二、磁场对载流线圈的作用

图 7-8 为均匀磁场中一载流矩形线圈。我们来讨论它的受力特点,为讨论方便,首先规定线圈平面的法线方向如下:使右手四指半握拳而拇指伸直,当四指方向与电流方向一致时,大拇指的方向就是线圈平面的法线方向。

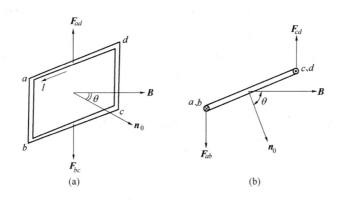

图 7-8　均匀磁场中的线圈

现在讨论载流线圈四个边所受到的磁场力。设线圈平面的法线单位矢量 n_0 与磁场 B 的夹角为 θ,线圈 abcd 的边长 $\overline{ad} = \overline{bc} = L_1$,$\overline{ab} = \overline{cd} = L_2$,并且 ab 边及 cd 边均与 B 的方向相垂直。

由式 7-13 可分别求得每一边所受到的磁场力:

$$F_{ad} = IBL_1\sin(90° + \theta) = IBL_1\cos\theta$$

$$F_{bc} = IBL_1\sin(90° - \theta) = IBL_1\cos\theta$$

可见 F_{ad} 与 F_{bc} 大小相等,由安培力公式可知,F_{ad} 与 F_{bc} 反向且共轴,如图 7-8(a)所示。

$$F_{ab} = IBL_2$$

$$F_{cd} = IBL_2$$

可见 F_{ab} 与 F_{cd} 的大小相等,方向相反但不共轴,如图 7-8(b)所示。由力学知识可知,F_{ab} 与 F_{cd} 将产生一力偶矩,其力矩大小为:

$$M = F_{ab}L_1\sin\theta = IBL_1L_2\sin\theta$$

因矩形线圈面积 $S = L_1L_2$,所以上式可写为:$M = ISB\sin\theta$

如果线圈有 N 匝，则载流线圈所受到的力矩大小为：

$$M = INSB\sin\theta \qquad (7-14)$$

式中 INS 是反映载流线圈自身性质的物理量，定义：

$$\boldsymbol{m} = INS\,\boldsymbol{n}_0 \qquad (7-15)$$

$\boldsymbol{m}$ 称为线圈的**磁矩**（magnetic moment）。磁矩是一个矢量，数值等于 INS，方向为载流线圈的法线方向 $\boldsymbol{n}_0$，这样式 7-14 可写为：

$$\boxed{\boldsymbol{M} = \boldsymbol{m} \times \boldsymbol{B}} \qquad (7-16)$$

上式不仅对矩形线圈成立，而且对于在均匀磁场中的任意形状的平面线圈也同样成立。以后在讨论原子光谱及核磁共振现象时，都要用到磁矩的概念。

第四节 电磁感应现象

电磁感应现象是变化的磁通量可产生感应电动势的现象，它的发现是电磁学领域中的重大成就之一，推动了人类对电磁现象本质的认识。

一、法拉第电磁感应定律

自从 1820 年奥斯特发现电流磁效应后，不少科学家研究电流磁效应的逆现象，也就是如何利用磁场来产生电流。1831 年，**法拉第**（M. Faraday）从实验中发现，当通过一闭合回路所包围的面积的磁通量发生变化时，则回路中就有电流产生，这种电流称为**感应电流**（induced current）。从本质上说，若电路中出现了电流，则表明电路中有电动势，电磁感应所产生的电动势叫做**感应电动势**（induction electromotive force），当电路闭合时，感应电动势才会产生感应电流。法拉第从实验中总结出了感应电动势与磁通量变化之间的关系，称为**法拉第电磁感应定律**（Faraday's law of elecfromagnetic Induction），它的叙述如下：**不论任何原因使通过回路面积的磁通量发生变化时，回路中产生的感应电动势** ε_i **与磁通量对时间的变化率** $\dfrac{\mathrm{d}\Phi_m}{\mathrm{d}t}$ **成正比**。即

$$\varepsilon_i = -k\frac{\mathrm{d}\Phi_m}{\mathrm{d}t}$$

上式中 k 为比例系数。在 ε_i 制中，ε_i 的单位为**伏特**（V），Φ_m 的单位为**韦伯**（Wb），t 的单位为**秒**（s），此时 $k=1$，于是上式写成

$$\boxed{\varepsilon_i = -\frac{\mathrm{d}\Phi_m}{\mathrm{d}t}} \qquad (7-17)$$

式中负号用来表示感应电动势的方向，感应电动势的正负总是与磁通量的变化率

$\dfrac{\mathrm{d}\Phi_m}{\mathrm{d}t}$ 的正负相反。1834 年爱沙尼亚科学家**楞次**（H. F. E. Lenz）在概括大量实验的基础上，提出了直接判断感应电流的法则，这就是**楞次定律**（Lenz's law），它表述为：**闭合回路中感应电流的方向，总是使得它激发的磁场反抗引起感应电流的磁通量的变化**。用楞次定律确定感应电流的方向后，随之可用感应电流的方向确定感应电动势的方向。

二、动生电动势和感生电动势

法拉第电磁感应定律表明，当闭合回路的磁通量发生变化时就有感应电动势产生。那么磁通量的变化归纳起来有两种原因：一种是回路或回路中的一部分在磁场中有相对运动，这样产生的感应电动势称为**动生电动势**（motional electromotive force）；另一种是回路在磁场中没有相对运动，而仅由磁场的变化而产生的感应电动势称为**感生电动势**（induced electromotive force）。

1. 动生电动势

如图 7-9 所示，一矩形导线框放在一均匀磁场 **B** 中，**B** 的方向垂直于纸面向里，现在我们来解释动生电动势产生的原因。

假设使长为 L 的导线 ab 以速度 **v** 向右平移，则导线 ab 内的自由电子也随着向右运动，那么每一个电子所受到的洛仑兹力为

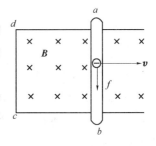

图 7-9 动生电动势

$$f = -e\,\boldsymbol{v} \times \boldsymbol{B}$$

洛仑兹力 **f** 的方向从 a 指向 b，也就是自由电子从 a 向 b 运动，所以使得导线 ab 的 b 端带负电，a 端带正电，则 a、b 两端形成一个静电场，当作用在自由电子上的静电力与洛仑兹力大小相等时，则 a、b 间可达到一稳定的电势差，即产生了动生电动势。因此在磁场中一段运动的导体相当于一个电源。

由实验我们可知：只有当导线棒作切割磁感应线运动时，才会有动生电动势。

2. 感生电动势

实验发现，当导体回路固定不动，回路中的任一部分处于随时间变化的磁场中时，也会产生感应电动势。1861 年**麦克斯韦**（J. C. Maxwell）指出：即使不存在导体回路，变化的磁场也会在空间激发出一种场，麦克斯韦称它为**感生电场**（vortex electric field）或**涡旋电场**（vortex electric field）。这种感生电场与静电场的共同点是：都对电荷有作用力。与静电场的不同点是：①感生电场不是由电荷激发，而是由随时间变化的磁场所激发。②描述感生电场的电力线是闭合的，而静电场的电力线是不闭合的。设感生电场的电场强度为 $E_感$，则处于感生电场中的电荷 q 所受到的电场力为 $F = qE_感$，产生感生电动势的非静电力正是由这一感生电场提供的，在 $E_感$ 的作用下，单位正电荷沿闭合回路 l 移动一周时感生电场所作的功即为感生电动势。动生电动势和感生电动势虽然本质不同，但它们都可以用法拉第电磁感应定律来计算。

例 7-1 如图 7-10 所示，一长度为 L 的铜棒 OA 在均匀磁场 **B** 中绕其端点 O 以角

速度 ω 作匀角速度转动，且转动平面与磁场 B 的方向垂直，求铜棒两端电动势的大小。

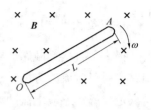

解： 当棒绕 O 点转一圈时，则棒扫过了一个半径为 L 的圆面，那么通过这个圆面的磁通量 Φ_m 为

$$\Phi_m = BS = B\pi L^2$$

因棒以 ω 转动，则棒转动一圈所需的时间 T 为

图 7 – 10

$$T = \frac{2\pi}{\omega}$$

则动生电动势的大小可根据法拉第电磁感应定律求得

$$\varepsilon_i = \frac{\Phi_m}{T} = \frac{B\pi L^2 \omega}{2\pi} = \frac{1}{2}B\omega L^2$$

三、自感与互感

1. 自感

当一线圈中的电流发生变化时，它所激发的磁场通过线圈自身的磁通量也在变化，所以线圈自身也要产生感应电动势，这种电动势称为**自感电动势**（self – induced electromotive force），这种现象称为**自感现象**。

由于线圈中的电流激发的磁场的磁感应强度 B 与电流强度 I 成正比，因此通过线圈的磁通量 Φ_m 也与 I 成正比，即

$$\Phi_m = LI \tag{7 – 18}$$

上式中的比例系数 L 称为**自感系数**（coefficient of self – induction）。它与线圈中的电流无关，它取决于线圈的大小、几何形状和匝数，若存在磁介质，L 还与磁介质的性质有关（若磁介质是铁磁质，则 L 还与线圈中的电流有关）。在 SI 制中，自感系数的单位为**亨利**（H），$1H = 1Wb/A$。亨利单位较大，为方便起见，还常用毫亨（mH）、微亨（μH）作为单位，$1H = 10^3 mH = 10^6 \mu H$。

根据电磁感应定律，线圈中的自感电动势 ε_i 为

$$\varepsilon_i = -\frac{d\Phi_m}{dt} = -L\frac{dI}{dt} \tag{7 – 19}$$

式中的负号表示自感电动势与回路中电流的变化方向相反。

例 7 – 2 设有一长螺线管，长度 $l = 40cm$，截面积 $S = 10cm^2$，线圈总匝数 $N = 2000$，求它的自感系数 L。

解： 当螺线管内通有电流 I 时，则管内磁感应强度 B 的大小为

$$B = \mu_0 nI$$

μ_0 为真空磁导率，其数值为 $\mu_0 = 4\pi \times 10^{-7} H/m$，$n$ 为螺线管单位长度上的匝数，即 $n =$

$\dfrac{N}{l}$, 于是通过螺线管的磁通量为

$$\Phi_m = NBS = N\mu_0 \frac{N}{l}IS = \mu_0 \frac{N^2}{l}IS$$

根据式 7-18 可得螺线管的自感系数 L 为

$$L = \frac{\Phi_m}{I} = \mu_0 \frac{N^2}{l}S$$

将已知各值代入得

$$L = 12.56 \times 10^{-3}\mathrm{H} = 12.56\mathrm{mH}$$

2. 互感

如图 7-11 所示，当两个线圈靠得较近时，如果线圈 A 中的电流变化时，它所激发的变化的磁场会在线圈 B 中产生感应电动势。同样若线圈 B 中的电流变化时，也会在线圈 A 中产生感应电动势。这种感应电动势称为**互感电动势**（mutual induced electromotive force），这种现象称为**互感现象**。

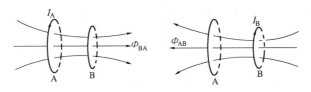

图 7-11　互感现象

假设线圈 A 中的电流为 I_A，它在线圈 B 中产生的磁通量为 Φ_{BA}；线圈 B 中的电流为 I_B，它在线圈 A 中产生的磁通量为 Φ_{AB}，在无铁介质的情况下，Φ_{BA} 及 Φ_{AB} 可写成

$$\Phi_{BA} = M_{BA}I_A \tag{7-20}$$

$$\Phi_{AB} = M_{AB}I_B \tag{7-21}$$

比例系数 M_{BA} 称为线圈 A 对线圈 B 的**互感系数**（coefficient of mutual induction），M_{AB} 称为线圈 B 对线圈 A 的互感系数，它们的数值决定于线圈的大小、几何形状、匝数及两线圈的相对位置。互感系数单位和自感系数单位相同。可以证明 $M_{BA} = M_{AB}$，我们统一用 M 表示，即

$$M = M_{BA} = M_{AB}$$

所以式 7-20 及式 7-21 可写成

$$\Phi_{BA} = MI_A \tag{7-22}$$

$$\Phi_{AB} = MI_B \tag{7-23}$$

当线圈 A 中的电流 I_A 变化时，它在线圈 B 中产生的互感电动势

$$\varepsilon_{BA} = -\frac{d\Phi_{BA}}{dt} = -M\frac{dI_A}{dt} \qquad (7-24)$$

同样，当线圈 B 中的电流 I_B 变化时，它在线圈 A 中产生的互感电动势

$$\varepsilon_{AB} = -\frac{d\Phi_{AB}}{dt} = -M\frac{dI_B}{dt} \qquad (7-25)$$

由式 7–24 及式 7–25 可以看出，当两线圈中的电流随时间的变化率相同时，即 $\frac{dI_A}{dt} = \frac{dI_B}{dt}$ 时，则有

$$\varepsilon_{BA} = \varepsilon_{AB}$$

说明此时互感的两个线圈具有相同的互感电动势。

例7–3　一长直螺线管的长度为 $l = 1.0\mathrm{m}$，截面积为 $S = 10\mathrm{cm}^2$，匝数为 $N_1 = 2000$，若在其中密绕一个匝数 $N_2 = 10$ 的短线圈。（1）求这两个线圈的互感系数。（2）若长螺线管内的电流变化率为 $10\mathrm{A/s}$，求短线圈内的互感电动势。

解：设螺线管内通有电流 I_1，它在线圈中产生的磁感应强度为

$$B = \mu_0 n I_1 = \mu_0 \frac{N_1}{l} I_1$$

则通过短线圈的磁通量为

$$\Phi_{21} = N_2 BS = N_2 \mu_0 \frac{N_1}{l} I_1 S$$

由式 7–22 得

$$M = \frac{\Phi_{21}}{I_1} = \mu_0 \frac{N_1 N_2}{l} S$$

将题中给出的数值代入上式得互感系数为

$$M = 25.12 \times 10^{-6}\mathrm{H} = 25.12\ \mu\mathrm{H}$$

当螺线管中的电流变化为 $10\mathrm{A/s}$ 时，即 $\frac{dI_1}{dt} = 10\ \mathrm{A/s}$，由式 7–24 得

$$\varepsilon_{21} = -M\frac{dI_1}{dt} = -251.2\ \mu\mathrm{V}$$

即在短线圈内产生的互感电动势为 $251.2\mu\mathrm{V}$。

第五节　生物磁现象及其在临床中的应用

一、生物磁现象

任何物质都有或强或弱的磁性，生物体也不例外。因为人体的许多功能和活动都是依靠电荷的运动沿着神经系统进行传导的。所以，根据物理学中运动电荷产生磁场的原理，凡是能产生生物电现象的部位，必定同时产生生物磁场。此外，组成生物体组织的一些材料是具有一定磁性的，它们在地磁场及其他外磁场的作用下，便产生感应磁场。肝、脾等器官就属于这一类型的磁性物质。某一些磁性物质的微粒被吸入肺脏或随食物进入胃肠器官并沉积在里面，被外界磁场磁化后，它们就成为小磁石残留在体内，也会使生物体产生磁性，形成生物磁场。另外，在外界因素的刺激下，生物机体的某些部位也会产生一定的诱发电位，同时产生一定的诱发磁场，它也是生物磁场。

一般生物体产生的磁场都很微弱。例如，心脏跳动产生心磁场约 $10^{-11} \sim 10^{-10}$ T；脑的神经活动产生脑磁场约 $10^{-13} \sim 10^{-12}$ T。它们远比地面附近的地磁场（约 5×10^{-5} T）低得多。随着测量技术的发展，如超导量子干涉仪，简称 SQUID，能把这些微弱的生物磁场测量出来，这对于研究生物的生命活动很有意义。

二、磁场对生物的影响

1. 地磁场对生物的影响

地球是一个大磁体，地球上的生物无时无刻不受地球磁场的作用与影响，就如同空气、水、阳光一样，是一切生命赖以生存的不可缺少的要素之一。人在地磁场作用下，相应形成了人体自身的磁场。人和生物的一些生理节律的变化，与地磁场的变化有相关性。长期的研究发现，许多生物受外界磁场影响而改变其生长情况、生命活动和行为习性等。例如，在古生物研究中，曾观察到在地磁场减弱时，地球上的一些生物大量减少，甚至灭绝。若把果蝇的卵或幼虫放在不均匀强磁场中一段时间，实验发现，磁场对果蝇的发育、形态和繁殖能力有影响。人们探究还发现，在某些生物体内，存在着一些能感知地磁场的物质或器官。例如：鸽子、鳗鱼、候鸟等，可借助地磁场进行导航和定向。某些细菌也有沿地磁方向游动的本领，称为向磁性。研究磁场对生物的影响是生物磁学的重要研究内容之一。

2. 恒定磁场对生物的影响

恒定磁场对生物的影响，因其强度、梯度、作用时间的不同而不同。例如，若把小白鼠长期饲养在 0.4T 的均匀磁场中，其肝脏氧化酶活性发生变化，尿中钠和钾的含量显著增加，肾上腺也发生病理变化；人处于强度为 5×10^{-3} T、40×10^{-3} T、500×10^{-3} T 的磁场中，其红细胞凝集速度分别为 21%、25%、30%；另外，在高强度磁场的条件下，长期劳动 3~5 年的部分人员会出现植物神经障碍症状。如手汗增多、头痛、失眠、食欲不振和前庭功能障碍等现象。实验表明，磁场对生物的影响与磁场的强度和作用时间有关，所以，一般采用强度与时间的乘积作为磁场作用的剂量，用剂量来表示对生物作用的程度。

3. 极弱磁场对生物的影响

极弱磁场对不同生物有不同的影响。如把鸡胚组织放在 5×10^{-9}T 磁场中培养 4 天，胚胎发育不受影响。但把小白鼠放在 10^{-7}T 磁场中饲养 1 年后，小白鼠寿命缩短 6 个月，而且不能生育。随着航天技术的发展，这方面的研究也越来越有意义，因为宇宙中的磁场比地磁场弱得多。

4. 交变磁场对生物的影响

交变磁场比恒定磁场引起的生物效应更为复杂，因为它还存在着由于电磁感应所产生的附加生物电流效应。恒定磁场对组织的再生和愈合似有抑制作用，但交变和脉冲磁场对促进骨折愈合却有良好的疗效。交变和旋转磁场还对人体淋巴细胞转化有影响，而且也能促进机体免疫力的提高。

三、磁场在医学上的应用与磁疗

生物体发生病变后，其磁性与正常生物体的磁性不一样，产生的磁场也会有所变化，这些十分微小的变化可以用于病理研究和疾病诊断。例如，与医学中常用的心电图、脑电图相似，人们正在试用心磁图、脑磁图等人体磁图技术进行相关部位的病情诊断。人体磁图技术与人体电图技术相比，具有不需要与人体接触，测量信息量大，分辨率高等优点。目前，利用心磁图诊断心脏疾病的确诊率已经高于心电图。总之，磁诊断技术在医学上的应用已越来越广泛。

因为磁场对生物有影响，所以磁疗在古代即有外用和内服的记载，如《神农本草经》中有介绍磁的特性及将磁石加入煎剂治疗疾病。另外，我国明代大药物学家李时珍，在他的药物学巨著《本草纲目》中，利用磁石或以磁石为主的药物治疗的病名达十多种。目前磁疗已经在治疗腰肌损伤、血管瘤等多种疾病中取得较为显著的疗效。因为外界磁场作用于人体时，可以对人体的生物磁场起作用，可以影响人体的神经、细胞、内分泌，使人体产生一系列的理化反应。

大量的医疗实践证明，外磁场的介入，可以使部分被作用的神经系统产生兴奋和抑制，可以增加细胞的动能，使基础代谢加快；可以使细胞膜的通透性增强，促进和减缓体内的某些化学反应等等。当外磁场作用于人体某些特定的穴位时，由于磁力的刺激，会使这些穴位产生类似于针灸，又不同于针灸的经络传导作用，将磁能转化为生物能，使人体产生一系列的治疗调节作用。采用"穴位疗法"时，选用的磁感应强度大小一般为 $0.01 \sim 0.3$T。

最近几年，磁疗作为一种新兴产品不断问世，其中有磁椅、磁床、磁疗手表、磁疗戒指、磁疗项链，有用磁片、磁珠作穴位敷贴或真空吸附等等。还有科技人员根据经络穴位原理，在拖鞋上置入强磁钢，在其经络穴位选点上以健脾胃、益肝肾、利排泄为原则，着重于脾、胃、肝、肾、肠，使小小的拖鞋达到减肥瘦身的目的。

临床结果表明：磁场作用到人体后，可以使血管扩张，血流加快，改善血液循环，可以把组织细胞需要的营养物质、氧送到全身各处的组织细胞，又可以把组织细胞的代谢废物带走，而不少疾病与血液循环障碍有关，磁场可以帮助"满足"组织细胞这两方面的需要，与以上有关的疾病就可以得到治疗。例如可以治疗高血压、动脉硬化、降低血脂、缓解疼痛、消肿消炎、改善睡眠等。据有些临床报告，磁场对糖尿病和结石病也有一定的治疗作用。

小 结

1. 磁感应强度

磁感应强度 B 是描述空间各点磁场强弱和方向的物理量。在磁场中某点的磁感应强度 B 的大小可用 $B = \dfrac{F_{max}}{q \upsilon}$ 来确定。该点磁感应强度 B 的方向可按右手螺旋法则确定，即右手四指顺着 F_{max} 的方向往小于 $180°$ 的方向转向正电荷运动速度 υ 的方向，这时大拇指所指的方向便是该点磁感应强度 B 的方向。

2. 洛仑兹力

磁场对运动电荷的作用力称为洛仑兹力。其表达式为

正电荷所受的洛仑兹力为 $f = q \upsilon \times B$

负电荷所受的洛仑兹力为 $f = -q \upsilon \times B$

3. 安培力公式

安培力是磁场对载流导体的作用力。长度为 Δl 的载流导体在磁场中所受的安培力为

$$\Delta F = I\Delta l \times B$$

长度为 l 的载流直导体所受的安培力的大小为

$$F = IBl\sin\theta$$

式中 θ 为导体中的电流方向与磁感应强度 B 之间的夹角。

4. 线圈的磁矩

线圈的磁矩 m 在数值上等于 INS，它的方向为载流线圈的法线方向 n_0，即

$$m = INSn_0$$

式中 S——线圈的面积；N——线圈的匝数；I——线圈中的电流强度。

5. 法拉第电磁感应定律

法拉第电磁感应定律叙述如下："不论任何原因使通过回路面积的磁通量发生变化时，回路中产生的感应电动势与磁通量对时间的变化率 $\dfrac{d\Phi_m}{dt}$ 成正比。"即

$$\varepsilon_i = -\frac{d\Phi_m}{dt}$$

式中负号用来表示感应电动势的方向，感应电动势的正负总是与磁通量的变化率 $\dfrac{d\Phi_m}{dt}$

的正负相反。ε_i 的单位为伏特（V），Φ_m 的单位为韦伯（Wb），t 的单位为秒（s）。

6. 楞次定律

楞次定律表述如下："闭合回路中感应电流的方向，总是使得它激发的磁场反抗引起感应电流的磁通量的变化。"用楞次定律确定感应电流的方向后，随之可用感应电流的方向确定感应电动势的方向。

7. 动生电动势

当回路或回路中的一部分在磁场中有相对运动时，产生的感应电动势称为动生电动势。只有当导线棒作切割磁感应线运动时，才会有动生电动势。动生电动势的大小可用法拉第电磁感应定律计算。

8. 感生电动势

当回路在磁场中没有相对运动而仅由磁场的变化所产生的感应电动势称为感生电动势。在感生电场的作用下，单位正电荷沿闭合回路 l 移动一周时感生电场所作的功即为感生电动势。其感生电动势的大小亦可用法拉第电磁感应定律计算。

9. 自感电动势

当一线圈中的电流发生变化时，它所激发的磁场通过线圈自身的磁通量也在变化，所以线圈自身也要产生感应电动势，这种电动势我们称它为自感电动势。这种现象称为自感现象。根据电磁感应定律，线圈中的自感电动势为

$$\varepsilon_i = -\frac{\mathrm{d}\Phi_m}{\mathrm{d}t} = -L\frac{\mathrm{d}I}{\mathrm{d}t}$$

上式中的比例系数 L 称为自感系数。式中的负号表示自感电动势将反抗回路中电流的变化。

10. 互感电动势

当两个线圈靠得较近时，如果线圈 A 中的电流 I_A 变化时，它所激发的变化的磁场会在线圈 B 中产生感应电动势。同样若线圈 B 中的电流 I_B 变化时，也会在线圈 A 中产生感应电动势。这种感应电动势称为互感电动势。这种现象称为互感现象。

当线圈 A 中的电流 I_A 变化时，它在线圈 B 中产生的互感电动势为

$$\varepsilon_{BA} = -\frac{\mathrm{d}\Phi_{BA}}{\mathrm{d}t} = -M\frac{\mathrm{d}I_A}{\mathrm{d}t}$$

当线圈 B 中的电流 I_B 变化时，它在线圈 A 中产生的互感电动势为

$$\varepsilon_{AB} = -\frac{\mathrm{d}\Phi_{AB}}{\mathrm{d}t} = -M\frac{\mathrm{d}I_B}{\mathrm{d}t}$$

式中 M 称为线圈的互感系数。

习　题

1. 一带电粒子以速度 v 进入一均匀磁场中，当速度方向与磁场方向的夹角为 30°时，

则带电粒子的运动轨迹是什么?

2. 一质量为 m 长度为 L 的通电直导线在均匀磁场 B 中保持平衡, 当直导线中的电流方向与 B 的方向相互垂直时, 则导线中的电流大小应为多少?

3. 当一通电直导线在磁场中所受的磁场力为零时, 说明电流方向与磁感应强度方向有何关系?

4. 当导线棒作什么样的运动时, 导线棒中才会有动生电动势产生。

5. 磁场与静电场有何不同? 磁场力与电场力有何不同?

6. 在不考虑重力作用的情况下, 若有一带电粒子通过空间某一区域时不偏转, 能否肯定该区域中没有磁场? 如果发生偏转能否肯定该区域中存在磁场?

7. 如图 7−12 所示, 一正电荷在磁场中运动到 A 点时, 已知其速度 v 沿 x 轴正方向, 若它在磁场中所受的力 f 为下列几种情况, 试指出各种情况下磁感应强度 B 的方向。

(1) 电荷不受力;

(2) f 的方向沿 z 轴正方向, 且知此时力的数值为最大;

(3) f 的方向沿 z 轴反方向, 且知此时力的数值为最大值的一半。

8. 两个电子同时由电子枪射出, 它们初速度方向一致, 且均与匀强磁场 B 垂直, 速率分别为 v 和 $2v$。经磁场偏转后, 哪个电子先回到出发点? 并写出半径与速度的关系。

9. 在图 7−8 中, 均匀磁场 B 与矩形通电线框的法线方向成 θ 角, 问线框的四个边所受力的大小与 θ 角有无关系? 线框所受的合力矩与 θ 角有无关系?

10. 如图 7−13 所示, 磁感应强度 $B = 2.0\text{T}$, 方向沿 x 轴正方向, 在如图所示的空间放置一个棱镜型立体小盒 $abcdef$, 求通过 $abcd$ 面及整个闭合曲面的磁通量。

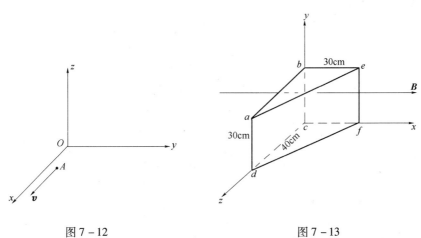

图 7−12　　　　　　　　　　　　　　图 7−13

11. 两平行无限长直导线, 各通以电流强度为 I 和 $4I$, 相距为 d, 求电流同向流动时磁感应强度为零的位置。

12. 如图 7−14 所示为一测定离子质量所用的装置。离子源 S 为气体放电的气室, 一质量为 m, 电量为 $+q$ 的离子在此处产生出来时基本上是静止的。离子经电势差 U 加速后进入磁感应强度 B 的均匀磁场，在此磁场中，离子沿一半圆周运动后射到距入口缝隙 x 远处的感光底片上。试证明离子的质量 m 为

$$m = \frac{B^2 q x^2}{8U}$$

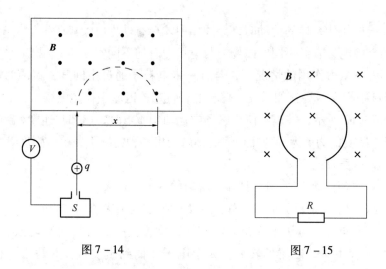

图 7 – 14　　　　　　　　　　　　图 7 – 15

13. 在图 7 – 15 中，通过回路的磁场与线圈平面垂直，方向指向纸面，当磁场与时间的变化关系为 $\varPhi_m = 10t^2 + 3t + 5$ 时，式中 $\varPhi_m$ 的单位为毫韦伯，时间的单位为秒，求：（1）当 $t = 2\text{s}$ 时，回路中的感生电动势等于多少？（2）R 上的电流方向如何？

14. 当一线圈中的电流以 10A/s 变化时，线圈中将产生 25mV 的自感电动势，则线圈的自感系数是多少？

第八章 交 流 电

【学习提要】

1. 掌握正弦交流电的三要素。
2. 理解纯电阻、纯电感和纯电容交流电路。
3. 了解串联、并联谐振的条件和特征。
4. 了解电磁振荡和电磁波的概念。

第一节 正弦交流电

一、交流电的类型

把大小和方向均随时间作周期性的变化的电流称为交变电流,简称**交流电**(alternating current)。

交流电有多种类型。依照正弦(或余弦)函数的形式随时间变化的交流电,称为**正弦交流电**(sine alternating current),或称简谐波,市电就属于这种类型。当然,交流电还有其他类型的波。示波管和显像管偏转线圈中的扫描电流属于锯齿波。计算机中的读、写讯号是矩形脉冲波。无线电技术中常用尖脉冲波作触发讯号。电视讯号中的图像讯号是调幅波,而伴音讯号是调频波。

在交流电的各种类型中,最基本、最重要的是正弦交流电。任何非简谐式的交流电都可以分解为一系列不同频率的正弦交流成分,因而可看作这些成分的叠加。故本章只讨论正弦交流电。

二、描述正弦交流电的特征量

频率、振幅和相位是描述简谐振动的特征量,也是描述正弦交流电的特征量,只要知道这三个量,相应的正弦交流电就完全被确定了。

正弦交流电的变化规律如图 8-1 所示,可以表示为

$$i = I_{m}\sin(\omega t + \varphi_{i}) \tag{8-1}$$

$$u = U_{m}\sin(\omega t + \varphi_{u}) \tag{8-2}$$

上两式中的 i、u 是按正弦规律变化的，它们分别由振幅 I_m、U_m，角频率 ω 和初位相 φ_i、φ_u 来确定，因此振幅、频率和初位相又称为确定正弦量的三要素。

下面我们分别对频率、振幅和相位作扼要阐述。

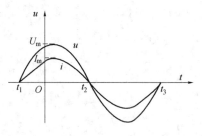

图 8 - 1　正弦交流电的变化规律

1. 频率和周期

交流电的简谐量（i 或 u）作一次完整的变化所需要的时间称为周期，在单位时间内交流电简谐量变化的次数称为频率，周期 T 和频率 ν 的关系为

$$\nu = \frac{1}{T} \tag{8-3}$$

在国际单位中，频率 ν 的单位为赫兹（Hz），周期 T 的单位为秒（s）。

角频率 ω 是正弦量在单位时间内变化的相位，单位是弧度/秒（rad/s），角频率反映了正弦量变化的快慢。它与频率 ν、周期 T 的关系是

$$\omega = \frac{2\pi}{T} = 2\pi\nu \tag{8-4}$$

在日常生活中用的交流电 $\nu = 50\text{Hz}$，医疗上用的交流电的高频在 $150 \sim 3000\text{kHz}$ 之间。

2. 振幅和有效值

振幅 I_m 和 U_m 在交流电中表示交流电简谐量变化的最大幅度称为**峰值**（peak value）。

在度量交流电的大小时既不用瞬时值，也不用峰值，而是用它的有效值。正弦交流电的有效值定义为：**如果某交流电通过一个电阻在一个周期内产生的焦耳热，与某恒定电流通过同一电阻在相同时间内产生的焦耳热相等，那么这个恒定电流的量值是交流电的有效值**。正弦交流电的有效值分别用 I、U 表示电流有效值和电压有效值。有效值与幅值关系为

$$I = \frac{I_m}{\sqrt{2}} = 0.707 I_m \tag{8-5}$$

$$U = \frac{U_m}{\sqrt{2}} = 0.707 U_m \tag{8-6}$$

各种交流电器的额定电压、额定电流，以及常用的交流电表所指示的交流电路的电压、电流，一般都是有效值。市电电压 220V，就是有效值。

3. 相位和初相位

在式 8 - 1 和式 8 - 2 中的 $\omega t + \varphi$ 称为**相位**，其中 φ 称为**初相位**。相位决定了交流电简谐量在任一瞬间的状态，即任一瞬间交流电简谐量量值的大小、极性的正负和变化的趋势。初相位则决定了交流电简谐量在初始时刻的状态，即初始时刻交流电简谐量量值

的大小、极性的正负和变化的趋势。

例 8 - 1　一正弦电压 $u = 220\sqrt{2}\sin(314t + \dfrac{\pi}{4})$ 伏特，试求其频率、角频率、周期、最大值和有效值以及初位相。

解： 将题中所给的正弦电压表达式和正弦电压的一般表达式 $u = U_{\text{m}}\sin(\omega t + \varphi)$ 相比较，可知：

最大值　　　　　　　　　　$U_{\text{m}} = 220\sqrt{2} = 311$ V

有效值　　　　　　　$U = \dfrac{U_{\text{m}}}{\sqrt{2}} = \dfrac{220\sqrt{2}}{\sqrt{2}} = 220$ V

角频率　　　　　　　　　　$\omega = 314$ rad/s

频率　　　　　　$\nu = \dfrac{\omega}{2\pi} = \dfrac{314}{2 \times 3.14} = 50$ Hz

周期　　　　　　　$T = \dfrac{1}{\nu} = \dfrac{1}{50} = 0.02$ s

初位相　　　　　　　　　　$\varphi = \dfrac{\pi}{4}$ rad

第二节　纯电阻、纯电感和纯电容交流电路

交流电路与直流电路相比，不仅元件的种类增多了，而且电压与电流之间的关系也变得比直流电要复杂。在稳恒直流电路中，直流电无论是通过电感线圈还是电容时，只需考虑电阻的作用。但在交流电路中电阻、电感和电容都能对电流产生影响，不仅影响交流电的大小，而且还会改变电流与电压之间的关系。下面我们先介绍纯电阻、纯电感和纯电容交流电路，然后再讨论电阻、电感和电容串联的交流电路。

一、纯电阻交流电路

设通过电阻 R 的电流为 $i = I_{\text{m}}\sin(\omega t + \varphi)$，如图 8 - 2（a）所示。显然通过电阻的电流可以表示为

$$i = \frac{u}{R}$$

那么可得出交流电压为

$$u = iR = I_{\text{m}}R\sin(\omega t + \varphi) = U_{\text{m}}\sin(\omega t + \varphi) \tag{8 - 7}$$

比较 i 和 u 的函数式，可以看出：

（1）初位相 φ 相同，即相位差等于零。这表示，纯电阻电路中，两端的电压与通过其中的电流同相位，电压和电流的波形如图 8 - 2（b）。

（2）电流和电压幅值间的关系为

$$U_{\text{m}} = I_{\text{m}}R$$

若将上式两端各除以 $\sqrt{2}$，则可得有效值的关系是

$$U = IR$$

由此可见，在纯电阻的交流电路中，电流与电压的幅值和有效值之间的关系完全相同。其有效值的矢量图如图 8-2（c）所示，图中标出了 I 与 U_R 两者同位相。

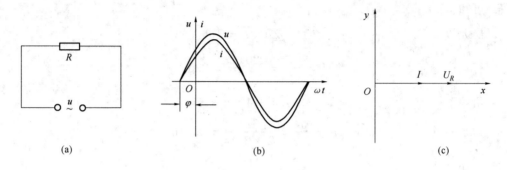

图 8-2 纯电阻交流电路

二、纯电感交流电路

如图 8-3 所示，一个忽略了电阻的空心线圈和交流电流源组成的电路称为**纯电感交流电路**（exchange the circuit in pure inductance）。在纯电感电路中，电感线圈两端的电压 u 和自感电动势 ε_L 之间（当约定它们的正方向相同时）有

$$u = -\varepsilon_L$$

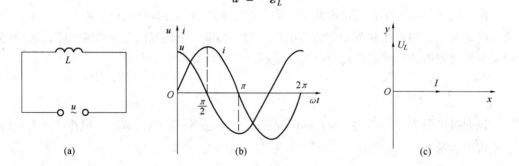

图 8-3 纯电感交流电路

因自感电动势

$$\varepsilon_L = -L\frac{\mathrm{d}i}{\mathrm{d}t}$$

故有

$$u = L\frac{\mathrm{d}i}{\mathrm{d}t}$$

如果电路中的电流为正弦交流电流 $i = I_m\sin(\omega t)$，则

$$u = L\frac{\mathrm{d}i}{\mathrm{d}t} = L\frac{\mathrm{d}}{\mathrm{d}t}(I_m\sin\omega t) = I_m L\omega\cos\omega t$$

$$= I_m L\omega\sin\left(\omega t + \frac{\pi}{2}\right)$$

$$= U_m\sin\left(\omega t + \frac{\pi}{2}\right)$$

其中 $U_m = I_m\omega L$ 为电感两端电压的峰值。纯电感电路中的电压和电流波形如图 8-3（b）所示。由此可见，对于纯电感电路：

（1）通过电感 L 的电流和电压的频率相同。

（2）通过电感 L 的电流峰值和电压峰值的关系是

$$U_m = I_m\omega L \tag{8-8}$$

其有效值之间的关系为

$$U = I\omega L \tag{8-9}$$

由上式可知，纯电感电路的电压大小和电流大小之比为

$$\frac{U}{I} = \omega L$$

ωL 称为电感元件的阻抗，或称感抗（inductive reactance），通常用符号 X_L 表示，即

$$\boxed{X_L = \omega L = 2\pi\nu L} \tag{8-10}$$

式中频率 ν 的单位为赫兹（Hz），电感 L 的单位为亨利（H），感抗 X_L 的单位为欧姆（Ω）。这说明，同一电感元件（ L 一定），对于不同频率的交流电所呈现的感抗是不同的，这是电感元件和电阻元件不同的地方。电感元件的感抗随交流电的频率成正比地增大。电感元件对高频交流电的感抗大，限流作用大，而对直流电流，因其 $\nu = 0$，故 $X_L = 0$，相当于短路，所以电感元件在交流电路中的基本作用之一是"阻交流通直流"或"阻高频通低频"。各种扼流圈就是这方面应用实例。

（3）在纯电感电路中，电感两端的电压位相超前其电流位相 $\frac{\pi}{2}$。这是由于电感的基本规律是 $u = L\frac{\mathrm{d}i}{\mathrm{d}t}$，即电压和电流的变化成正比，而不是和电流的大小成正比。对于正弦交流电，当电流 i 为最大值时，其变化率 $\frac{\mathrm{d}i}{\mathrm{d}t} = 0$，因此电感两端的电压 u 为零。当电流为零时，其变化率为最大，电压也最大，其有效值的矢量图如图 8-3（c）所示，图中标出了 I 与 U_L 两者的相位差为 $\frac{\pi}{2}$。

三、纯电容交流电路

当把正弦电压 $u = U_m\sin(\omega t)$ 加到电容器时，如图 8-4 所示，由于电压随时间变

化，电容器极板上的电量也随着变化。这时在电容器电路中就有电荷移动。如果在 dt 时间内，电容器极板上的电荷变化 dq，电路中就要有 dq 的电荷移动，因此电路中的电流

$$i = \frac{\mathrm{d}q}{\mathrm{d}t}$$

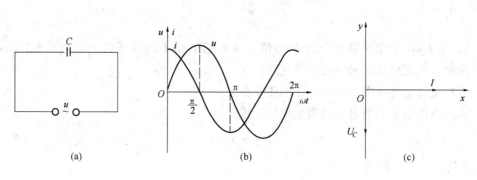

图 8-4　纯电容交流电路

对电容器来说，其极板上的电量和电压的关系是

$$q = Cu$$

因此有

$$\frac{\mathrm{d}q}{\mathrm{d}t} = \frac{\mathrm{d}}{\mathrm{d}t}(Cu) = C\frac{\mathrm{d}u}{\mathrm{d}t}$$

将此关系式及电压 u 的表达式代入 $i = C\dfrac{\mathrm{d}u}{\mathrm{d}t}$，得

$$i = \frac{\mathrm{d}q}{\mathrm{d}t} = C\frac{\mathrm{d}u}{\mathrm{d}t} = C\frac{\mathrm{d}}{\mathrm{d}t}(U_\mathrm{m}\sin\omega t) = U_\mathrm{m}C\omega\cos\omega t$$

$$= U_\mathrm{m}C\omega\sin\left(\omega t + \frac{\pi}{2}\right) = I_\mathrm{m}\sin\left(\omega t + \frac{\pi}{2}\right)$$

其中 $I_\mathrm{m} = U_\mathrm{m}C\omega$ 为电路中电流的峰值。纯电容电路中的电压和电流波形如图 8-4（b）所示。由此可见，对于纯电容电路：

（1）通过电容 C 的电流和电压的频率相同。

（2）通过电容 C 的电流峰值和电压峰值的关系是

$$I_\mathrm{m} = U_\mathrm{m}C\omega \tag{8-11}$$

其有效值之间的关系为

$$I = UC\omega \tag{8-12}$$

由上式可知，纯电容电路中的电压大小与电流大小之比为

$$\frac{U}{I} = \frac{1}{\omega C}$$

$\frac{1}{\omega C}$ 称为电容元件的阻抗，或简称为 **容抗**（capacitive reactance），通常用符号 X_C 表示，即

$$X_C = \frac{1}{\omega C} = \frac{1}{2\pi\nu C} \qquad (8-13)$$

式中电容 C 的单位是法拉（F），容抗 X_C 的单位为欧姆（Ω）。可见，同一电容元件（C 一定），对于不同频率的交流电所呈现的容抗是不同的。由于电容器的容抗与交流电的频率成反比，因此频率越高，容抗就越小，频率越低，容抗就越大。对直流电来讲 $\nu = 0$，容抗为无限大，故相当于断路。所以电容元件在交流电路中的基本作用之一就是"隔直流，通交流"或"阻低频，通高频"。

（3）在纯电容电路中，其电流的位相超前于电容两端的电压 $\frac{\pi}{2}$。这是因为电容的

基本规律是 $i = C\frac{\mathrm{d}u}{\mathrm{d}t}$，即电流 i 和电压 u 的变化率成正比，而不是和电压的大小成正比。

对于正弦交流电，当电压为零时，其变化率 $\frac{\mathrm{d}u}{\mathrm{d}t}$ 为最大，故电流为最大，当电压为最大时，其变化率为零，故电流为零，其有效值的矢量图如图 8-4（c）所示，图中标出了 I 与 U_C 两者的相位差为 $\frac{\pi}{2}$。

本节主要讨论了三个基本元件，即纯电阻、纯电感、纯电容的性质。但是这种纯元件仅是理想的元件。在实际电路中，严格地讲是没有纯元件的。例如一只由导线绕制的空心线圈，它既有电阻，又有电感，而且在各匝线圈之间还有一定的分布电容。一般来说，任何一个实际元件必定具有电阻、电感和电容的混合特性，所不同的是其中哪一个性质是主要的。下面从一个具体例子来说明这一点。

例 8-2 设一空心线圈，其电感 $L = 3\mathrm{mH}$，电容 $C = 2\mathrm{pF}$，电阻 $R = 2\Omega$。等效电路如图 8-5 所示，试求：

（1）线圈中分别通以 $\nu = 50\mathrm{Hz}$、$\nu = 10^4\mathrm{Hz}$、$\nu = 100\mathrm{MHz}$ 的交流电时的容抗和感抗？

（2）在直流情况和上面三种频率下，电路元件的作用是否有显著性差别？

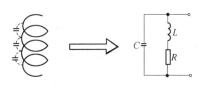

图 8-5

解：（1）当线圈中通以 $\nu = 50\mathrm{Hz}$ 交流电

$$X_L = 2\pi\nu L = 2 \times 3.14 \times 50 \times 3 \times 10^{-3} = 0.942\ \Omega$$

$$X_C = \frac{1}{2\pi\nu C} = \frac{1}{2 \times 3.14 \times 50 \times 2 \times 10^{-12}} = 1.59 \times 10^9\ \Omega$$

当线圈中通以 $\nu = 10^4\,\mathrm{Hz}$ 交流电

$$X_L = 2\pi\nu L = 2 \times 3.14 \times 10^4 \times 3 \times 10^{-3} = 188.4\,\Omega$$

$$X_C = \frac{1}{2\pi\nu C} = \frac{1}{2 \times 3.14 \times 10^4 \times 2 \times 10^{-12}} = 7.96 \times 10^6\,\Omega$$

当线圈中通以 $\nu = 100\,\mathrm{MHz}$ 交流电

$$X_L = 1.88 \times 10^6\,\Omega$$

$$X_C = 7.96 \times 10^2\,\Omega$$

（2）在直流电情况下，由于感抗为零，容抗为无穷大，而电感是和电阻串联的，电容是并联的，既然电感和电容都不起作用，所以该线圈相当于是一只阻值为 2 欧姆的电阻。若线圈中通以 $\nu = 50\,\mathrm{Hz}$ 交流电，X_C 的阻值很大，它是并联在电感和电阻的串联支路上的，可以认为是开路。X_L 和 R 的大小差不多，所以这只线圈可以看作是电阻和电感的串联组合。如果线圈中通以 $\nu = 10^4\,\mathrm{Hz}$ 交流电，则此时 X_C 仍比 X_L 大很多，电容仍不起作用。但 $X_L \gg R$，这时线圈的感抗处于主要地位，可以把它当成一个电感。当 $\nu = 100\,\mathrm{MHz}$ 时，$X_L = 1.88 \times 10^6\,\Omega$，$X_C = 7.96 \times 10^2\,\Omega$，这时 $X_C \ll X_L$，图中的感抗支路可以看作开路，这只线圈实际上已相当于一只电容了。

因此，同一电路元件在不同频率的条件下，它的作用会有显著的差别。即有些实际电路元件，在低频时使用，可以满足要求，但到高频时就不大一样。在收音机或电视机中，合理的布线之所以十分重要，就是因为在高频时，布线对电容、电感等将产生显著影响，以致会产生许多在低频时不会发生的现象。

第三节　串联谐振　并联谐振

在 RLC 电路中，当所加的电压 U 与 I 相位相同时电路出现纯电阻即发生**谐振**（resonance）。谐振分为：串联谐振，并联谐振。

一、串联谐振

我们知道电感和电容对于不同频率的交流电所呈现的感抗和容抗是不同的，也就是说感抗和容抗是随频率而变化的，因此电抗 $X = X_L - X_C = \omega L - \dfrac{1}{\omega C}$ 也要随频率发生变化，X、X_L 和 X_C 随频率变化的规律如图 8-6 所示，从图中可以看出：

（1）当交流电的频率为 ν_0 时，感抗 X_L 恰好等于容抗 X_C，阻抗 $Z = R$，电路呈电阻性；

（2）当交流电的频率大于 ν_0 时，感抗大于容抗，电路呈电感性，频率越高，电路的阻抗也越大；

（3）当交流电的频率小于 ν_0 时，容抗大于感抗，电路呈电容性，频率越低，电路的阻抗越大。

由此可见，当频率 ν 从小于 ν_0，由小变大时，电路的阻抗先是从大变小；当频率为 ν_0

时,感抗等于容抗,电路的阻抗为最小,而且等于电阻 R ,之后阻抗又从小变大。

从阻抗随频率变化的规律,可以得出电流随频率变化的规律如图 8-7 所示,从图看出,当 $\nu = \nu_0$ 时,电路中出现最大电流,此时 $X_L = X_C$,电路呈电阻性。RLC 串联电路的这种状态称为**串联谐振**(contact resonance)。由于谐振时,$X_L = X_C$

即 $\omega_0 L - \dfrac{1}{\omega_0 C} = 0$ 其中 ω_0 为谐振角频率

故 $$\omega_0 = \frac{1}{\sqrt{LC}}$$

由此得谐振频率: $$\boxed{\nu_0 = \frac{1}{2\pi \sqrt{LC}}}$$ (8-14)

上式表明,当电路的电感和电容一定时,电路就有一定的固有频率 ν_0,改变电源频率使其正好等于电路的固有频率 ν_0 时,电路就产生了谐振。

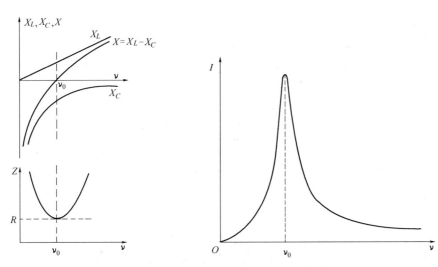

图 8-6 X、X_L 和 X_C 随频率变化的规律   图 8-7 电流随频率变化规律

当 RLC 串联电路达到谐振时,电路具有如下特点:

(1)I 与 U 同相,电路呈电阻性。

(2)串联谐振时 X 最小,电流 I 最大,即 $I = \dfrac{U}{R}$。

(3)电感与电容上的电压有效值大小相等,相位相反互为补偿,即 $U = U_R$。

(4)谐振时电感与电容上的电压有效值大小相等,并是电源电压有效值的 Q 倍,即电感(电容)的端电压与电源电压之比称为**品质因数**(quality factor),用 Q 表示

$$Q = \frac{U_C}{U} = \frac{U_L}{U} = \frac{\omega_0 LI}{RI} = \frac{\omega_0 L}{R}$$

则
$$Q = \frac{\omega_0 L}{R}$$
(8-15)

式中 Q 值的大小，反映电感线圈等电路元件的质量好坏。

由上可知，在给定电流的情况下，电抗元件（电感或电容器）两端电压是电源电压的 Q 倍，因此，串联谐振又称为**电压谐振**（voltage resonance）。

二、并联谐振

在 RLC 并联电路中发生谐振时，呈电阻性，若电阻 R 忽略，LC 谐振角频率为

$$\omega_0 = \frac{1}{\sqrt{LC}}$$

或
$$\nu_0 = \frac{1}{2\pi \sqrt{LC}}$$
(8-16)

由上式可知，并联回路和串联回路的谐振频率是相同的。

当 RLC 并联电路中发生谐振时，具有如下特点：

（1）电路呈电阻性，总电流与总电压同位相。

（2）回路的总阻抗最大，$Z = \dfrac{L}{RC}$。

（3）回路的总电流最小，即 $I = \dfrac{RC}{L}U$。

（4）电感或电容支路上的电流，接近相等（在 $L\omega \gg R$ 的条件下），且等于总电流的 Q 倍，则

$$I_C \approx I_L = IQ$$

因此，并联谐振又称为**电流谐振**（electric current resonance）。

例 8-3　将一个具有电感 $L = 160\text{mH}$、电阻 $R = 2\Omega$ 的线圈与一只电容 $C = 64\mu\text{F}$ 的电容器串联后接至电压为 220V 的供电线上，如果频率是 400Hz，试问在什么频率下这个电路会产生电压谐振？谐振时，电容器两端的电压是多少？

解：电路谐振时，其谐振频率应为：

$$\nu_0 = \frac{1}{2\pi \sqrt{LC}} = \frac{1}{2 \times 3.14 \times \sqrt{160 \times 10^{-3} \times 64 \times 10^{-6}}} = 50\text{Hz}$$

电压谐振时，电流 I 最大，即　$I = \dfrac{U}{R} = \dfrac{220}{2} = 110\text{A}$

此时电容器两端的电压应为：

$$U_C = IX_C = \frac{I}{\omega C} = \frac{I}{2\pi\nu_0 C} = \frac{110}{2 \times 3.14 \times 50 \times 64 \times 10^{-6}} = 110 \times 50 = 5500\text{V}$$

从计算结果可知，电容器上的电压远远超过了电源电压。这样高的电压可能将电容

器的介质击穿，或将线圈匝间的绝缘击穿，从而引起事故。因此在电力工程中，谐振是要避免的。

第四节 电磁振荡 电磁波

一、电磁振荡

由电路本身所具有的电场和磁场能量之间交互变化而产生的振荡，称为**电磁振荡**（electromagnetic oscillation）。电磁振荡的过程也是电路中的电流以及电容器极板上的电压，在最大值和最小值之间随时间作周期性往复变化的过程。能产生振荡电流的电路称为**振荡电路**（oscillation circuit）。最简单的振荡电路是由一个自感线圈和一个电容器并联而组成的回路，简称 LC 回路。如图 8-8 所示。振荡回路主要作用是使振荡器产生频率一定的正弦波。把图 8-8（a）中的开关 K 倒向"1"，电池先向电容 C 充电，经过一段时间之后，把 K 从"1"倒向"2"，这时，回路中就发生了电磁变换现象，如图 8-8（b）所示，其过程是先由充了电的电容 C 向电感 L 放电，在电容器向电感放电的时间内，原来充到电容器中的电能逐渐变成电感中的磁能。当电容器上的电荷放完时，C 两端电压降至零，这时虽然 C 上不再放电了，但是我们知道通过电感线圈的电流是不能突变的，或者说，流过线圈的电流不可能一下子消失，因此电流仍按原方向继续流动。维持电流继续流动的是线圈中所贮存的磁场能量。当电流在回路中继续流动时，L 就反过来向 C 充电，于是在电容器两端重新出现电荷，但电容器上的电压极性和原来相反，如图 8-8（c）所示，在 L 向 C 反向充电的过程中，L 中的电流逐渐减小，C 上的电压逐渐增大，线圈的磁能又逐渐变成电容器的电能。当 L 中的电流减小到零时，线圈周围的磁场消失，磁能全部转变为电能，之后 C 又向 L 放电，如图 8-8（d）。与前一过程比较，只是此时电容放电电流的方向相反了，其余过程与前一过程一样，回路中电流如此反复循环的现象，就是回路中产生的电磁振荡。由此可见振荡实际上是回路中的电磁能交替变换过程。通过这种过程，回路把原来的直流电能变换成交流电能，回路中就有正弦交流电压产生称为**振荡电压**（oscillation voltage）。

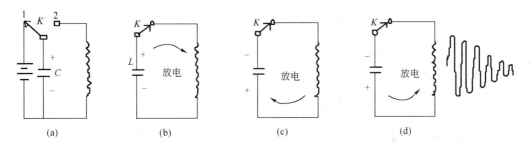

图 8-8 电磁振荡

电容器上的电量满足下式

$$q = Q_0\cos(\omega t + \varphi)$$

可求得回路中的电流

$$i = \frac{dq}{dt} = -Q_0\omega\sin(\omega t + \varphi) = -I_0\sin(\omega t + \varphi)$$

上式表明，LC 回路的电流是作周期性变化的，式中 ω 是角频率，即

$$\omega = 2\pi\nu = \frac{1}{\sqrt{LC}}$$

则回路的振荡频率和周期分别是

$$\nu = \frac{1}{2\pi\sqrt{LC}} \qquad\qquad (8-17)$$

$$T = 2\pi\sqrt{LC} \qquad\qquad (8-18)$$

电路的固有周期和固有频率，只和 LC 回路的电容和电感的大小有关。如果要改变振荡电路的周期和频率，可以通过改变电容和电感的方法来实现。上述讨论是对回路中无电阻而且能量没有辐射的情况，在这种理想的条件下，电磁振荡会永远进行下去，称为**无阻尼振荡**（undamped electrical oscillation）。实际上，这种理想的条件是达不到的，为了使电磁振荡继续下去，必须补充能量。

二、电磁波

在空间某一区域中电场发生了变化，则在它邻近的区域就会产生变化的磁场，变化的磁场又要引起较远区域产生新的变化电场，如此继续下去，变化的电场与变化的磁场交替产生，由近及远传播出去，这种变化的电磁场在空间以一定的速度传播，称为**电磁波**（electromagnetic wave）。

（一）产生电磁波的物理基础

1. 变化的磁场激发涡旋电场（即感应电场）。
2. 变化的电场（位移电流）激发涡旋磁场。

（二）电磁波的产生与传播

1. 波源能作电磁振荡的系统，电磁波的产生也要求有波源（电偶极子可作为发射电磁波的波源）。
2. LC 振荡电路辐射电磁波的条件

（1）振荡频率足够高。由于辐射能量与频率的四次方成正比，因而频率越高，辐

射能量越高。

（2）电路开放。*LC* 是集中性元件，电场能量集中在电容器中，磁场能量集中在线圈中，为了把电磁能辐射出去，电路必须是开放型的。

为了满足上述条件，把电容器两极板间的距离拉大，并减少线圈的匝数，逐渐拉直，最后简化成一根直线，这样，电场与磁场便逐渐分散到空间中，同时由于 *L* 和 *C* 的减少，也提高了电路的振荡频率。即 *LC* 振荡电路就演变为振荡偶极子，从而使电磁能以电磁波的形式辐射出去。即振荡电偶极子可作为电磁波的波源。

3. 电磁波的传播不需要有媒质，电磁波本身就是媒质。

三、电磁波谱

赫兹（Heinrich Rudotf Hertz）用电磁振荡的方法产生电磁波，证明它的性质与光波完全相同；以后物理学家做了许多实验，证明光波是电磁波，而且证明 X 射线、γ 射线等都是电磁波。

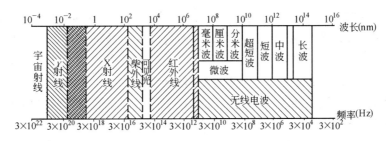

图 8-9　电磁波谱

电磁波的范围很广。为了便于比较，以便对各种电磁波有全面的了解，我们可以按照波长（或频率）的大小，把它们依次排成波谱，称为**电磁波谱**（electromagnetic spectrum）。

表 8-1　电磁波的波长范围、主要产生方式及用途

电 磁 波	真空中的波长（m）	主要产生方式	主要用途
γ 射线	$< 0.4 \times 10^{-10}$	原子核衰变	探伤，原子核结构分析
X 射线	$\sim 5 \times 10^{-9}$	原子内层电子	透视，晶体结构分析
紫外线	$\sim 4 \times 10^{-7}$		消毒杀菌
可见光	$\sim 7.6 \times 10^{-7}$	炽热物体、气体放电	照明，植物光合
红外线	$\sim 6 \times 10^{-4}$		夜视，分析，加热

（续表）

电磁波	真空中的波长（m）	主要产生方式	主要用途
微波	~1		电视，雷达，加热
超短波	~10		广播，电视，导航
短波	~200	电子电路	电报，通讯
中波	~3000		广播
长波	~30000		通讯和导航

第五节 交流电对机体的作用

一、电流对人体的影响

电流通过人体后，能使肌肉收缩产生运动，造成机械性损伤，电流产生的热效应和化学效应可引起一系列急骤的病理变化，使肌体遭受严重的损害，特别是电流流经心脏，对心脏损害极为严重。

（1）通过人体的电流越大，对人体的影响也越大，因此，接触的电压越高，对人体的损伤也就越大。一般将36V以下的电压作为安全电压。但在特别潮湿的环境中即便接触36V的电源也有生命危险，所以在这种场所，要用12V安全电压。

（2）交流电对人体的损害作用比直流电大，不同频率的交流电对人体影响也不同。人体对交流电要比直流电敏感得多，接触直流电时，其强度达250mA有时也不引起特殊的损伤，而接触50Hz交流电时只要有50mA的电流通过人体，如持续数十秒，便可引起心脏心室纤维性颤动，导致死亡。交流电中28~300Hz的电流对人体损害最大，极易引起心室纤维性颤动，20000Hz以上的交流电对人体影响较小，故可用来作为理疗之用。我们平时采用的交流电源为50Hz，从设计电器设备角度考虑是比较合理的，然而50Hz的电流对人体损害是较严重的，故一定要提高警惕，搞好安全用电工作。

（3）电流持续时间与损伤程度有密切关系，通电时间短，对机体的影响小；通电时间长，对机体损伤就大，危险性也增大，特别是电流持续流过人体的时间超过人的心脏搏动周期时对心脏的威胁更大，极易产生心室纤维性颤动。

（4）通过人体的电流途径不同时，对人体的伤害情况也不同。通过心脏、肺和中枢神经系统的电流强度越大，其后果也就越严重。由于身体的不同部位触及带电体，流经身体各部位的电流强度不同，对人体的损害程序也就不一样。所以通过人体的总电流，强度虽然相等，但电流途径不同，其后果也不相同。

二、高频电疗法

（1）高频电概述 频率大于100千赫的交流电称为高频电流（high - frequency current)。它以电磁波形式向四周传播。电磁波在空间传播的速度等于光速，为 3×10^8 m/s。高频电流的频率与波长成反比关系。应用高频电作用人体达到防治疾病目的方法称高频电疗法。

（2）高频电的特征　高频电作用人体时具有下列特征：

①不产生电解。由于它是一种交流电，是一种正负交替变化的电流，在正半周内，离子向一个方向移动；负半周内，离子又向反方向移动，所以，不会产生电解作用。

②作用神经肌肉时不产生兴奋作用。根据电生理测定，如果需引起神经或肌肉兴奋，刺激的持续时间应分别达到 0.3 和 1ms。但当频率大于 100000 赫时，每个周期的时间小于 0.01ms，而其中阴极刺激只占其中的 1/4 即 0.0025ms，两者数值均未达到兴奋要求，因此，由于高频电频率很高，在正常情况下，无论通过多少个周期，一般均不引起神经肌肉兴奋而产生收缩反应。

③高频电通过人体时能在组织内产生热效应和非热效应。在低中频电流中，由于通过组织电流较小，不能产生足够热量。但在高频电时，由于频率上升，容抗 X_C 急剧下降，组织电阻可明显下降到数百、数十甚至数个欧姆，因此，通过人体的电流可急剧增加。根据焦耳－楞次定律 $Q = 0.24I^2Rt$，所以，高频电组织内可产生热效应。此外，高频电在以不引起体温升高的电场强度作用人体时，也可改变组织的理化特性和生理反应，称为非热效应。

④高频电治疗时，电极可以离开皮肤，在低、中频电疗时，电极必须与皮肤紧密接触，否则电流不能通入人体，其原因是电极离开皮肤时，皮肤与电极及两者间的空隙形成了一个电容，皮肤和电极相当于电容器的两个导体，空气则相当于介质。

根据公式，这一电容的容抗为

$$X_C = \frac{1}{2\pi\nu C}$$

由上式可知，ν 愈大，X_C 愈小。

a. 直流电：$\nu = 0$，故 $X_C = \infty$，因此直流电不能通过。

b. 低频电流：设 $\nu = 100\text{Hz}$，算出 $X_C = 36.7\text{M}\Omega$，由于阻抗为 36.7MΩ，因此低频电不易通过电容器。

c. 中频电流：设 $\nu = 5000\text{Hz}$，算出 $X_C = 710\text{K}\Omega$，而中频电流常用 50V 的电压，由于通过的电流甚微，故亦不能通过这一电容而对人体产生有价值的作用。

d. 高频电流：设 $\nu = 40.68\text{MHz}$（超短波，波长 7m），计算得 $X_C = 88\Omega$，而超短波治疗机一般输入电压为 100 ~ 150V，如以 100V 计算，则通过这一电容的电流为 1.14A，由此说明超短波治疗机电流完全可以畅通地通过电极、空气与皮肤三者形成的电容，所以，治疗时电极可以离开皮肤。但中波透热电疗由于其频率较低（100 万赫 ~ 300 万赫），而治疗时需要大电流，电极仍须接触皮肤，否则不能达到透热效果。

（3）高频电疗的分类

①按波长分类。目前医疗上所用的短波、超短波、分米波、微波按波长划分。

②按波形分类

a. 减幅正弦电流：电流波幅依次递补递减，最后降至 0，这种电流用火花放电产生，临床常用的有共鸣火花（达松代尔）疗法。

b. 等幅正弦电流：电流波幅相等恒定不变，连续振荡，临床常用的有中波、短波、超短波疗法等。

c. 脉冲正弦电流：正弦电流以脉冲形式出现，通电时间短，脉冲峰值大，目前采用这种电流的有脉冲短波和脉冲超短波疗法。最近有脉冲微波实验研究报道，但临床应用尚少见。

小 结

1. 基本概念

（1）角频率 有效值 相位 初相位 相位差

（2）感抗 容抗 串联谐振 并联谐振

（3）品质因数 电磁振荡 电磁波 振荡电压

2. 基本定律

（1）交流电的有效值

①表述：如果某交流电通过一个电阻在一个周期内产生的焦耳热，与某恒定电流通过同一电阻在相同时间内产生的焦耳热相等，那么这个恒定电流的量值就是该交流电的有效值。

②数学表达式

$$I = \frac{I_m}{\sqrt{2}} = 0.7707 I_m$$

$$U = \frac{U_m}{\sqrt{2}} = 0.707 U_m$$

（2）串联谐振与并联谐振

①表述：在电路的电感和电容一定时，电路就有一定的固有频率 ν_0，改变电源频率使其正好等于固有频率 ν_0 时，电路就达到了谐振。并联回路和串联回路的谐振频率是相同的。

②数学表达式

$$\nu_0 = \frac{1}{2\pi \sqrt{LC}}$$

（3）品质因数

①表述：谐振时电感与电容上的电压有效值大小相等，并是电源电压有效值的 Q 倍，即电感（电容）的端电压与电源电压之比称为品质因数。

②数学表达式

$$Q = \frac{\omega_0 L}{R}$$

习 题

1. 写出下列简谐交流电的初相、频率、有效值和最大值。

（1）$i(t) = 5\sqrt{2}\cos\left(314t - \dfrac{2}{3}\pi\right)$

（2）$i(t) = I_m\sin(\omega t + \alpha)$

（3）$i(t) = -2\cos\left(6280t + \dfrac{\pi}{3}\right)$

2. 简谐交流电 $i_1(t) = 311\cos\left(314t + \dfrac{\pi}{2}\right)$ 和 $i_2(t) = 311\cos\left(314t + \dfrac{5}{6}\pi\right)$，指出它们的相位差是多少？哪一个超前？

3. 简谐交流电 $i(t) = I_m\cos\left(\omega t + \dfrac{\pi}{6}\right)$，在 $t = 0$ 时，$i = 0.866$（安），求电路中电流的最大值。用交流安培计测量时读数是多少？

4. 电阻 R 的单位是欧姆，电感 L 的单位是亨利，电容 C 的单位是法拉，频率 ν 的单位是赫兹，角频率 $\omega = 2\pi\nu$。证明：

（1）ωL 的单位是欧姆；

（2）$\dfrac{1}{\omega C}$ 的单位是欧姆。

5. 将电容 $C = 318\mu\text{F}$ 的电容接到电压 $u(t) = 311\cos(314t)$ V 的交流电源上，求电流的瞬时值表达式。

6. 把一个电感为 31.8H 的线圈（电阻可以忽略），接到电压为 220V，频率为 50Hz 的电源上，求通过线圈电流的最大值。

7. 在 RLC 串联谐振情况下，若电源电压不变，减小 R 的数值，U_R、U_L、U_C 应如何改变？

8. 在 RLC 串联电路中，若分别增大 R、L、C 数值，这时其谐振电路的品质因数 Q 是增大还是减小？

9. 一个由电感 $L = 0.01\text{H}$、电容 $C = 100\mu\text{F}$、电阻 $R = 2\Omega$ 所组成的串联电路，其两端接在电压 U 为 16V（内阻为零）的发电机上。求回路的谐振角频率，谐振时的电流、电感和电容上的电压。

10. 串联谐振电路 $L = 0.03\text{mH}$，$C = 558\text{pF}$，$R = 10\Omega$，$U = 5\text{mV}$，求电路的谐振电流、品质因数、电容和电感上的电压。

第九章　几何光学与医用光学仪器

【学习提要】

1. 理解几何光学的有关定律和原理；掌握单球面与共轴球面系统的成像公式。

2. 掌握薄透镜和厚透镜的成像规律；理解焦点、主点、节点的概念。

3. 了解眼球的构造、视角和视力的概念以及非正视眼的矫正方法。

4. 理解放大镜、显微镜的基本原理，理解并能计算显微镜的放大率和分辨限度。

5. 了解检眼镜、纤镜的构造与原理。

几何光学（geometrical optics）是以光的直线传播为基础，研究光在透明媒质中传播规律的光学。在日常生活中，光的波长与它所遇到的障碍物或孔隙的大小相比，往往是非常小的。在这种情况下，光的波动性可以忽略而近似地认为光是直线传播的，即认为光是以光线的形式传播的。本章将介绍几何光学的一些基础知识，并阐明显微镜等一些与医学密切相关的光学仪器的基本原理。

几何光学的有关定律和原理都是用光线的概念来描述的。

（1）光的直线传播定律：光在同一种均匀介质中沿直线传播。小孔成像、影的形成、日食、月食等都是光沿直线传播的例证。

（2）光的独立传播定律：从不同方向或由不同物体发出的光线相遇，过后每一光线均按原来的方式独立传播而不受相遇的影响。

设两种媒质的折射率分别为 n_1 和 n_2，入射光线从第一媒质传播到达第一、二两种媒质的分界面时，一部分光线发生反射；另一部分进入第二媒质，发生折射，如图 9 - 1 所示。光的反射和折射遵循下列规律：

光的反射定律：入射光线、反射光线和分界面上入射点的法线都在同一平面上，并且入射角与反射角相等。

光的折射定律：入射光线、法线和折射线都在同一平面上。入射角的正弦与折射角的正弦之比与媒质的折射率成反比。这个定律可写成：

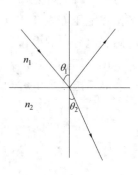

图 9 - 1　光的反射与折射

$$n_1\sin\theta_1 = n_2\sin\theta_2$$

光路可逆原理：光线逆着反射线或折射线方向入射，将沿着原来的入射线方向反射或折射。

第一节　单球面折射　透镜

一、单球面折射

设有折射率为 n_1 和 n_2 的两种媒质，其分界面是球面的一部分，如图 9 - 2 所示。球面的曲率中心为 C。通过 C 点的轴线 OPI 称为折射面的**主光轴**。从主光轴上一物体 O 发出的光线沿主光轴进入第二媒质后，它的方向不会改变。沿 OM 方向的光线投射到分界面上的 M 点，折射后，在第二媒质中沿 MI 方向前进，与主光轴交于 I 点。I 点的位置可按下面方法求得：

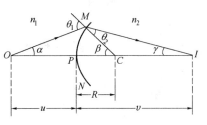

图 9 - 2　单球面折射

令 $OP = u, IP = v, CP = R, OM = l_1, MI = l_2$。

在 $\triangle OMC$ 中，按正弦定律可得：

$$\frac{\sin\theta_1}{\sin\beta} = \frac{OC}{OM} = \frac{u + R}{l_1} \tag{9 - 1}$$

同理，在 $\triangle MCI$ 中：

$$\frac{\sin\theta_2}{\sin\beta} = \frac{CI}{MI} = \frac{v - R}{l_2} \tag{9 - 2}$$

根据折射定律得：

$$\frac{\sin\theta_1}{\sin\theta_2} = \frac{n_2}{n_1} \tag{9 - 3}$$

联立上面三式得

$$\frac{n_2}{n_1} = \frac{u + R}{v - R} \cdot \frac{l_2}{l_1} \tag{9 - 4}$$

显然 I 点的位置将随 l_1 的长短，即倾斜角 α 的大小而定。自 O 点发出的许多光线，其倾斜角各不相同，故折射后并不会聚于一点。但是，对于倾斜角 α 甚小的近轴光线，则 $l_1 \approx u$，$l_2 \approx v$，公式可化为

$$\boxed{\frac{n_1}{u} + \frac{n_2}{v} = \frac{n_2 - n_1}{R}} \tag{9 - 5}$$

式中并不包含 l_1 和 l_2。可见，只有在倾斜角 α 很小的范围内，自物体 O 点发出的一束近轴光线，v 的值才与倾斜角无关。就是说，这束光线经球面折射后将会聚于 I 点。因此，I 点就是 O 点的像，v 是像距，而 u 则为物距。

公式 9-5 虽由凸球面导出，可以证明，该式也适用于凹球面的折射，只要遵守下列符号规则：

（1）u、v：实正虚负，即实物、实像取正值，虚物虚像取负值。

（2）R：凸正凹负，即凸球面对着入射光线 R 取正值，反之 R 取负值。

设有一点光源放在主光轴上某一点 F_1 时，如果它所发出的入射光线经过球面的折射后，成为一束与主光轴平行的光线，则 F_1 称为凸球面的**第一焦点**（first focus）；它与球面顶点 A 的距离 $F_1A = f_1$ 称为**第一焦距**（first focal distance）。如图 9-3，在这种情况下，$u = f_1$，$v = \infty$，应用公式 9-5 得出

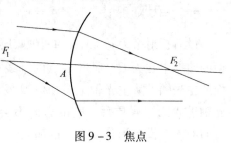

图 9-3　焦点

$$f_1 = \frac{n_1}{n_2 - n_1}R \qquad (9-6)$$

与此相反，从远处发光点发出的平行光线入射到球面经折射后会聚于主光轴上的 F_2 点，F_2 称为**第二焦点**（second focus），AF_2 称为第二焦距，用 f_2 表示，见图 9-3。在这种情况下：$u = \infty$，$v = f_2$，应用公式 9-5 可得

$$f_2 = \frac{n_2}{n_2 - n_1}R \qquad (9-7)$$

比较公式 9-6 和 9-7 可得

$$\frac{n_1}{f_1} = \frac{n_2}{f_2} = \frac{n_2 - n_1}{R} = \Phi \qquad (9-8)$$

媒质的折射率与相应焦距的比值衡量折射面的屈光本领，称为折射面的**焦度**（focalpower），用 Φ 表示。对于一定的媒质，折射率一定，则折射面的曲率半径 R 愈小，焦距 f 愈短，焦度 Φ 就愈大，这意味着折射面的屈光本领愈强。反之，R 越大，Φ 就越小，屈光本领越弱。如果焦距用 m 为单位，那么焦度 Φ 的单位为屈光度，习惯上用 D 表示。

例 9-1　设空气（$n_1 = 1.0$）与玻璃（$n_2 = 1.5$）的分界面为一半径为 4.0cm 的凸球面，物体放在球面顶点前 10cm 处的主光轴上。求：

（1）凸球面的两个焦距；

（2）像距；

（3）折射面的焦度。

解：（1）根据公式 9-6 得：第一焦距为 $f_1 = \dfrac{1.0 \times 4.0}{1.5 - 1.0} = 8.0\text{cm}$

根据公式 9－7 得：第二焦距为 $f_2 = \dfrac{1.5 \times 4.0}{1.5 - 1.0} = 12\text{cm}$

（2）根据公式 9－5 得：像距为

$$v = \frac{n_2 uR}{n_2 u - n_1 u - n_1 R} = \frac{1.5 \times 10 \times 4.0}{1.5 \times 10 - 1.0 \times 10 - 1.0 \times 4.0} = 60\text{cm}$$

（3）根据公式 9－8 得：折射面的焦度为

$$\Phi = \frac{n_2 - n_1}{R} = \frac{1.5 - 1.0}{4.0 \times 10^{-2}} = 12.5\text{D}$$

二、共轴球面系统

设有若干个球面的中心位于同一直线上，构成了共轴球面系统，这一直线就是系统的主光轴。显然从物体发出的光线通过第一球面的折射所成的"像"，充当第二球面的"物"……依此类推，可以求出共轴球面系统最后所成的像。透镜是一个最简单的共轴球面系统，它仅有两个共轴的折射球面。依其厚度的不同，透镜可分为厚透镜和薄透镜两类，所谓厚度是指透镜的两个球面在其主光轴上的距离。与透镜的焦距相比，厚度不能忽略者称为**厚透镜**；可忽略者称为**薄透镜**。现在分别讨论这两种透镜的成像规律。

（一）薄透镜

设透镜的厚度为 d，折射率为 n，两侧的媒质相同，其折射率等于 n_1。两球面的曲率半

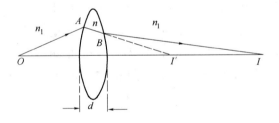

图 9－4 透镜成像

径分别为 R_1 和 R_2，如图 9－4 所示。物体 O 发出的光线 OA 经第 1 球面的折射而沿 AB 方向前进。如果没有第 2 球面的存在，则折射线将与主轴交于 I' 点而成一实像，像距为 v'，应用公式 9－5 可得

$$\frac{n_1}{u} + \frac{n}{v'} = \frac{n - n_1}{R_1} \tag{9-9}$$

由于第 2 球面的存在，第 1 球面所成的实像 I'，充当第 2 球面的"物"。然而，对于第 2 球面来说，入射的一束会聚光线要向前延长后，才能相交于 I'，实际上并无光线通过 I'，也没有光线从 I' 发出，所以这是一个虚物。其物距应取负值，为 $-(v' - d)$，最后，成像于 I，设像距为 v，应用公式 9－5 可得

$$\frac{n}{-(v'-d)} + \frac{n_1}{v} = \frac{n_1 - n}{R_2} \qquad (9-10)$$

联立上述两式就可解出 v' 和 v 。

对于薄透镜，厚度 $d \approx 0$ ，将两式相加，整理得：

$$\frac{1}{u} + \frac{1}{v} = \left(\frac{n}{n_1} - 1\right)\left(\frac{1}{R_1} - \frac{1}{R_2}\right) \qquad (9-11)$$

透镜也有两个焦点，应用上式可以求出两个焦距是相等的，用 f 表示，在式 9–11 中令 $u = \infty$ ，或 $v = \infty$ ，则

$$f = \left[\frac{n-n_1}{n_1}\left(\frac{1}{R_1} - \frac{1}{R_2}\right)\right]^{-1} \qquad (9-12)$$

当薄透镜在空气中时，$n_1 = 1$ ，则

$$f = \left[(n-1)\left(\frac{1}{R_1} - \frac{1}{R_2}\right)\right]^{-1} \qquad (9-13)$$

于是公式 9–11 可改写为

$$\boxed{\frac{1}{u} + \frac{1}{v} = \frac{1}{f} = (n-1)\left(\frac{1}{R_1} - \frac{1}{R_2}\right)} \qquad (9-14)$$

上式称为薄透镜公式。

薄透镜公式既适用于**凸透镜**（convex lens），也适用于**凹透镜**（concave lens）。应用时要按前面所述的符号规则给物距、像距和曲率半径加上适当的正负号。此外，凸透镜的焦点是实焦点，焦距取正值；凹透镜是虚焦点，焦距取负值。

焦距 f 的倒数称为透镜的**焦度**，它表示透镜的**屈光本领**，用 Φ 表示，则

$$\Phi = \frac{1}{f}$$

焦度的单位是屈光度（D），焦距 $f = 1m$ 的透镜，其焦度为 1D。眼镜度数是屈光度数的 100 倍，即 100 度 = 1D。

例 9–2 设有一平凹薄透镜，它的折射率 $n = 1.5$ ，凹面的曲率半径为 20cm ，求它在空气中的焦距和焦度。

解：已知 $R_1 = \infty$ 　$R_2 = -20cm$

根据公式 9–13 得：焦距为

$$f = \left[(1.5-1)\left(\frac{1}{\infty} - \frac{1}{20}\right)\right]^{-1} \approx -40 \text{ cm}$$

焦度为

$$\Phi = \frac{1}{f} = \frac{1}{-40 \times 10^{-2}} = -2.5 \text{ D}$$

（二）厚透镜

对于厚透镜也可以应用上述方法来计算成像的位置。由于透镜的厚度不能忽略，计算就比较复杂。如果共轴球面系统的折射球面有两个以上时，计算更为困难。通常可利用系统的三对基点作图或计算，就能较为简捷地求出系统最后成像的位置，而无需追究每一球面的折射情况。这三对基点代表了整个系统，它们的位置可由各球面的半径、球心的位置以及各媒质的折射率计算出来，或用实验的方法求得。现在简单介绍这三对基点：

1. 两焦点

任何共轴系统都有两个焦点。如果把光源放在主光轴上的某一点，使光线通过共轴系统的球面折射后，出射线与主光轴平行，如图 9 – 5 所示，则这一点称为共轴系统的第一焦点，以 F_1 表示。反过来，与主光轴平行的入射光线②，经系统折射后，最后的出射线与主光轴相交于某一点 F_2，那么，这一点就称为该系统的第二焦点。

2. 两主点

如果把光线①的入射线和出射线延长，如图中虚线所示，可得一交点 A_1。通过 A_1 作一平面与主光轴垂直，该平面 $A_1H_1B_1$ 称为系统的第一主平面。主光轴与第一主平面的交点 H_1 称为系统的**第一主点**（first principal point）。同理，光线②的入射线与出射线延长后相交于第二主平面上的 B_2。第二主平面 $A_2H_2B_2$ 与主光轴垂直。它们的交点 H_2 称为**第二主点**（second principal point）。

从图上可以看出，不管光线在球面内部的实际路径如何，在总的效果上都可以看作光线仅在主平面上发生折射，而且通过一个主平面上任一点的光线，一定通过另一主平面上等高的对应点（如 A_1 和 A_2，B_1 和 B_2 等）。因此，我们把焦距 f、物距 u 和像距 v 都从相应的主点算起。这样，系统的第一焦距 $f_1 = F_1H_1$，第二焦距 $f_2 = F_2H_2$，物体到 H_1 的距离作为物距，用 u 表示，像到 H_2 的距离作为像距 v。

3. 两节点

在系统的主光轴上，还可以找到两个节点 N_1 和 N_2，分别称为系统的**第一节点**（first nodal point）和**第二节点**（second nodal point），光线③以任何角度射向 N_1，都以同一角度从 N_2 射出。

已知三对基点的位置后，可利用三条光线中的任意两条，作出物体通过折射系统后所成像的位置和大小。如图 9 – 6 所示。这三条光线是：

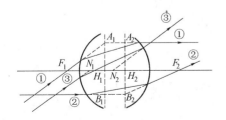

图 9 – 5　三对基点

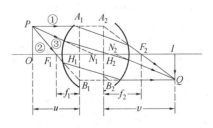

图 9 – 6　作图法求厚透镜的像

（1）平行于主光轴的光线，在第二主平面上折射后通过第二焦点，如光线①。

（2）通过第一焦点的光线，经第一主平面折射后平行于主光轴射出，如光线②。

（3）射向第一节点的光线，从第二节点沿平行于原来的方向射出，如光线③。

共轴球面系统的物距 u，像距 v，焦距 f_1 和 f_2 之间的关系可推求如下：

因为 $\triangle F_1H_1B_1 \backsim \triangle PA_1B_1$ 和 $\triangle A_2H_2F_2 \backsim \triangle A_2B_2Q$，可得

$$\frac{f_1}{u} = \frac{H_1B_1}{A_1B_1} \qquad (9-15)$$

$$\frac{f_2}{v} = \frac{A_2H_2}{A_2B_2} \qquad (9-16)$$

将上述两式相加，并注意到 $A_1B_1 = A_2B_2$ 和 $H_1B_1 = H_2B_2$，$H_1B_1 + A_2H_2 = A_1B_1$ 可以得出

$$\boxed{\frac{f_1}{u} + \frac{f_2}{v} = 1} \qquad (9-17)$$

如果共轴球面系统的最初和最后媒质的折射率相等时，则 $f_1 = f_2 = f$，于是上式可化为：

$$\boxed{\frac{1}{u} + \frac{1}{v} = \frac{1}{f}} \qquad (9-18)$$

这与我们熟知的薄透镜公式的形式完全相同。应该指出的是：在共轴球面系统公式中，物距、像距和焦距都是从系统的相应主平面算起的，在薄透镜的公式里，这些距离都是从光心算起。

第二节   眼睛的屈光系统

一、眼球的构造

图 9-7 为人眼球的截面，它的直径约 24mm。眼球前表面为一透明的膜，称为**角膜**（cornea），膜厚约 0.5mm。外界光线由此进入眼内，角膜后面为**虹膜**（iris），它的中央有一圆孔，称为**瞳孔**（pupil），其直径为 1.4 ~ 8mm。虹膜的伸缩可改变瞳孔的直径，以调节射入眼内的光量。瞳孔的后方为**晶状体**（lenz），它是由体核及其周围的皮质组成的，相当于光学上的双凸透镜，但晶状体表面的弯曲程度可以在一定范围内自动改变。眼球后面的最内层为**视网膜**（retina），在它的中央部位有一小凹，称为**中央凹**（fovea-centralis），此处对光线最为敏感。视网膜的厚度平均约为 0.2mm，它包含多层神经细胞和纤维，其中有视锥和视杆两种细胞，它们

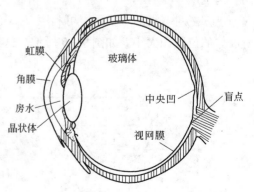

图 9-7   眼球的截面图

的功能是接受光刺激后引起电位的变化，形成电脉冲传入大脑产生视觉。用电极将视网膜上变化的电位记录下来称为视网膜电图（ERG）。研究表明，在弱光下看物体是由视杆细胞发挥作用；而在强光下看物体须依赖于视锥细胞的功能。鸡、鸽等动物缺少视杆细胞，晚上不能视物；猫头鹰、蝙蝠则恰相反，它们的视网膜含有视杆细胞而缺少视锥细胞，适于夜里活动。人的视网膜上视杆细胞和视锥细胞分布是不均匀的。在中央凹处仅有视锥细胞，其分布密度最大，故对光线最为敏感。由此向外，视杆细胞逐渐增加而视锥细胞逐渐减少，在视网膜上视神经入口处，既无视杆细胞又无视锥细胞，不能感光，称为**盲点**（scotoma）。

在角膜与虹膜之间充满着一种透明的液体，称为**房水**（aqueous humour）。在晶状体的后方与视网膜之间充满着另一种透明的液体，叫做**玻璃体**（vitreous body）。眼内各种媒质的折射率和分界面的曲率半径见表9－1。

表9－1 眼睛各部分的折射率和曲率半径

		折　射　率	曲率半径（mm）
角膜	前面 后面	1.000 1.376	7.7 6.8
房水		1.336	
晶状体:皮质	前面 后面	1.386	10.0 -6.0
体核	前面 后面	1.406	7.9 -5.8
玻璃体		1.336	

二、眼的光学系统

眼睛是一个复杂的多球面共轴系统。光线进入眼球主要经过四个折射面而成像于视网膜上。这四个折射面是：角膜的前后表面和晶状体的前后表面。其中，由于角膜与空气的折射率相差最大，光线的偏折亦最大。角膜与房水的折射率相差最小，故偏折亦最小。据古尔斯特兰（Allvar Gullstrand）的研究，眼可看成图9－8的光学系统，称为**平均眼**（average eye）。它的三对基点与角膜表面距离的平均值如表9－2所示。

从图9－8可见，平均眼的两主点非常接近，两节点的间距也很小，为简单起见，假设它们分别重合于各自的平均位置 H 和 N。这样，可以把眼的光学系统进一步简化为一个单球面折射系统，称为**简约眼**（reduced eye），如图9－9。H 和 N 分别是简约眼的主点和节点，相当于单球面的顶点和曲率中心。可以算出球面的曲率半径 $NH = 5.73$ mm。如果假定媒质的折射率 $n_2 = 1.336$，与玻璃体的相同，则利用单球面折射的焦距公式9－6和9－7可以推出简约眼的两个焦距 $f_1 = F_1H = 17.05$ mm 和 $f_2 = HF_2 = 22.78$ mm，它的焦度 $\Phi = \dfrac{n_2}{f_2} = \dfrac{n_1}{f_1} = 58.64$ D

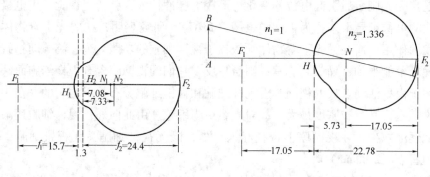

图 9 - 8 平均眼   图 9 - 9 简约眼

表 9 - 2 眼的光学系统

全系统	未调节（mm）	最大调节（至近点）（mm）
焦度	58.64D	70.57D
第一主点	1.348	1.772
第二主点	1.602	2.088
第一焦点	-15.707	-12.398
第二焦点	24.387	21.016
第一节点	7.078	6.5
第二节点	7.332	6.9
近点位置		102.3

这些数据和表 9 - 2 所列平均眼的数据基本相同。利用这种简约眼计算视网膜上成像的大小较为方便，由相似三角形关系可得：

$$视网膜上像的长度 = AB \times \frac{NF_2}{AN}$$

其结果与用平均眼数据算得的基本相同。

三、视角

　　物体的两端射到眼睛节点的光线所夹的角称为**视角**（visual angle）。视角愈大，物在视网膜上所成的像也愈大，物体的细节就愈能分辨清楚。像的大小随视角而定；而视角的大小又跟物体的大小和离眼的远近有关。例如要观察的物体较小，必须将物体移近以扩大视角。图 9 - 10 中物体 A_1B_1 和 A_2B_2 所夹的视角相同，视网膜上的像大小相等，因而感觉它们一样大。可见，仅凭视网膜上像的大小是不能决定两物体的大小和远近。在晴朗的夜晚，仰望天空中的星星，实际上它们的大小、远近相差不止千万倍。然而我们仅凭视网膜上的像是无法判断这些星星孰大、孰小？孰远、孰近？事实上我们观察一个物体要依靠经

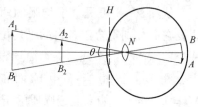

图9 - 10 视角

验、对比和双眼视角等才能判断其大小和远近。

实验指出，眼睛观看两点时，如果视角小于1′，就分辨不清是两点，而把它们看为一点。就是说正常眼的最小视角为1′。视力较弱的人要辨别互相分离的两点需要较大的视角。视力敏锐的程度称为**视敏度**，又称**视力**（visual power），在感觉生理学中，视力 S 与最小视角 θ 的关系为：

$$S = 5 - \lg\theta$$

通常用视力表来测试眼的视敏度。我国目前使用的是《标准对数视力表》（GB11533—89），这种视力表是根据视力与最小视角的对数成线性关系的原理制成的。它由14行从上至下逐行按一定比例缩小，且倒顺不一的 E（三划等长）字组成的。第一行的 E 字最大，每一笔画也最粗，对离表5m处的受检眼所夹的视角恰为10′。若受验者立于离表5m处，只能看清第一行的 E 字，则他的最小视角为10′，按 $S = 5 - \lg\theta$ 计算得，其视力为4。受验者所能看清的行数、最小视角和相应视力的关系列于表9-3中。

表9-3　标准对数视力表的行数、最小视角与视力关系表

行数	1	2	3	4	5	6	7	8	9	10	11	12	13	14
最小视角	10	$10^{0.9}$	$10^{0.8}$	$10^{0.7}$	$10^{0.6}$	$10^{0.5}$	$10^{0.4}$	$10^{0.3}$	$10^{0.2}$	$10^{0.1}$	1	$10^{-0.1}$	$10^{-0.2}$	$10^{-0.3}$
视力	4	4.1	4.2	4.3	4.4	4.5	4.6	4.7	4.8	4.9	5	5.1	5.2	5.3

四、眼的调节、非正视眼的矫正

（一）眼的调节

我们观察物体时，不论物体远近如何，像的位置必须保持在视网膜上，才能看得清楚。人眼的晶状体具有弹性，能够自动地改变其弯曲程度，以适应物体的远近。例如物体离眼越近，晶状体表面越凸起，以增加它的屈光能力，使所成的像最终落在视网膜上，这种机能称为**眼的调节**（adjustment），当物体逐渐移近到某一点时，晶状体表面凸起的程度已达极限，距离更近的物体将成像于视网膜的后方，不能产生清晰的视觉。眼球在最大调节后所能看得清楚的最近之点，称为**近点**（near point）。近点的距离随年龄变化（见表9-4）。年龄渐大，晶状体渐硬化，弯曲的能力渐衰退，调节的能力随之减弱。这种现象称为老视。

表9-4　近点距离

年龄	近点距离（cm）	年龄	近点距离（cm）	年龄	近点距离（cm）
10	7	30	14	50	40
20	10	40	22	60	200

正常的眼球在不加调节的状态下，恰能把从远物射来的平行光线聚交于视网膜上。眼球在不加调节时所能看清的最远之点称为**远点**（far point）。远点在无穷远处之眼称为

正视眼（normal eye），实际上从5m以外的物体射来的光线已经非常接近于平行光线，因此，可当作无穷远的物体看待。

注视近物须依赖调节，易于疲劳。物体过远，则所夹视角太小，不能分辨物体的细节。如将物体放在适当的距离，则所生的像足够清晰而又久视不疲。这一距离称为**明视距离**（normal sight distance），在计算光学问题时，通常规定为0.25m。

（二）非正视眼的矫正

眼球的远点不在无穷远处者，称为**非正视眼**。非正视眼即屈光不正，有远视、近视和散光三种。

1. 近视眼及其矫正

如果眼球过长或者晶状体表面弯曲过甚，屈光能力过强，则从远处点光源射来的平行光线会聚在视网膜前方，以致在视网膜上所成的像模糊不清，这种眼称为**近视眼**（near-sight eye），如图9-11。

如将远物移近到某一点 T 时，才能在不加调节的情况下看清楚，这一点 T 就是近视眼的远点。近视眼的远点较正视眼为近，所以称为**近视**（near sight）。矫正的方法可戴一适当焦度的凹透镜眼镜，使从远物射来的平行光线先经过凹透镜的发散，成虚像于 T，则入射于眼球的光线好像从 T 发出，就能成像于视网膜而被看清。所需凹透镜的焦距可用公式9-18计算，$u = \infty$，$v' = -t$（虚像），所以

$$\frac{1}{f} = \frac{1}{\infty} + \frac{1}{-t} = \frac{1}{-t}$$

即 $f = -t$。例如测定了某近视眼的远点距离 $t = 40\text{cm}$，那么他应配眼镜的焦距 $f = -t = -40\text{cm} = -0.40\text{m}$，眼镜的焦度 $\Phi = \frac{1}{f} = \frac{1}{-0.40} = -2.5\text{D}$，俗称250度的近视眼镜。

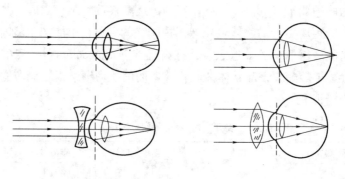

图9-11　近视眼的矫正　　　　　图9-12　远视眼的矫正

2. 远视眼及其矫正

远视眼（far sight eye）是由于眼球过短或屈光能力较弱而造成的，在不加调节的情

况下，从远处射来的平行光线聚焦于视网膜的后方，在视网膜上造成一个模糊的像（图9-12）。因此，远视眼观看远物时，必须加以适当程度的调节，以加强眼球的屈光能力，才能在网膜上产生一个清晰的像。但是眼球的调节是有一定的限度，所以当物体稍稍移近到某点 Q 时，晶状体的弯曲就达到了最大限度，再近就看不清了。Q 点就是远视眼的近点。可见，远视眼的近点较远，故称**远视**（far sight）。矫正的方法是配戴凸透镜眼镜，使在明视距离 $S = 0.25$m 处的近物发出的光线经凸透镜（$f > 0.25$m）折射后成一虚像于 Q 点。则入射于眼球的光线好像是从 Q 点发出而看得清楚。远视眼的焦距和焦度可用薄透镜公式计算：

$$\Phi = \frac{1}{f} = \frac{1}{u} + \frac{1}{v} \tag{9-19}$$

这里 $u = 0.25$m，$v = -q$（近点距离），故

$$\Phi = \frac{1}{f} = \frac{1}{0.25} + \frac{1}{-q} \tag{9-20}$$

如果测得某远视眼的近点距离 $q = 100$cm $= 1.0$m，则所需透镜的焦度

$$\Phi = \frac{1}{f} = \frac{1}{0.25} + \frac{1}{-1.00} = +3.0D \tag{9-21}$$

即 300 度凸透镜眼镜,它的焦距

$$f = \frac{1}{3.0}m = 33cm \tag{9-22}$$

应当指出，远视和老视有相同的缺陷即近点较远。因此看近物时，都可以用凸透镜来矫正。但是两者的起因不同，而且老花眼的远点正常，仍在无穷远处。

3. 散光眼及其矫正

散光眼的起因是角膜的球面不匀称，在不同的方向具有不同的曲率。使眼球成为非对称折射系统，因此点光源发出的光线经眼折射后，不能会聚于一点，如图 9-13 所示。图中 OAG 与 OBG 会聚于 G，而 OCH 与 ODH 会聚于 H，因此物点 O 不能在视网膜上形成清晰的像。一般散光眼常伴有近视或远视，因此要用凹透镜或凸透镜和圆柱透镜结合起来矫正。

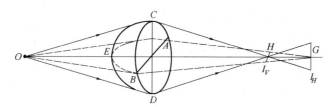

图 9-13 散光眼

第三节 放大镜 显微镜

一、放大镜与角放大率

在视角一节中已经知道，要看清一个细小的物体，必须把它移近以扩大视角。视角愈大，视网膜上所成的像亦愈大，就愈能分辨物体的细节。但是物体的位置不能移至眼球的近点之内。否则，超过了眼球的调节能力，所成的像反将模糊不清。借助于光学仪器如**放大镜**（magnifying glass）、显微镜等来观看细小的物体，可以扩大视角而看清物体的细节。现以放大镜为例说明这类仪器的基本原理。

放大镜就是一个焦距较短的凸透镜。把细小的物体放在凸透镜的焦点以内，造成一个放大的虚像。通过透镜观看这个物体时，眼睛所看到的就是该物体通过透镜所成的虚像。这个虚像的大小和位置是随物体和放大镜的相对位置而定，只要这个虚像落在观察者眼球的近点（一般用明视距离 0.25m 来计算）之外直至无穷远的范围内，对于正视眼的观察者来说，都能分辨清楚。如果用眼睛直接观察物体时，视角为 θ，而通过放大镜观看时所成的视角为 φ（见图 9 – 14），则放大镜的放大效果可用视角扩大的倍数 φ/θ 来表示，称为**角放大率**。很明显，角放大率就是用放大镜与用眼睛直接观察物体时，在视网膜上所成之像的放大倍数。为计算方便起见，假定把长度为 h 的物体放在放大镜的焦点处，则所成的虚像在无穷远，如图 9 – 14 所示。这样，用放大镜后的视角 $\varphi \approx \mathrm{tg}\varphi = h/f$；而用眼睛直接观察时的视角 $\theta \approx \tan\theta = h/0.25$。故放大镜的角放大率为

$$m = \frac{\varphi}{\theta} = \frac{\tan\varphi}{\tan\theta} = \frac{0.25}{f}$$

式中放大镜的焦距 f 以米为单位。

应该指出，在这种情况下，从物体发出的一束光线被放大镜折射后，成为一束平行光线，在无穷远处成一虚像。显然，这个虚像的长度为无穷大，所以放大镜的长度放大率也是无穷大。然而，这束平行光线射入眼球，经折射后，将成像于视网膜上。这表明，当眼睛观看这个无穷大的虚像时，视角并不是 ∞，而是有限值 φ。放大镜的放大效果取决于视网膜上成像的大小即视角的大小，而不是虚像的大小。故放大镜的放大效果必须用**角放大率**（angle magnification）来表示，长度放大率已不能用来衡量放大镜实际的放大效果。通常所说放大镜的放大倍数是 m 倍，也是指角放大率而言的。它并不意味着所成的虚像的长度等于实物长度的 m 倍。虚像的长度并没有确定值，它随放大镜与物体的相对位置而异，甚至为无穷大，如上所述。

从角放大率公式可见，放大镜的焦距 f 愈小，角放大率愈大。实际上制造焦距太短的透镜在技术上有困难。因此高倍的放大镜采用若干块透镜组合而成，而且每块透镜的焦距限于5～10cm，以消除球面像差、色像差等种种缺陷。使用时眼睛必须紧靠透镜。

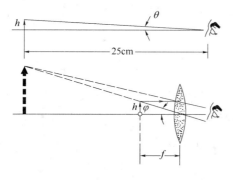

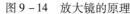

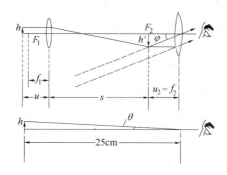

图 9 - 14　放大镜的原理　　　　图 9 - 15　显微镜的成像原理

二、显微镜

显微镜（microscope）是医学上常用的一种光学仪器，是由两组会聚透镜组合而成。一组对着观察物体的称为**物镜**（objective lens）。它的作用是把微小的物体变成一个放大的实像。另一组对着观察者的眼睛，称为**目镜**（eyepiece）。它的作用和放大镜相同，通过目镜观看物镜所成的实像，扩大了视角，就能看清物体微小的细节。为简单起见，我们把物镜和目镜都用一块凸透镜代替，它们的焦距分别为 f_1 和 f_2，如图 9 - 15 所示。使用时，调节物镜的位置，使长度为 h 的物体位于物镜的焦点 F_1 稍外之处，由物镜造成一个长度为 h' 的实像；再调节目镜的位置，使这个实像 h' 落在目镜焦点 F_2 之内到 F_2 的一小段范围内，造成一个虚像以供观察。只要这个虚像落在明视距离以外直至无穷远，正视眼的观察者都能看得清楚。现在假定这个虚像落在无穷远处，这时，视角被扩大了。由图 9 - 15 可见，使用显微镜后的视角 $\varphi \approx \tan\varphi = h'/f_2$。如果用眼睛直接观察长度为 h 的物体时，我们把物体放在明视距离处，则视角 $\theta \approx \tan\theta = h/0.25$。故显微镜的总放大率即视角的扩大倍数为

$$M = \frac{\phi}{\theta} \approx \frac{\mathrm{tg}\phi}{\mathrm{tg}\theta} = \frac{h'}{h} \cdot \frac{0.25}{f_2} \qquad (9-23)$$

式中 $\dfrac{0.25}{f_2}$ 就是目镜的角放大率 m，而 h'/h 则为物镜的长度放大率，用 m' 表示。于是显微镜的总放大率可写为：

$$M = m \cdot m' \qquad (9-24)$$

就是说，显微镜的总放大率等于物镜的长度放大率与目镜的角放大率的乘积。显微镜的每一个目镜和物镜上都标有相应的放大倍数。使用时，只要按照要求，将目镜和物镜适当地配合起来，就可以获得所要求的放大率。

物镜的长度放大率和它的焦距以及物体的位置有关。因为物体的位置靠近焦点 F_1，所以 $m' \approx s/f_1$，这里 $s = L - f_2$（图 9 - 15）。一般说来目镜的焦距 f_2 与显微镜筒之长 L 相比要小得多，作为近似计算 $s \approx L$。故显微镜的总放大率可写成：

$$\boxed{M = \frac{L}{f_1} \cdot \frac{0.25}{f_2}} \qquad (9-25)$$

式中 L、f_1 和 f_2 等各量都以米为单位。从上式可知，显微镜的镜筒愈长，目镜与物镜的焦距愈短，总放大率就愈大。

三、显微镜的分辨限度

从式 9–25 可看出：只要缩短物镜与目镜的焦距，就可以任意提高显微镜的放大率。这样，似乎任何微小的物体都可以用显微镜放大到足以看得清楚的程度。实际上并非如此。除了制造焦距很小的目镜和物镜在技术上有困难外，主要的原因是受光的波动性的限制。

在几何光学里，点光源经过透镜后成一点像。但是，由于光的波动性，光波通过透镜后要发生衍射，点光源所成之像却是一个以明亮圆斑为中心，并有明暗相间的圆环组成的衍射图样。中心圆斑最亮，占全部光量的 84%；其外围圆环的总光量仅占 16%。这是光的本性显示，并不是透镜的缺陷。

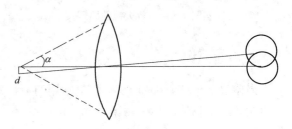

图 9–16　物镜的分辨限度

如果物体上两点的间隔距离较大，经过透镜所成的两个圆斑像互相分离，很容易辨别它们是两点。如果两点的像靠得很近，一个圆斑的边缘恰好落在另一圆斑的中心（图 9–16），这时我们恰好可把它们分辨出来。如果两点的位置再靠近一些，则两个圆斑的像将大部分重叠，即使放得很大，也无法分辨他们是两点的像。要使物体上相隔为某一距离的两点，用显微镜能够分辨出是两点，那么这两点的最小距离称为显微镜的**分辨限度**。显微镜的分辨限度 d 决定于物镜，可用下式表示：

$$d = \frac{0.61\lambda}{n\sin\alpha} = \frac{0.61\lambda}{N.A.} \tag{9–26}$$

式中 λ 是光在真空中的波长，n 是物体和物镜之间媒质的折射率，α 是从物点所发光线到达物镜边缘所成光锥的半角，$n\sin\alpha$ 称为物镜的**数值孔径**（numerical aperture），简写为 $N.A.$。分辨限度愈小，分辨本领愈大。从上式可以看出，提高显微镜分辨本领的一种方法是利用波长较短的光线。紫外线显微镜与可见光显微镜相比，可以分辨更为微小的结构，就是因为紫外线的波长较短的缘故。由微观粒子二象性知道，电子具有波动性，它的波长特别短，因此电子显微镜的分辨限度与光学显微镜相比要小得多，分辨本领特别大。

提高物镜的分辨本领的另一种方法是增加物镜的数值孔径。如果物镜与物体盖玻片之间的媒质是空气，这个装置称为干燥镜头，从物体发出的光线射至盖玻片的表面时，将发生全反射现象。只有入射角小于 41° 的光束能够透出盖玻片而射入物镜。这种物镜的数值孔径 $n\sin\alpha$ 的值较小，最大不超过 1，一般约 0.5 左右。如果在物镜和盖玻片之间填以折射率较高的油类，如香柏木油（$n = 1.52$），这种装置称为**油浸物镜**，如图

9-17（b）。由于油与玻璃的折射率大致相等，从物体发出的光线像在均匀一致的媒质中进行，避免了全反射现象。这样，角 α 的值增大了，所以有更多的光量进入物镜，增加了像的亮度。与此同时，由于 n 和 α 的值增大，油浸物镜的数值孔径可提高到 1.5。按照公式 9-26，这种物镜的分辨限度约为波长的 $\frac{1}{3}$。如果用日光照射标本，它含有各种波长的光，假定平均以绿光的波长 555nm 计算，那么油浸物镜所能分辨的最小距离为

$$d = \frac{\lambda}{3} = \frac{555}{3} = 185 \ nm$$

这是设计最好的光学显微镜所能分辨的最微细的结构了，光的波长限制了显微镜的分辨本领，单纯提高它的放大率将是徒劳的。

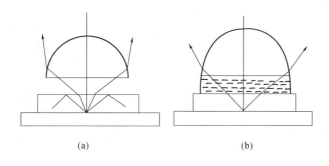

(a)   (b)

图 9-17 干燥物镜与油浸物镜

具有一定数值孔径的显微镜必须与适当的放大率相配合。数值孔径愈大的显微镜所需的放大率亦愈高。例如上述油浸物镜的数值孔径为 1.5，它的分辨限度为 185nm，这个距离对于眼睛来说是不能予以分辨的。因为在明视距离（25cm）处，眼睛对它所张的视角仅为（185/25）$\times 10^{-7} = 7.4 \times 10^{-7} rad = 0.0025'$，远小于眼睛的最小视角 1'。因此，我们必须借助显微镜来扩大视角。显然，这种显微镜的放大率至少为 $1'/0.0025' = 400$ 倍，才能减少眼睛的疲劳，实际上这种显微镜的放大率要比这更高，一般说来有 1000～2000 倍也就足够了。

第四节　检眼镜　纤镜

一、检眼镜

检眼镜是临床医生用来检查病人的眼底病变的仪器，同时，也可对受检者眼球的屈光状态作出判断。临床上检眼镜的外形如图 9-18 所示。它由两部分组成：一部分是提供照明用的电光源，由干电池、小灯泡构成；另一部分是光路系统，由光源射来的光通过一个光阑后投射到一个带有平凸透镜的三棱镜上，经凸透镜会聚和三棱镜反射后，投射到检眼镜前 0.02～0.025m 处，再射入受检者的眼底，形成一个均匀照亮的区域。

在眼的调节中曾经讲过：一束射入正视眼眼球的平行光线，在眼球不加调节，即处

于松弛状态的情况下，必将会聚在网膜上。根据光路可逆原理，如果受检眼是正视眼，并处于松弛状态，则从他的视网膜上任意点 P 反射出的光线透出眼球后，应当成为一束平行光线(图9－19)，这束平行光线射入医生的眼中。如果医生的眼睛也是正视眼，那么这束平行光线将成像于医生的视网膜上 P' 处，医生就能看清 P 点的情况，用以判断是否有眼底病变等。

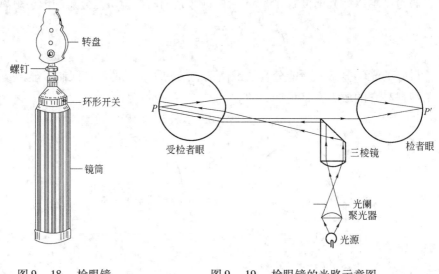

图 9－18　检眼镜　　　　　　图 9－19　检眼镜的光路示意图

检眼镜上方有一装有不同焦度的凹凸透镜的转盘,从中选用不同焦度的透镜来矫正医生或受检者的屈光不正。如果病人的眼睛是非正视眼,则可转动转盘,将具有适当焦度的透镜加到光路中以矫正病人的屈光不正。透镜焦度的数值可从转盘下方的小孔中读出。根据这个读数,医生可以判断受检眼的屈光情况。

二、光学纤维　纤镜

光学纤维（optical fibre）是由透明度很高的玻璃拉成细丝，再在它的外面涂上一薄层媒质而成。如图9－20示，设纤维外媒质的折射率为 n，纤维涂层的折射率 n_1 大于纤维的折射率 n_2。我们知道,当光线由光密媒质 n_1 射到光疏媒质 n_2 界面时,如果入射角大于临界角,则入射光线将全部在光密媒质中反射回来,这个现象称为全反射。临界角 i_c 由下式决定:

$$\sin i_c = n_2/n_1 \qquad\qquad (9-27)$$

当入射光线在玻璃纤维内以大于 i_c 的角度射到交界面时,将连续不断地发生全反射从纤维的一端传导到另一端。这就是光学纤维的导光原理。

玻璃纤维一般拉得很细,直径约 $20\mu m$ 左右。而且这样细的玻璃纤维可以任意弯曲。

弯曲了的纤维只要曲率半径不太小,导光的效果和直纤维相似。因此,利用光学纤维可以使光沿着纤维转弯抹角地前进,这是它导光的特点。

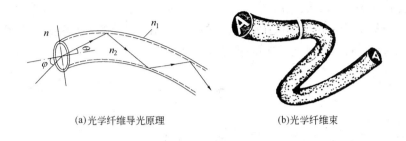

(a)光学纤维导光原理　　　　(b)光学纤维束

图 9 – 20　光学纤维

光学纤维在医学上的应用很多。各种内窥镜，如胃镜、膀胱镜、食道镜、支气管镜等，现在都用光学纤维做成，统称**纤镜**。过去的内窥镜都是用硬直金属管制成，在插入食道、尿道或气管时，给病人带来痛苦。纤镜是用几万条纤维排列成束，仅在两端黏结起来。两端纤维的排列次序必须完全相同，否则所成的像将发生错乱。纤维中间部分不加黏结，这样纤维束比较柔软，插入腔内时，可弯曲自如。当外部的光强度足够大时，能将体内器官壁的像从腔内导出体外，以供医生观察。

小　结

1. 几何光学的有关定律：

光的直线传播定律和光的独立传播定律，光的反射定律和光的折射定律。

单球面折射成像公式为
$$\frac{n_1}{u} + \frac{n_2}{v} = \frac{n_2 - n_1}{R}$$

共轴球面系统的成像公式为
$$\frac{1}{u} + \frac{1}{v} = \frac{1}{f}$$

2. 透镜是两个折射面构成的最简单的共轴球面系统，按其厚度可分为薄透镜和厚透镜。厚度与透镜的曲率半径相比可以忽略的为薄透镜，不能忽略的为厚透镜。

3. 人眼可近似看成是一个共轴球面系统。

近视眼是远点小于无穷远的眼睛，其矫正方法是眼前戴一适当焦度的凹透镜眼镜，使无穷远的物体成像于观察者的远点。

远视眼是由于眼球前后过短或角膜的曲率偏小造成的，其矫正方法是眼前戴一适当焦度的凸透镜眼镜，使它的明视距离移近至 0.25m 处。

散光形成的原因是角膜曲率不均匀，其矫正的方法不能一概而论，若伴有近视或远视，则用凹透镜或凸透镜和圆柱透镜结合起来的透镜。

4. 分辨本领与放大率是光学仪器的两个重要指标。

放大镜是一个会聚透镜，其原理是扩大视角，其放大倍数即角放大率为 $\alpha = \dfrac{\tan\varphi}{\tan\theta}$。

显微镜是一种具有高放大倍数的光学仪器，其放大率为物镜的线放大率与目镜的角放大率的乘积。其分辨限度为 $d = \dfrac{0.61\lambda}{n\sin\alpha} = \dfrac{0.61\lambda}{N.A.}$。因此提高显微镜的分辨本领的重要途径之一是使用较短波长的光照明。

检眼镜及纤镜均是常用的医学仪器。检眼镜是用来观察眼底病变的。纤镜是供医生观察体内器官的，它实际上是各种内窥镜。

习　题

1. 作图求共轴折射系统成像可利用哪三条光线？

2. 从几何光学的角度研究人眼有几种简化模型？

3. 光学显微镜与电子显微镜有什么主要的异同？

4. 将折射率为 1.50，直径为 8.0×10^{-2} m，端面为凸半球形的玻璃棒，置于液体中，在棒轴上离端面 6.0×10^{-1} m 处有一物体，成像在棒内 1.00m 处，求液体的折射率。

5. 从几何光学的角度将人眼的成像归结为一个曲率半径为 5.70×10^{-3} m，媒质折射率为 1.33 的单球面折射，试求这种简约眼的焦点位置。若已知某物在角膜后 2.402×10^{-2} m 处视网膜上成像，该物应在何处？

6. 眼科医生对甲某配 +2.0D 的眼镜，对乙某配 -4.0D 的眼镜。问谁是近视，谁是远视？近视眼的远点和远视眼的近点距离各是多少？

7. 一远视眼的近点为 1.20m，今欲看清 0.12m 处的物体，应配多少度的眼镜？

8. 某近视者站在离视力表前 3.0m 处才看清第一行 E 字，问他的视力是多少？

9. 一放大镜的焦距为 0.10m，问物体应放在镜前多少米处，才能在：（1）明视距离处成像；（2）无限远处成像。在这两种情况下放大镜的角放大率和放大率各是多少？

10. 一显微镜的物镜焦距为 4mm，中间像成在物镜像方焦点后 160mm 处。如果目镜倍率是 20 倍，问显微镜的总放大率是多少？

11. 显微镜的油浸镜头的孔径数为 1.5，用波长 250nm 的紫外光源时，可分辨的最小距离为多少？若改用波长为 546nm 的光源呢？

第十章　量子物理学基础知识

【学习提要】

1. 掌握氢原子光谱的规律性，理解玻尔关于原子模型的假设及其对氢原子的运用，了解原子光谱与分子光谱的区别。

2. 了解电子衍射实验，理解海森伯不确定关系。

3. 了解波函数和波函数的统计解释，了解定态薛定谔方程。

4. 了解四个量子数及其作用。

5. 了解激光原理和特点及其在医学上的应用。

量子理论是反映微观粒子运动规律的理论，它的建立开辟了人们认识微观世界的道路，原子和分子之谜被解开了，物质的属性以及在原子水平上的物质结构这个古老而又基本的问题才原则上得以解决（例如半导体和导体的区别，顺磁体、反磁体和铁磁体的区别等），人们找到了化学与物理学的紧密联系，搞清楚了元素周期律和分子键的本质。人类对于物质微观结构的认识日益深入，从而能较深刻地掌握物质的物理和化学性能及其变化规律，为利用这些规律于生产开辟了广阔的途径。量子理论不仅是物理学的基础理论之一，而且在化学等有关学科和许多近代技术中也得到广泛应用。

光的波动理论，圆满地解释了光的干涉、衍射和偏振等现象。但是在研究热辐射实验规律时，光的波动理论遇到了困难。1900 年，德国物理学家普朗克（Max Planck）提出了能量子概念，成功地解释了热辐射的规律。在普朗克假设的启示下，1905 年爱因斯坦（Albert Einstein）提出光子的假说，非常成功地解释了光电效应。1923 年康普顿（Arthur Hollv Compton）效应的发现，进一步证明了光子学说的正确性。1924 年法国的物理学家**德布罗意**(L. V de Broglie)提出一切微观粒子都具有波粒二象性。在这个基础上，**薛定谔**（Erwin Schrödinger）、**海森伯**（W. K. Heisenberg）等人建立起了量子力学的理论体系，人类对微观世界的认识有了重大发展。

本章首先讲述**玻尔**（Niels Bohr）的氢原子理论，简介双原子分子光谱的形成，然后用电子衍射实验来说明实物粒子的波粒二象性，证明德布罗意关于物质波的假说，对薛定谔方程作简单介绍。最后讲述关于激光的一些基本知识。

第一节　玻尔的氢原子理论

一、氢原子光谱的规律性

充以低压氢气的放电管在放电时发出氢原子光谱。用分光镜观察时，可以看到氢光谱是由若干条分立的谱线所组成的明线光谱，如图 10 - 1 所示，这些谱线具有特定的波长。

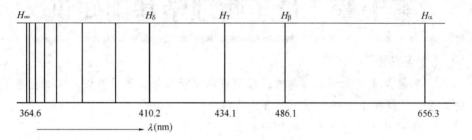

图 10 - 1　氢原子光谱的巴耳末系

这一组谱线的波长存在一定的规律。**巴耳末**（Johann Jakob Balmer）首先发现，并用下列的经验公式表示

$$\lambda = B \frac{n^2}{n^2 - 4} \tag{10 - 1}$$

上式中 $B = 364.57\text{nm}$，n 为正整数。当 $n = 3$，4，5，$\cdots$ 时，上式分别给出氢光谱中的 H_α、H_β、H_γ、$\cdots$ 谱线的波长。在光谱学中，谱线常用频率 ν 或波数 σ 来表示，波数是波长的倒数，即单位长度内所含波的数目。式 10 - 1 也可以写为

$$\sigma = \frac{1}{\lambda} = R_\infty \left(\frac{1}{2^2} - \frac{1}{n^2} \right) \tag{10 - 2}$$

式中 $R_\infty = \frac{4}{B} = 1.096776 \times 10^7 \text{m}^{-1}$，称为**里德伯**（Rydberg）恒量，上式称为氢原子光谱巴耳末线系的里德伯公式。

后来在紫外区和红外区都发现了氢原子的其他系列的谱线。和巴耳末系一样，也可以用类似的公式表示

$$\sigma = \frac{1}{\lambda} = R_\infty \left(\frac{1}{k^2} - \frac{1}{n^2} \right) \tag{10 - 3}$$

其中 $k = 1$，2，3，$\cdots$，正整数 n 是从 $k + 1$ 开始的。这里整数 k 决定谱线系，n 则决定该谱线系中的各条谱线，表 10 - 1 列出了氢原子光谱的谱线系。

表 10 - 1 氢原子光谱的谱线系

光谱系	k	n	波长范围
赖曼系	1	$2,3,4,\cdots$	紫外区 $91 \sim 121.5\text{nm}$
巴耳末系	2	$3,4,5,\cdots$	可见光区 $364.5 \sim 656.3\text{nm}$
帕邢系	3	$4,5,6,\cdots$	近红外区 $0.820 \sim 1.875\mu\text{m}$
布喇开系	4	$5,6,7,\cdots$	中红外区 $1.46 \sim 4.05\mu\text{m}$
普芬德系	5	$6,7,8,\cdots$	中红外区 $2.28 \sim 7.46\mu\text{m}$

二、玻尔的氢原子理论

氢原子光谱的实验规律无法用经典理论解释。根据经典的电磁理论，绕核运动的电子具有加速度，在它周围的空间就会产生变化的电场和磁场，原子将不断地辐射电磁波，其频率就等于电子绕核运动的频率。由于辐射电磁波，原子的能量将逐渐减少，辐射的频率也将逐渐改变。因此，原子发射的光谱应该是连续的。同时，随着原子能量的逐渐减少，电子绕核运动的轨道必将逐渐缩小，最后将落到原子核上。可见，应用经典理论推得的结果与氢原子光谱的实验规律是相矛盾的。

为了从理论上解释氢原子光谱的规律性，玻尔在卢瑟福的原子核式模型的基础上，把普朗克和爱因斯坦的量子和光子的概念运用到原子结构的理论中去，于 1913 年提出了关于原子模型的三条基本假设：

1. 稳定态的假设

原子中电子绕核运动，只能处在一系列不连续的能量状态之中。在这些状态中的原子是稳定的，电子虽作绕核的加速运动，但并不向外辐射能量。这些状态称为稳定状态，简称定态（stationary）。

2. 跃迁的假设

由于某种原因，原子可以改变它的能量状态，从一个定态过渡到另一个定态，称为跃迁。当电子从能量较高的定态 E_n 跃迁到能量较低的定态 E_k 时，原子辐射光子；反之，原子吸收了光子后，可以从 E_k 跃迁到 E_n，辐射或吸收光子的能量取决于原子的两个定态能量之差。按照爱因斯坦的光子理论，频率为 ν 的光子，它的能量为 $h\nu$，所以

$$\nu = \frac{E_n - E_k}{h}, n = 1,2,3,\cdots \tag{10 - 4}$$

上式称为跃迁的频率公式，式中 h 为普朗克常数。

3. 轨道角动量量子化的假设

原子中只有符合下列条件的轨道才是稳定的：

$$mvr = n \cdot \frac{h}{2\pi} \quad n = 1,2,3,\cdots \tag{10 - 5}$$

式中 m、v 和 r 分别为电子的质量、速率和轨道半径，乘积 mvr 称为电子的轨道角动量，用 L 表示。从上式可以看出，电子绕核运动的角动量是不能连续变化的。它只能取角动

量最小单元 $\dfrac{h}{2\pi}$ 的整数倍。即电子轨道运动的角动量是量子化的，n 称为量子数。上式称为角动量量子化条件。

玻尔在上述三条假设的基础上，利用牛顿定律和库仑定律导出了氢原子和类氢离子（核外只有一个电子的离子，例如 He^+、Li^{2+}）中电子的轨道半径 r_n 和能量 E_n 的公式。

设质量为 m、速率为 v 的电子以半径 r_n 绕核作圆周运动，所需的向心力是由核和电子间的静电库仑力提供的，即

$$\frac{1}{4\pi\varepsilon_0} \cdot \frac{Ze^2}{r_n^2} = m \cdot \frac{v^2}{r_n} \tag{10-6}$$

式中 Z 为核的电荷数；e 为电子的电量；ε_0 为真空介电常数。

根据式 10-5 和式 10-6 解得

$$r_n = \frac{\varepsilon_0 h^2}{\pi e^2 m} \cdot \frac{n^2}{Z} \qquad n = 1,2,3,\cdots \tag{10-7}$$

当 $Z=1$，$n=1$ 时，即可得出氢原子的最小轨道半径，称为玻尔半径，用 a_0 表示，即

$$a_0 = \frac{\varepsilon_0 h^2}{\pi e^2 m} = 5.29 \times 10^{-11}\text{m}$$

这数值的数量级和实验求得的原子半径是一致的。

下面计算电子的能量 E_n，它是由电子的动能和势能两部分组成的。由式 10-6 得出电子的动能为 $\dfrac{1}{2}mv^2 = \dfrac{Ze^2}{8\pi\varepsilon_0 r_n}$。如果取 $r_n = \infty$ 时的电势能为零，则电子与核系统的电势能为 $-\dfrac{Ze^2}{4\pi\varepsilon_0 r_n}$。所以

$$E_n = \frac{Ze^2}{8\pi\varepsilon_0 r_n} - \frac{Ze^2}{4\pi\varepsilon_0 r_n} = -\frac{Ze^2}{8\pi\varepsilon_0 r_n}$$

将式 10-7 代入上式中，有

$$E_n = -\frac{me^4}{8\varepsilon_0^2 h^2} \cdot \frac{Z^2}{n^2} \qquad n = 1,2,3,\cdots \tag{10-8}$$

可见，n 取不同值时，电子具有不同的能量，即电子处于不同的能级。由于电子绕核运动可以近似地认为原子核是固定不动的，所以，电子的能量变化就是原子的能量变化，电子的能级也就是原子的能级。当 $n=1$ 时，能级最低，能级最低的状态称为**基态**（ground state）。处于基态的电子是稳定的，只有在接受外来能量的激发后，才能跃迁到高能级去。这时，电子处于**激发态**（excitation state）。处于激发态的电子是不稳定的，在极短的时间内，能够自发地跃迁到能量较低的激发态或基态。在这过程中，原子将发射出一个光子。按照辐射的频率条件，光子的频率为

$$\nu = \frac{E_n - E_k}{h} = \frac{me^4 Z^2}{8\varepsilon_0^2 h^3}\left(\frac{1}{k^2} - \frac{1}{n^2}\right)$$

$$\sigma = \frac{1}{\lambda} = \frac{me^4 Z^2}{8\varepsilon_0^2 h^3 c}\left(\frac{1}{k^2} - \frac{1}{n^2}\right)$$

对于氢原子，$Z = 1$，与经验公式 10 - 3 相比，得出里德伯常数的理论值为

$$R_\infty = \frac{me^4}{8\varepsilon_0^2 h^3 c} = 1.097373 \times 10^7 \text{ m}^{-1}$$

与实验值符合得很好，将 R_∞ 值代入公式 10 - 8，可得氢原子的能级公式

$$E_n = -hcR_\infty \frac{1}{n^2} \qquad n = 1,2,3,\cdots \tag{10 - 9}$$

式中 hcR_∞ 称为里德伯能量。$1hcR_\infty = 2.18 \times 10^{-18}$ J。

根据玻尔的氢原子理论很容易解释氢原子光谱的不同谱线系的产生。从不同的高能级 n 跃迁到同一低能级 k 时，所辐射的谱线属于同一个系。从图 10 - 2 可以看出，如果电子从高能级（$n = 2, 3, 4, \cdots$）跃迁到低能级（$k = 1$）时，发出的各个谱线同属于赖曼系；当电子从 $n = 3, 4, 5, \cdots$ 能级跃迁到 $k = 2$ 的能级时，可得巴耳末系的各个谱线，余可类推。图中氢原子的能级是以里德伯能量 hcR_∞ 为单位的。

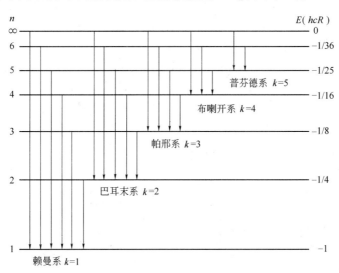

图 10 - 2　氢原子部分能级及光谱系

玻尔理论在解释氢原子和类氢离子光谱的规律性时，获得了显著的成功。但在进一步的研究中，这个理论遇到了不可克服的困难。这是由于在玻尔理论中，把微观粒子当作经典力学中的质点，用坐标、轨道等经典概念来描述，仅仅人为地加上量子条件的限制。因此，它没有一个描述微观粒子运动的完整的理论体系。为了克服这些困难，薛定谔、海森伯等人用根本不同于经典力学的概念建立了量子力学，并且已经发展成为一个比较完整的描述微观粒子运动规律的力学体系。尽管如此，对于单电子原子系统和碱金属原子等问题，玻尔理论在一定程度上还是可以得到较好的结果。特别是关于原子定态，能级的概念以及频率条件等，仍然是量子力学中最基本的概念。

例 10 - 1　计算氢原子的结合能（把电子束缚在原子核周围的能量）。

解： 结合能就是动能为零的一个自由电子从"无限远"处移来和一个氢离子结合成基态的氢原子时将要放出的能量。因此，结合能在数值上等于基态能量的绝对值。

根据式 10-9，取 $n = 1$ 即得

$$E = + hcR_\infty = 6.63 \times 10^{-34} \times 3 \times 10^8 \times 1.097 \times 10^7$$
$$= 2.18 \times 10^{-18} \text{J} = 13.6 \text{eV}$$

这个数值与由实验观察所得的结合能的数值符合得很好。

例 10-2 计算氢原子中的电子从量子数 n 的状态跃迁到 $k = n-1$ 的状态所发射的谱线频率。试证明当 n 很大时，这个频率等于电子在量子数 n 的圆轨道上绕转的频率。

解： 根据 $\nu = \dfrac{E_n - E_k}{h} = \dfrac{me^4 Z^2}{8\varepsilon_0^2 h^3}\left(\dfrac{1}{k^2} - \dfrac{1}{n^2}\right)$ 取 $k = n-1$，$Z = 1$，得到

$$\nu_{n-1,n} = \frac{me^4}{8\varepsilon_0^2 h^3} \cdot \frac{2n-1}{n^2(n-1)^2}$$

当 n 很大时，$2n - 1 \approx 2n$，$n^2(n-1)^2 \approx n^4$，

$$\nu_{n-1,n} = \frac{me^4}{4\varepsilon_0^2 h^3 n^3}$$

电子在半径 r_n 的圆轨道上的绕转频率为

$$\nu = \frac{\upsilon_n}{2\pi r_n} = \frac{m\upsilon_n r_n}{2\pi m r_n^2} = \frac{n \cdot \dfrac{h}{2\pi}}{2\pi m r_n^2} = \frac{nh}{4\pi^2 m r_n^2}$$

根据式 10-6，$r_n = \dfrac{\varepsilon_0 h^2}{\pi e^2 m} \cdot \dfrac{n^2}{Z}$ 代入上式求得

$$\nu = \frac{nh}{4\pi^2 m}\left(\frac{\pi me^2}{n^2 \varepsilon_0 h^2}\right)^2 = \frac{me^4}{4\varepsilon_0^2 h^3 n^3}$$

可见当 n 很大时，ν 值与 $\nu_{n-1,n}$ 值相同。

第二节　原子光谱　分子光谱

一、原子光谱

原子光谱的产生与原子状态的改变有关。原子中电子从一个状态跃迁到另一个能级较低的状态时，发射单色光，大量原子同时发射的单色光在黑暗背景中形成若干明亮的、分立的谱线，这种光谱称为**发射光谱**（emission spectrum），又称为**明线光谱**（bright line spectrum）。原子发射光谱主要是由一个价电子受激后发射到外部空能级后，在外部各空能级之间跃迁或回到原先能级时发射的光谱。一价原子只有一个价电子，其他（$Z-1$）个电子都在价电子轨道里面的壳层上，对价电子的作用，可以近似地看作位于核上的有效电荷 $Ze - (Z-1)e = e$ 对它的作用。所以，一价元素的能级与氢原子能

级数量级相同，光谱线的波长在可见光区或临近的红外紫外区。由于角量子数不同的状态具有不同的能量，所以，一价元素的光谱分为若干个谱系，比氢光谱要复杂一些。二价原子有两个价电子，对某个价电子的作用，可以近似地看作位于核上的有效电荷 $Ze-(Z-2)e=2e$ 的作用，再加上另一个价电子的作用。因此，所有二价元素的能级与光谱都相似，光谱比一价元素的光谱复杂。

原子受到光照射时，如果照射光的波长在一定范围内是连续的，原子中电子将从照射光中吸收一份适当的能量，跃迁到某一较高的能级，其结果将使得照射光的光谱中出现暗线，称为**暗线光谱**（dark line spectrum），又称为**吸收光谱**（absorption spectrum）。同一元素的吸收光谱频率与它的发射光谱频率相同，因为它是电子在相同能级之间的跃迁，差别在于一为辐射跃迁（发射光子），另一为激发跃迁（吸收光子），暗线光谱中的暗线数目通常少于明线光谱中的明线数目。这是因为原子通常处于基态，所以暗线光谱中通常只有从基态跃迁到激发态的谱线，而没有在各个激发态之间跃迁的谱线。

每种元素都有自己特定的发射光谱和吸收光谱，我们从光谱线的分布情况就可以判定光源或吸收体中的元素成分，这是光谱分析方法的基本原理。在实际工作中，要鉴定某种元素时，并不需要测定它的全部谱线，只要找出几条最明显并且具有代表性的谱线就可以确定这种元素的存在。医学上应用较多的原子光谱分析方法是把生物品干燥、灰化、汽化成气态来进行的。光谱分析法是测定化学组成既快速又灵敏的方法，它能测出 10^{-13}kg 的物质，在很多情况下，它正在取代着化学分析法。

二、分子光谱

与原子光谱相比，分子光谱要复杂得多。就波长范围来说，分子光谱可分为远红外光谱、中红外光谱、近红外光谱、可见和紫外光谱。图 10-3 是分子光谱的示意图。由分开的各光谱线构成光谱带 I；由若干个光谱带构成光谱带组 II；由若干个光谱带组构成分子光谱 III。由于这些光谱线非常密集，以至于用一般的仪器不能分辨出来，而被认为是连续的光谱带。所以将分子光谱称为**带光谱**（band spectrum），这是与原子光谱在外形上的区别。

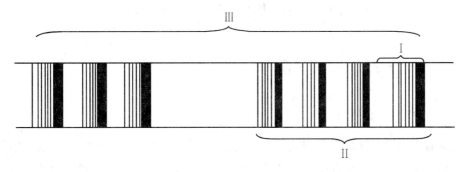

图 10-3 分子光谱的示意图

分子光谱的复杂性是由于分子内部存在着复杂的运动状态。为简单起见，以双原子分子为例讨论。分子内部的运动可分为三个部分来描述：①分子绕某一轴线的转动；②

组成分子的原子的振动；③电子在各个定态能级之间的运动。这三部分运动的能量组成了分子的总能量 E，即

$$E = E_r + E_v + E_e$$

式中 E_r、E_v、E_e 分别为分子转动的能量、原子振动的能量和电子定态的能量，这些能量都是量子化的。

分子由高能态 E_2 跃迁到低能态 E_1 发射光子，分子从低能态 E_1 跃迁到高能态 E_2 吸收光子。发射或吸收光子的能量为

$$h\nu = E_2 - E_1 = \Delta E_r + \Delta E_v + \Delta E_e$$

式中 ΔE_r、ΔE_v、ΔE_e 分别表示分子跃迁时转动能量、振动能量和电子能量的改变量，一般情况下，ΔE_e 为 1~20eV；ΔE_v 为 0.05 ~ 1eV；ΔE_r 为 0.0001~0.05eV。分子的能级相互叠加，如图 10 – 4 所示。分子中的电子在其定态能级之间发生跃迁时，振动和转动的状态也随着改变，这就造成了分子光谱的复杂性。

电子定态能量的改变量 ΔE_e 为最大，它决定了谱带组所在的区域。振动能量的改变量 ΔE_v 比 ΔE_e 要小得多，它的变化仅能引起谱带组中各谱带位置的改变。转动能量的改变量 ΔE_r 最小，它决定了谱带的精细结构，即谱带中各谱线的位置。由于 ΔE_r 甚小，形成的谱线非常密

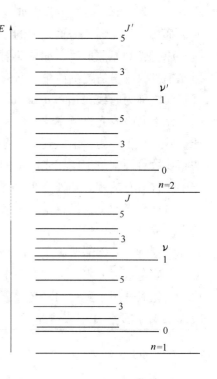

图 10－4　双原子分子的电子振转能级图

集，连成了谱带。由此可见，在分子的电子能级上叠加了振动能级和转动能级是造成分子光谱比原子光谱更为复杂的根本原因。

第三节　微观粒子的波粒二象性

一、德布罗意假设及实验验证

（一）德布罗意波

光具有波动性，又具有粒子性。所谓光的粒子性，只是表现为光子在交换能量、动量时的那种整体性。不能理解为光子像经典力学中的质点那样，具有相同的运动特征：如质点在每一时刻有确定的位置和动量，整个运动过程有确定的轨道等。在宏观上，波动性和粒子性是矛盾的，但在微观领域里，我们必须承认二者是共存的。只是光在不同的条件下分别表现出粒子和波动的行为。即光具有**波粒二象性**（wave – particle duality）。

在对光本性的认识由片面走向全面的启示下，德布罗意 1924 年提出：在光学研究中曾经只想到光的波动性，忽视了它的粒子性。而在实物粒子的问题中是否会发生相反的错误。他认为波粒二象性不仅是光子的特性，而且也是实物粒子所具有的特性。在光学中，把表达式 $\varepsilon = h\nu$ 和 $p = \dfrac{h}{\lambda}$，即把表示波动性的量 ν、λ 与表示粒子性的量 ε、p 定量地联系起来。于是德布罗意假设：实物粒子也应该服从上述关系。当质量为 m 的粒子以速度 ν 匀速运动时，应具有如下关系：

$$\lambda = \frac{h}{p} = \frac{h}{m\nu} \tag{10-10}$$

$$\nu = \frac{\varepsilon}{h} \tag{10-11}$$

这种与物质联系在一起的波称为**物质波**（matter wave）或德布罗意波。式 10-10 和式 10-11 被称为**德布罗意公式**（de Broglie formula）。

为了对德布罗意波的波长有一个初步概念，我们将不同速度的粒子对应的德布罗意波的波长列于表 10-2。

表 10-2 一些粒子的德布罗意波长

粒子	质量（kg）	速度（m/s）	波长（m）
电子	9.1×10^{-31}	5.9×10^{5}	1.2×10^{-9}
氢离子	1.76×10^{-27}	1.4×10^{5}	2.7×10^{-12}
镭的 α 粒子	6.6×10^{-27}	1.5×10^{7}	6.7×10^{-13}
子弹	5.0×10^{-3}	1.0×10^{2}	1.3×10^{-33}

由表可知，对于质量为 5g 以 100 m/s 速度运动的子弹，它对应的德布罗意波长太小，实际上无法测定。因此，对于运动着的宏观物体，它的波动性可以不予考虑。

例 10-3 设电子被加速电压 U 加速，求加速后电子的德布罗意波长。

解：电子从加速电场中获得的动能为

$$\frac{1}{2}m\nu^2 = eU$$

根据式 10-10 有

$$\lambda = \frac{h}{m\nu}$$

由上二式消去 ν，得

$$\lambda = \sqrt{\frac{h^2}{2meU}} = \sqrt{\frac{(6.63 \times 10^{-34})^2}{2 \times 9.11 \times 10^{-31} \times 1.60 \times 10^{-19}}} \cdot \frac{1}{\sqrt{U}}$$

$$\approx \frac{1.23 \times 10^{-9}}{\sqrt{U}} \mathrm{m}$$

式中 U 的单位用为伏特（V）。

（二）电子衍射实验

物质波的假设和德布罗意公式可被电子衍射实验所证实。这就是通过**戴维逊**（C. J. Davisson）和革末（L. H. Germer）所做的电子衍射实验实现的。图 10-5（a）是实验的示意图。由灯丝 K 发射出的电子，在电压为 U 的电场加速下，通过狭缝形成很细的电子束。射到镍单晶体 A 上，掠射角为 ϕ，从晶体表面反射出来的电子，进入集电器 B 后，形成电流，由电流计 G 可测出电流值 I，实验时保持掠射角不变，改变电压 U，测出相应的 I 值，可绘出 $I-\sqrt{U}$ 的关系曲线，如图 10-5（b）所示。

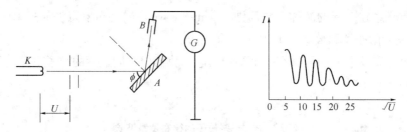

图 10-5　电子衍射实验示意图

实验结果表明：当加速电压 U 增加时，电流强度并不随之连续增加。只有当 U 取某些特殊的值时，I 出现极大值。从粒子性的角度，无法解释这种实验结果。因为电子在 A 表面反射时遵从反射定律，电子束中的电子将全部进入集电器 B，改变加速电压，只不过是改变电子的速度而已，不应该引起 I 的波动性变化。但从波动性的角度看，实验中的电子束和伦琴射线被晶体表面散射时情况完全相同，只有当电子的波长 λ、掠射角 ϕ 和单晶的晶格常数 d 满足布喇格公式

$$2d\sin\phi = k\lambda \qquad k = 1,2,3,\cdots \qquad (10-12)$$

电子束才会按反射定律反射。否则，电子将朝各个方向散射。改变电压 U，就改变了电子的速度 v，由下式可求出相应的物质波波长

$$\lambda = \frac{h}{mv} \qquad (10-13)$$

电场 U 对电子所作的功 A，转变成电子的动能，即

$$A = \frac{1}{2}mv^2 \qquad (10-14)$$

代入式 10-13，可得出

$$\lambda = \frac{h}{mv} = \frac{h}{\sqrt{2meU}} = \frac{1.225}{\sqrt{U}} \times 10^{-9}\mathrm{m} \qquad (10-15)$$

将式 10 – 15 代入 10 – 12, 可得出

$$2d\sin\phi = k\frac{1.225}{\sqrt{U}} \times 10^{-9}$$

上式说明, 在 d、ϕ 固定的情况下, 改变电压 U, 就改变了德布罗意波长, 若某一电压值, 正好满足布喇格公式, 就会产生 I 的极大值。实验证明, 由上式计算得到的电压值与实验结果符合, 因而证实了德布罗意假说是正确的。

除了电子外, 实验还证明, 其他的微观粒子如中子、原子和分子都具有波动性。由此可见, 德布罗意公式已成为揭示微观粒子波粒二象性的基本公式。

二、不确定关系

大量实验事实证明, 一切微观粒子都具有波粒二象性。在经典力学中, 运动粒子具有确定轨道, 任一时刻粒子运动状态可由在该轨道上确定的位置和动量来描述。而对于微观粒子, 我们能否同时用确定的坐标和动量来描述它的运动呢?

我们以电子单缝衍射为例来进行说明。如图 10 – 6 所示。设电子沿 y 轴匀速运动, 射向宽度为 d 的狭缝, 电子通过狭缝发生衍射, 在屏上可拍摄到电子衍射图像。

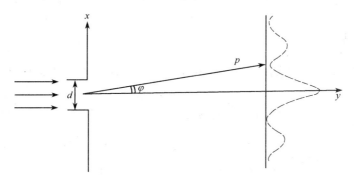

图 10 – 6　电子单缝衍射实验

在狭缝处, 电子在 x 方向坐标的不确定量 $\Delta x = d$, 按照波动性, 电子穿过狭缝时要发生衍射。按照粒子性, 此时沿 x 方向电子的动量将不再为零。若电子落在衍射花纹的中央亮条内, 则电子在 x 方向动量的不确定量应是:

$$\Delta p_x = p\sin\varphi \tag{10 – 16}$$

根据单缝衍射公式, 对中央亮条纹的范围来讲, φ 应满足的关系式为:

$$d\sin\varphi = \lambda$$

而且 $d = \Delta x$, $p = h/\lambda$, 代入 10 – 16 式, 得出:

$$\Delta p_x \cdot \Delta x = h$$

电子也可以出现在各级明条纹中, 一般有:

$$\Delta p_x \cdot \Delta x \geq h \tag{10 – 17}$$

上式可以推广到所有坐标, 于是有:

$$\Delta x \cdot \Delta p_x \geqslant h$$
$$\Delta y \cdot \Delta p_y \geqslant h \qquad (10-18)$$
$$\Delta z \cdot \Delta p_z \geqslant h$$

这些关系式称为海森伯（W. Heisenberg）**不确定关系**（uncertainty relation）。它可以表述为：粒子在某方向上的位置的不确定量与该方向上的动量分量的不确定量的乘积必不小于普朗克常数。

不确定关系说明，微观粒子的坐标与动量的不确定量成反比。狭缝越窄，粒子坐标 x 的不确定量 Δx 越小，则动量 p_x 的不确定量 Δp_x 就越大。坐标和动量不可能同时具有确定值。所以对微观粒子来说，轨道的概念是没有意义的。

不确定关系是建立在波粒二象性基础上的一条基本的客观规律，是物质本身固有特性的反映，而不是由于仪器或测量方法的缺陷所造成的。不确定关系更真实地揭示了微观世界的运动规律。

第四节　波函数　薛定谔方程

一、波函数

为了反映微观粒子的波粒二象性，在量子力学中用波函数来描述微观粒子的运动状态。

从波动理论知道，频率为 ν、波长为 λ 的平面波，以速度 c 沿着 X 轴方向传播时，它的波动方程是

$$\Psi(x,t) = A\cos 2\pi\left(\nu t - \frac{x}{\lambda}\right) \qquad (10-19)$$

如果用复数表示，上式可写为

$$\Psi(x,t) = Ae^{-i2\pi\left(\nu t - \frac{x}{\lambda}\right)} \qquad (10-20)$$

式中　A 为振幅；e 为自然对数的底，$i = \sqrt{-1}$。

由于

$$e^{-i\varphi} = \cos\varphi - i\sin\varphi$$

式 10-20 可以写成

$$\Psi(x,t) = A\left[\cos 2\pi\left(\nu t - \frac{x}{\lambda}\right) - i\sin 2\pi\left(\nu t - \frac{x}{\lambda}\right)\right]$$

可见式 10-19 是式 10-20 的实数部分。

根据德布罗意假设，一束作匀速运动的自由粒子，相当于一列具有固定波长和频率的波。为简单起见，假设这个德布罗意波沿着 X 轴方向传播，它的波动方程为

$$\Psi(x,t) = \Psi_0 e^{-i 2\pi \left(\nu t - \frac{x}{\lambda} \right)} \tag{10-21}$$

上式中 $\Psi(x,t)$ 称为德布罗意波的总波函数，Ψ_0 为德布罗意波的振幅。如果自由粒子的能量为 E，动量为 p，德布罗意波的频率 $\nu = \dfrac{E}{h}$，波长 $\lambda = \dfrac{h}{p}$，代入式 10-21 得出波函数

$$\Psi(x,t) = \Psi_0 e^{-i \frac{2\pi}{h}(Et-px)} \tag{10-22}$$

上式也可以写为

$$\Psi(x,t) = \Psi(x) e^{-i \frac{2\pi}{h} Et} \tag{10-23}$$

其中

$$\Psi(x) = \Psi_0 e^{i \frac{2\pi}{h} px} \tag{10-24}$$

上式称为振幅函数或波函数，它是总波函数中只与坐标有关的部分。

对于波函数，1926 年波恩（M. Born）提出了一个统计解释，他认为，物质波是概率波（probability wave），可以用波函数 Ψ 来描述，$|\Psi|^2 = \Psi \cdot \Psi^*$ 是概率密度，$|\Psi(x)|^2 dx$ 是在 x 附近 dx 间隔内发现粒子的概率，波函数振幅的平方 Ψ_0^2 与粒子出现的概率密度成正比，物质波较强的地方，粒子出现的概率较大，反之，粒子出现的概率较小。波恩的理论赋予波函数以下基本性质：①波函数满足单值、有限、连续的标准化条件。②波函数满足归一化条件。根据概率的总和等于 1，有 $\int |\Psi|^2 dV = 1$。③波函数适用叠加原理，如果 Ψ_1、Ψ_2 是粒子可能的状态，则其线性组合 $\Psi = a\Psi_1 + b\Psi_2$ 也是粒子可能的状态。

二、薛定谔方程

薛定谔方程相当于经典力学中的牛顿方程。它是波函数 Ψ 满足的微分方程，是微观粒子运动状态变化的基本规律。量子力学发展了玻尔提出的定态概念，定态是能量有确定值的状态，在定态中电子概率密度的分布不随时间变化。下面我们讨论如何建立自由粒子定态波函数所遵循的运动方程。为简单起见，假定自由粒子的运动限于一维空间，波函数为

$$\Psi(x) = \Psi_0 e^{i \frac{2\pi}{h} px}$$

将上式对 x 求二阶导数，得出

$$\frac{d^2 \Psi(x)}{dx^2} + \frac{4\pi^2}{h^2} p^2 \Psi(x) = 0$$

由于定态是能量具有确定值的状态，可用定态能量 E 作为方程的参数，按照非相对论的能量、动量关系 $p^2 = 2mE_k$（自由粒子的能量就等于它的动能），代入上式中，得出

$$\frac{d^2\Psi(x)}{dx^2} + \frac{8\pi^2 m}{h^2}E_k\Psi(x) = 0 \qquad (10-25)$$

式 10-25 称为一维空间自由粒子的振幅方程。薛定谔把这个方程推广到粒子在势场中运动的情况。对于在势场中运动的粒子，其能量 E 为动能 E_k 和势能 $E_p(x)$ 之和，则 $E_k = E - E_p(x)$，代入 10-25 得出

$$\frac{d^2\Psi(x)}{dx^2} + \frac{8\pi^2 m}{h^2}[E - E_p(x)]\Psi(x) = 0 \qquad (10-26)$$

式 10-26 就是一维空间的定态薛定谔方程。如果粒子在三维空间运动，上式可写为

$$\frac{\partial^2\Psi}{\partial x^2} + \frac{\partial^2\Psi}{\partial y^2} + \frac{\partial^2\Psi}{\partial z^2} + \frac{8\pi^2 m}{h^2}[E - E_p(x,y,z)]\Psi = 0$$

通过方程建立的过程可以看出，定态薛定谔方程是自由粒子的振幅方程推广而得。它像物理学中其他基本方程（如牛顿方程）一样，不能从任何原理推导出来，也不是实验事实的直接概括，它是量子力学的一个基本假设，它的正确性靠实践的检验。

第五节 描述原子状态的四个量子数

在玻尔的氢原子理论中，人为地用一个量子数来描述氢原子中电子运动的稳定状态。后来，索末菲（Arnold Sommerfeld）在推广和发展玻尔理论的过程中，用三个量子数来确定电子的运动状态。在量子力学中，这些量子数是在解薛定谔方程时自然地得出的。薛定谔方程的解比较复杂，需要较多的数学知识，这里不作介绍。但是，在解方程的过程中，为了满足波函数的标准化条件，很自然地得出了分立的能级和一系列量子化条件。这些量子化条件分别用主量子数 n、角量子数 l 和磁量子数 m_l 来表示。由于电子具有自旋，还必须引进自旋磁量子数 m_s，现简述如下：

一、能量量子化和主量子数

求解薛定谔方程时，为了使波函数满足标准化条件，氢原子的能量必须满足量子化条件

$$E_n = -\frac{me^4}{8\varepsilon_0^2 h^2} \cdot \frac{Z^2}{n^2} \qquad n = 1,2,3\cdots$$

式中 n 称为主量子数。这与玻尔理论所推出的能量公式 10-8 完全一致。

通常把原子中电子的分布分成若干个壳层，n 值相同的电子属于同一壳层。不同壳层 $n = 1$，2，3，4，5，6 分别用符号 K，L，M，N，O，P 表示。

二、轨道角动量量子化和角量子数

求解薛定谔方程时，要使方程有确定的解，电子绕核运动的角动量 L 必须满足量子化条件

$$L = \sqrt{l(l+1)}\frac{h}{2\pi}, \qquad l = 0, 1, 2, \cdots, n-1 \qquad (10-27)$$

式中 l 称为角量子数。同一壳层（n 相同）中的电子，按角量子数 l 的不同而分成若干支壳层，不同支壳层 $l = 0$、1、2、3、4、5、6 分别用符号 s，p，d，f，g，h，i 表示。

三、轨道角动量空间量子化和磁量子数

索末菲提出了电子绕核运动的椭圆轨道的假设，他还认为，电子绕核运动的轨道平面在空间的取向不是任意的，它只能取一系列特定的方向，称为空间量子化。为了使薛定谔方程有合理的解，角动量 L 在某给定方向（如外磁场 Z 轴方向）的分量 L_z 必须满足量子化条件

$$L_z = m_l\frac{h}{2\pi}, \qquad m_l = 0, \pm 1, \pm 2, \cdots, \pm l \qquad (10-28)$$

式中 m_l 称为磁量子数。

四、电子自旋和自旋磁量子数

电子除了绕核运动外，还绕自身的轴线旋转，称为电子自旋。理论计算和实验结果表明，电子自旋角动量 L_s 为

$$L_s = \sqrt{s(s+1)}\frac{h}{2\pi}, \qquad s = \frac{1}{2}$$

它沿外磁场方向的分量 L_{sz} 为

$$L_{sz} = m_s\frac{h}{2\pi}, \qquad m_s = \pm\frac{1}{2} \qquad (10-29)$$

上两式中，s 称为电子自旋量子数，m_s 称为自旋磁量子数。

综上所述，原子中每个电子的运动状态可用 n、l、m_l、和 m_s 来表示，现将这四个量子数的可能取值和作用列于下表：

表 10 -3 四个量子数

量 子 数	可 能 值	作 用
主量子数 n	正整数 $1,2,3,\cdots$	确定原子能量的主要部分
角量子数 l	当 n 给定后，$l = 0,1,2,\cdots,n-1$	确定电子的角动量 L
磁量子数 m_l	当 l 给定后，$m_l = 0, \pm 1, \pm 2, \cdots, \pm l$,	确定角动量 L 沿 Z 方向的分量 L_z
自旋磁量子数 m_s	$\pm 1/2$	确定 L_s 沿 Z 方向的分量 L_{sz}

第六节 激光及其医学应用

激光（laser）是由于受激辐射使光不断放大而获得的一种光。是 20 世纪 60 年代发展起来的一种新型光源。

一、激光产生原理

（一）受激辐射

原子从较高能级 E_2 向较低能级 E_1 跃迁时要释放出能量 $E_2 - E_1$。释放能量的形式有两种：一种是把能量 $E_2 - E_1$ 转变为原子的热运动而不产生任何辐射，此过程称为无辐射跃迁；另一种是以发射电磁波的形式释放能量，称为辐射跃迁，所辐射电磁波的频率为

$$\nu = \frac{E_2 - E_1}{h} \tag{10 - 30}$$

处于能级为 E_1 的原子，当受到频率符合式 10 -30 的光子作用后，该原子就能吸收该光子的全部能量而从 E_1 激发到 E_2，此过程称为受激吸收或共振吸收。处于激发态 E_2 的原子跃迁到较低能级 E_1 而产生辐射时通常有两种跃迁方式：一种是原子自发地从激发态向较低能级跃迁，同时放出一个光子，此过程称为**自发辐射**（spontaneous radiation）。各原子自发辐射的波之间无固定的相位关系，是非相干的。普通光源所发出的光主要是由自发辐射产生的。另一种是处于激发态的受到外来光子的诱导而产生的向低能级的跃迁称为受激跃迁，受激跃迁所产生的辐射称为**受激辐射**（stimulated radiation）。受激辐射产生的光子与外来光子具有相同的频率、相同的相位、相同的传播方向和相同的偏振方向。于是，受激辐射过程使原来的一个光子变成性质完全相同的两个光子。如果这两个光子在传播过程中分别诱导两个原来处于高能级的原子，又能引起受激辐射，如此进行下去，发射的光子数越来越多，造成了光放大作用。这种由于受激辐射而得到加强的光就是激光。所以**受激辐射是产生激光的基础**。

（二）粒子数反转

受激辐射过程是与受激吸收过程同时存在的。前者一个光子变成两个光子，从而实现了光放大；后者则吸收光子使光变弱。激光器正常工作的首要条件是使受激辐射过程占主导地位。受激辐射和受激吸收究竟哪一过程占主导地位，取决于工作介质中处于高能态的原子数 N_2 多，还是处于低能态的原子数 N_1 多。只有当 $N_2 > N_1$ 时，受激辐射才占主导地位而实现光放大。但是，在正常情况下，物质中绝大多数原子都处于基态，这是因为基态原子能量最低，最为稳定。这种分布称为原子数目按能级的正常分布。显然，这种分布是不利于受激辐射的。为了使受激辐射占主导地位，必须使处于高能级的原子数多于处于低能级的原子数，称为**粒子数反转**（population inversion）。**粒子数反转是产生激光的先决条件。**

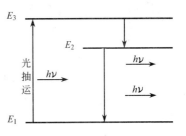

图 10 - 7　利用亚稳态实现粒子数反转

能否实现粒子数反转，与工作介质的物质结构及其性质密切相关。原子停留在高能级的平均时间称为该能级的**平均寿命**（mean lifetime）。由于原子内部结构的特殊性，各能级的平均寿命是不同的。能级的平均寿命一般都很短，数量级为 10^{-8} 秒，但也有一些能级的平均寿命很长，可达几毫秒。这些平均寿命较长的能级称为亚稳态能级。如图 10 - 7 所示，设 E_2 是亚稳态，利用外来能量抽运的结果，使原子激发到高能级 E_3 上，如果能级 E_3 的寿命很短，就会很快跃迁到 E_1 或 E_2 的能级上，只要源源不断地提供用于抽运的外来能量，处于 E_2 能级的原子数目就会越来越多。最后，超过处于 E_1 能级的原子数，实现了粒子数反转。这时若受到频率 $\nu = (E_2 - E_1)/h$ 的光子作用，在 E_2 和 E_1 能级之间就能产生以受激辐射为主的辐射。**原子存在亚稳态能级是实现粒子数反转的先决条件。**实现粒子数反转的另一条件是必须有激励能源，在正常情况下，绝大多数原子（或分子、离子）处于基态。为使原子产生辐射跃迁，首先要以外来能量使原子处于激发态。将原子从基态激发到激发态的激励过程称为**抽运**（pumping）。通常是用其他粒子的碰撞、光照、加热或化学变化等办法来完成抽运工作。

（三）光学谐振腔

引起受激辐射的最初光子来自自发辐射，自发辐射产生的光子无论是发射方向还是相位都是无规则的。这些传播方向和相位杂乱无章的光子引起受激辐射后，所产生的放大了的光波仍然是向各个方向传播的，而且各有各的相位。为了能产生激光，必须选择传播方向和频率一定的光信号作最优先的放大，而把其他方向和频率的光信号加以抑制，为达到此目的，可在工作介质的两头放置两块互相平行并与工作介质的轴线垂直的反射镜，这两块反射镜与工作介质一起构成了所谓的光学谐振腔。凡是不沿谐振腔轴线方向运动的光子均很快逸出腔外，与工作介质中的原子不再有什么接触。但沿轴线方向运动的光子可在腔内继续前进并经两反射镜的反射不断地往返运行。它们在腔内运行时不断碰到受激原子而产生受激辐射。于是，沿着轴线方向运动的光子不断增殖，在谐振腔内形成了传播方向均沿轴线、相位完全一致的强光束，这就是激光。为把激光引出腔外，一般将一个反射镜作成部分反射镜，即一部分反射，一部分透射。透射部分成为可利用的激光，反射部分留在腔内继续增殖光子。

工作介质单位体积内处于高能级的原子数与处于低能级的原子数之差称为**反转密度**（inverted density）。反转密度越大，光放大的增益也越高。在光子增殖的同时，还存在使光子减少的相反过程，称为损耗。损耗出自多方面的原因，如反射镜的透射和吸收，介质不均匀所引起的散射等等。显然，只有当光在谐振腔来回一次所得到的增益大于同一过程中的损耗时，才能维持振荡。外界提供的能量越大，反转密度也越大。因而外界所提供的能量大小存在一个维持振荡的阈值，称为能量阈值。只有外界提供的能量超过阈值时，才能维持振荡从而输出激光。谐振腔的作用是维持光振荡，实现光放大。**谐振腔是产生激光的必要条件。**

二、激光的特点

与一般光源相比，激光具有下列特点：

（一）方向性好

因为在光学谐振腔的作用下，只有沿轴向传播的光才能不断地得到放大，形成一束平行传播的激光输出。

（二）强度高

由于方向性好，可以获得能量集中、强度很高的激光束。经聚焦后，在焦点附近可产生几万摄氏度的高温，能熔化各种金属和非金属材料。

（三）单色性好

所有单色光源发射的光，其波长并不是单一的，而是有一个范围，用谱线宽度表示。谱线宽度越窄，光的单色性越纯。在激光出现之前，氪灯的单色性最纯，谱线宽度约为 10^{-4}nm。氦氖激光器发射激光的谱线宽度为 10^{-8}nm，为氪灯的万分之一。

（四）相干性好

由于激光是一束同频率、同相位和同振动方向的光，因而是相干光，一般光源发出的光都是非相干光。

三、激光器

自 1960 年第一台红宝石激光器诞生以来，到目前为止已发现了数万种材料可以用来制造激光器。按工作介质的材料不同，激光器可分为气体激光器、固体激光器、半导体激光器和染料激光器四大类。这些不同种类的激光器所发射的波长已达数千种，最短的波长为 21nm，属远紫外光区；最长的波长为 0.7mm，在微波波段边缘。在医学上常用的是红宝石激光器和氦氖激光器，前者属于固体激光器，后者属于气体激光器。下面主要介绍红宝石激光器。

红宝石激光器是以红宝石棒为工作介质的，红宝石是掺有 0.05% 铬离子的三氧化二铝。棒的两个端面精密磨光，平行度极高，一端镀银成为全反射面，另一端镀薄银层，透射率为 1% 到 10%，构成光学谐振腔。Cr^{3+} 在红宝石中的能级如图 10 - 8 所示，E_1 是基态能级，E_2 是亚稳态能级。红宝石激光器是用氙放电管发出的闪光进行抽运的。每次闪光持续时间为数毫秒。在脉冲型的强光照射

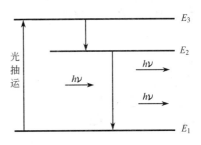

图 10 - 8　Cr^{3+} 的能级简图

下，红宝石中处于基态 E_1 的大量铬离子激发到激发态 E_3。E_3 的平均寿命仅为 5×10^{-8} 秒。因此，这些铬离子很快就落入亚稳态 E_2，E_2 的平均寿命为 3 毫秒，是激发态 E_3 的 6 万倍，所以处于亚稳态 E_2 的铬离子数目大大超过处于基态的粒子数，形成了粒子数反转。在谐振腔的作用下，轴向传播的光束来回振荡，不断得到放大，形成了激光输出，它是波长为 694.3nm 的红色可见光。

四、激光在医学上的应用

激光在医学上的应用很多，主要是利用它的方向性和高强度两大特点。首先被应用于眼科，由于激光的方向性好，光束细，便于定位，在可见光范围内的激光可投射到眼底，聚焦于视网膜上，利用它的热效应使组织凝固可用来封闭视网膜裂孔或接焊剥离的视网膜。此外，虹膜切除和打孔等手术都已获得成功。这些手术仅需几毫秒的时间就能生效，可不受患者眼球移动的影响。在外科方面，用大功率激光作为手术刀称为激光刀。激光能量集中，照射到人体组织可使局部温度升高，细胞中的水分迅速汽化，产生很大的压强，引起细胞和组织的破裂。与普通的手术刀相比，激光刀有它独特的优点：①由于激光的热凝固作用，在手术中能封闭中、小血管，减少病人的出血，对于血管丰富的肝、肾等器官的手术特别有利。在切割肿瘤时，由于血管和淋巴管的封闭，堵塞了肿瘤细胞的外转移通道，减少了转移的可能性。②激光束可聚焦成点状，定位准确，对正常组织的损害极少。由于手术时仅用激光照射，与组织没有机械接触，减少了术后感染。手术时间短，减轻了病人的痛苦。③利用光学纤维，将激光导入体内，可进行各种腔内手术。

小功率的激光有抗炎和促进上皮生长的作用，可应用于照射治疗，对某些炎症和皮肤病有一定的疗效。高度聚焦的激光对穴位照射的效果类似针灸，故有激光针之称。它的优点是无菌、无痛、无损伤，易为病人所接受。激光还有镇痛作用，用激光照射某些穴位能起麻醉效果。

用于医学基础研究的激光技术有：激光微光束技术、激光拉曼光谱技术、激光多普

勒技术、激光全息显微技术、激光荧光显微技术等。

随着激光技术的不断完善，激光的医学应用也在快速发展中。在使用激光的地方，工作人员和患者都必须戴防护眼镜。由于激光的强度很大，而且方向性好，反射光也是有害的，因此，在使用激光器时必须严格执行各种安全规则。

小　结

1. 玻尔的氢原子理论

（1）氢原子光谱的规律性

$$\sigma = \frac{1}{\lambda} = R_{\infty}\left(\frac{1}{k^2} - \frac{1}{n^2}\right)$$

式中 $k = 1，2，3，\cdots$，正整数 n 是从 $k+1$ 开始的。这里整数 k 决定谱线系，n 则决定该谱线系中的各条谱线。

（2）玻尔关于原子模型的三条基本假设

①稳定态的假设。

②跃迁的假设。

③轨道角动量量子化的假设。

跃迁的频率公式　　　　$\nu = \dfrac{E_n - E_k}{h}，\qquad n = 1,2,3,\cdots$

轨道角动量量子化条件　$m\upsilon r = n \cdot \dfrac{h}{2\pi}，\qquad n = 1,2,3,\cdots$

轨道半径　　　　　　　$r_n = a_0 \cdot \dfrac{n^2}{Z}，\qquad n = 1,2,3,\cdots, a_0 = 5.29 \times 10^{-11}\,\mathrm{m}$

氢原子的能级公式　　　$E_n = -hcR_{\infty}\dfrac{1}{n^2}，\qquad n = 1,2,3,\cdots$

2. 原子光谱　分子光谱

分子光谱是带状光谱，与原子光谱相比，分子光谱要复杂得多。就波长范围来说，分子光谱可分为远红外光谱、中红外光谱、近红外光谱、可见和紫外光谱。

3. 微观粒子的波粒二象性

（1）德布罗意公式　　　　$\lambda = \dfrac{h}{p} = \dfrac{h}{m\upsilon}$

$$\nu = \frac{\varepsilon}{h}$$

（2）海森伯不确定关系

$$\Delta x \cdot \Delta p_x \geqslant h$$

$$\Delta y \cdot \Delta p_y \geq h$$

$$\Delta z \cdot \Delta p_z \geq h$$

4. 波函数 薛定谔方程

（1）德布罗意波的总波函数 $\Psi(x,t) = \Psi_0 e^{-i2\pi(\nu t - \frac{x}{\lambda})}$

（2）薛定谔方程

一维空间的定态薛定谔方程

$$\frac{d^2\Psi(x)}{dx^2} + \frac{8\pi^2 m}{h^2}[E - E_p(x)]\Psi(x) = 0$$

三维空间的定态薛定谔方程

$$\frac{\partial^2\Psi}{\partial x^2} + \frac{\partial^2\Psi}{\partial y^2} + \frac{\partial^2\Psi}{\partial z^2} + \frac{8\pi^2 m}{h^2}[E - E_p(x,y,z)]\Psi = 0$$

5. 描述原子状态的四个量子数

量 子 数	可 能 值	作 用
主量子数 n	正整数 $1,2,3,\cdots$	确定原子能量的主要部分
角量子数 l	当 n 给定后，$l = 0,1,2,\cdots,n-1$	确定电子的角动量 L
磁量子数 m_l	当 l 给定后，$m_l = 0, \pm 1, \pm 2, \cdots \pm l$	确定角动量 L 沿 z 方向的分量 L_z
自旋磁量子数 m_s	$\pm 1/2$	确定 L_s 沿 Z 方向的分量 L_{sz}

6. 激光及其医学应用

（1）激光的特点 ①方向性好；②强度高；③单色性好；④相干性好。

（2）用于医学基础研究的激光技术 激光微光束技术、激光拉曼光谱技术、激光多普勒技术、激光全息显微技术、激光荧光显微技术。

习 题

1. 试求氢原子光谱中巴耳末线系的最长波长和最短波长。

2. 试求氢原子光谱中布喇开系光谱的最高频率和最低频率。

3. 根据玻耳理论，在氢原子 $n = 2$ 的状态中，电子绕核运动的轨道半径、线速度、角动量和总能量各是多少？

4. 求动能为 500eV 的电子的德布罗意波的波长。

5. 一质量为 10g 的子弹以 1000m/s 的速度飞行，求：

（1）它的德布罗意波的波长。

（2）若测量子弹位置的不确定量为 0.10cm，则速率的不确定量是多少？

6. 测得一个电子的速率为 200m/s，精确度为 0.1%，问确定此电子位置的不确定量是多少？

7. 氢原子中当电子从 $n = 4$ 的状态跃迁到基态，可发射不同种类的光谱的数目是多少？

8. 求氢原子的电离能。

9. 由实验可知，在一定条件下，人眼视网膜上接收 5 个蓝绿色光子（$\lambda = 500\text{nm}$）时就能产生光的感觉，此时视网膜上接收的能量有多少？如果每秒都接收 5 个这种光子，问投射到视网膜上的光功率是多少？

10. 电视显像管中加速电压为 9kV，电子枪的枪口直径为 0.1mm，求电子射出电子枪时横向速度的不确定量，能否将这些电子视为经典粒子？

11. α 粒子在磁感应强度为 $B = 0.025\text{T}$ 的均匀磁场中沿半径 $R = 0.83\text{cm}$ 的圆形轨道运动。求：

（1）α 粒子的德布罗意波波长；

（2）质量 $m = 0.1\text{kg}$ 的小球以与 α 粒子相同的速率运动的德布罗意波波长。

12. 按照玻尔理论，氢原子基态的电子轨道直径约 10^{-10}m，电子速率约为 $2.18 \times 10^6\text{m/s}$。设电子在氢原子内坐标的不确定量为 10^{-10}m，试求电子速率的不确定量。

13. 人的红细胞直径 $8\mu\text{m}$，厚 $2 \sim 3\mu\text{m}$，质量 10^{-13}kg。设测量红细胞位置的不确定量为 $0.1\mu\text{m}$，试计算其速率的不确定量。

14. 氢原子中的电子在 $n = 4$ 的状态，与此相应的角量子数的可能取值是什么？相应的角动量是多少？

第十一章　原子核与放射性

【学习提要】

1. 了解原子核的组成和基本性质，理解原子核的质量亏损和结合能的物理意义。

2. 了解原子核的衰变类型，能写出核衰变方程式。

3. 掌握放射性核素的衰变规律，理解衰变常数、半衰期、平均寿命、放射性活度等物理概念，能运用相关规律计算有关问题。

4. 了解辐射剂量和辐射防护等概念。了解放射性核素的医学应用。

原子核物理学是研究原子核结构、特性及相互转变的科学。从 1896 年贝可勒（Henri Bacguerel）发现铀原子核的放射性和 1911 年卢瑟福（E. Rutherford）提出原子核结构模型以后，经过长期探索，原子核物理学在医学上广泛地应用，形成了一门新的边缘科学——**核医学**（nucloar medicine）。

本章主要在介绍原子核的性质、衰变类型、衰变规律的基础上，讨论与射线相关的一些问题以及医学应用。

第一节　原子核的基本性质

本节我们将从原子核的结构出发，主要讨论原子核的形成、性质和稳定性等内容。

一、原子核的组成

原子核是由质子和中子组成。质子和中子统称为**核子**（nucleon）。质子带一个单位正电荷即 1.602×10^{-19} 库仑的电量；中子不带电。质子和中子的质量都极小，常采用**原子质量单位**来度量，以 u 表示。以同位素 $^{12}_{6}C$ 原子质量的 1/12 定义为一个原子质量单位，$1u = 1.660566 \times 10^{-27}kg$。质子的质量为 1.007277u，中子质量为 1.008665u。在正常情况下，核外电子数与核内质子数相等，整个原子呈中性。

一种元素的原子核含有一定数目的质子和中子，用符号 $^{A}_{Z}X$ 表示。X 是该元素的化学符号，Z 表示原子核内的质子数，即原子序数。A 为原子核内的核子数，也就是相应原子的质量数。$A-Z$ 为原子核内的中子数。由于 Z 和 X 的一致性，Z 可以略去，写成

^{A}X。自然界中最轻的原子核是$^1_1$H（氢1），只有一个质子，没有中子。

质子数和中子数相同且能量状态也相同的一类原子核或原子的集合称为某种**核素**（nuclide）。核素可分为两大类。一类是**稳定性核素**（stable nuclide），它能够稳定存在，不会自发地变化，例如$^2_1$H、$^1_1$H、$^4_2$He、$^{12}_6$C等。另一类是不稳定核素亦称为**放射性核素**（radionuclide），它能自发地放射出射线而转变为另一种核素，如$^3_1$H、$^4_2$He、$^{10}_6$C等。放射性核素又分为天然放射性核素和人工放射性核素（由核反应堆、加速器和放射性核素发生器等生产制成）。至今为止，人们发现了109种元素，可以得到的核素已有2600多种，其中稳定核素约有280多种，其余均为放射性核素。天然放射性核素只有50种左右，如^{238}U、^{226}Ra等。医学上常用的放射性核素如^{32}P、^{99}Tc、^{131}I、^{60}Co等几乎都是人工放射性核素。

质子数相同，而中子数不同的核素称为**同位素**（isotope）。在元素周期表中同位素处于同一位置，属于同一种元素。如^{16}O、^{17}O、^{18}O是氧的三种同位素。质子数和中子数相同，但处于不同能量状态的核素称为**同质异能素**（isomer）。^{A}X核的同质异能素记为^{Am}X，如$^{99m}_{43}$Tc就是^{99}Tc的同质异能素，前者处于较高的亚稳态，后者处于基态。质量数相同而质子数不同的核素称为**同量异位素**（isobar），如$^3_1$H和$^3_2$He，$^{14}_6$C、$^{14}_7$N和$^{14}_8$O互为同量异位素。

二、原子核的性质

原子核是由质子和中子组成的，质子之间存在着库仑斥力。因而必然存在一种引力将所有核子结合在一起，这种引力称为**核力**（nuclear force）。核子之间由于核力的作用而紧密结合在一起，核力作用距离在10^{-15}m范围内，核力是短程力，它是一种强相互作用力，是比万有引力和电磁力大得多的一种力。

原子核除了带电荷、有质量外，还有自旋角动量和磁矩。

原子核处在不同的能量状态称为**原子核的能级**（nucleus level），原子核可以发生能级之间的跃迁。

三、原子核的稳定性

（一）原子核的质量

原子核的体积很小，但几乎集中了原子的全部质量。通常是通过测定原子的质量来推得原子核的质量，原子的质量等于原子核的质量加上核外电子的质量，再减去相当于电子全部结合能的数量。如果忽略与核外全部电子结合能相联系的质量，则原子核的质量M_x近似地等于原子质量M与核外电子质量Zm_e之差。

$$M_x = M - Zm_e \qquad (11-1)$$

（二）原子核的结合能

原子核既然是由质子和中子组成，它的质量应等于全部核子质量之和，但实际测量结果表明，原子核的质量小于组成它的核子质量之和。这个差值称为原子核的**质量亏损**（mass defect），用 Δm 表示。根据相对论的质能关系定律：当物体的质量发生 Δm 的变化时，相应的能量也发生了 ΔE 的变化，其变化规律为

$$\Delta E = \Delta m \cdot c^2 \tag{11-2}$$

与质量亏损相联系的能量，表示核子在组成原子核的过程中所释放出的能量，称为原子核的**结合能**（binding energy）。如氘的结合能为 2.23MeV。

原子核的结合能非常大，因此一般原子核是非常稳定的，但不同的核素稳定程度不一样。原子核的结合能大致与核子数 A 成正比，通常用每个核子的平均结合能 ε 来表示原子核的稳定程度，其值等于原子核的结合能 ΔE 与核子数 A 的比值，即

$$\varepsilon = \frac{\Delta E}{A} \tag{11-3}$$

核子的平均结合能愈大，原子核分解为核子所需的能量愈大，原子核就愈稳定。表11-1 列出了几种原子核的结合能及核子的平均结合能。

表 11-1 几种原子核的结合能及核子的平均结合能

原子核	ΔE(MeV)	ε(MeV)	原子核	ΔE(MeV)	ε(MeV)
^{2}H	2.23	1.11	^{56}F	492.20	8.79
^{3}H	8.47	2.83	^{107}Ag	915.20	8.55
^{4}He	28.28	7.07	^{120}Sn	1020.00	8.50
^{6}Li	31.98	5.33	^{129}Xe	1078.60	8.43
^{9}Be	58.00	6.46	^{208}Pb	1636.40	7.87
^{12}C	92.20	7.68	^{235}U	1783.80	7.59
^{17}F	128.22	7.54	^{238}U	1801.60	7.57

原子核是否稳定取决于核内中子数与质子数的比例。在原子序数较小的核素中，中子数接近于质子数或略多一点，比较稳定。任何含有过多中子数或质子数的核素都是不稳定的。

第二节 原子核的衰变类型

放射性核素自发地发出某种射线而转变为另一种核素的现象，称为**原子核的衰变**（nuclear decay）。原子核的衰变过程严格遵守质量和能量守恒、动量守恒、电荷守恒和核子数守恒定律。本节主要讨论原子核几种主要的衰变方式。

一、α 衰变

原子核在衰变过程中，放出一个 α 粒子而变为另一种原子核的过程称为 α 衰变（α-decay）。α 粒子就是高速运动的氦原子核，它由两个质子和两个中子组成，用符号 $^4_2$He 表示。通常把衰变前的原子核称为**母核**，用 X 表示，衰变后的原子核称为**子核**，用

Y 表示。发生 α 衰变后形成的子核较母核的原子数减少 2，质量数较母核数减少 4。则衰变方程式为

$$\boxed{{}_{Z}^{A}X \longrightarrow {}_{Z-2}^{A-4}Y + {}_{2}^{4}He + Q} \qquad (11-4)$$

式中 Q 是母核衰变成子核时所放出的能量，称为**衰变能**（decay energy）。衰变能 Q 表现为子核和 α 粒子的动能。计算表明，衰变能 Q 主要被 α 粒子带走，因此，α 粒子的能量较高，约为数百万 eV。处于基态的母核发生 α 衰变时，可以直接衰变到子核的基态；也可以先衰变到子核的激发态，放出能量较低的 α 粒子，然后再放出 γ 射线跃迁到基态。图 11-1 分别为 ${}_{88}^{226}Ra$、${}_{84}^{210}Po$ 的 α 衰变图。

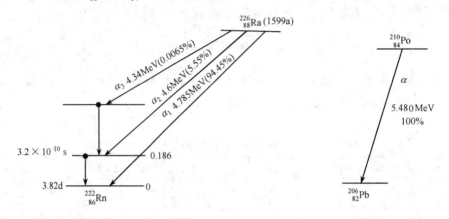

图 11-1　α 衰变

二、β 衰变

β 衰变包括 β^{-} 衰变和 β^{+} 衰变以及电子俘获三种类型。

（一）β^{-} 衰变

原子核放出一个 β^{-} 粒子和一个反中微子 $\bar{\nu}$ 而转变成另一种原子核的过程，称为 β^{-} **衰变**。β^{-} 粒子就是电子（${}_{-1}^{0}e$），反中微子不带电，其质量比电子质量小得多，可视为零。根据核子数守恒和电荷守恒，β^{-} 衰变方程式为

$$\boxed{{}_{Z}^{A}X \longrightarrow {}_{Z+1}^{A}Y + {}_{-1}^{0}e + \bar{\nu} + Q} \qquad (11-5)$$

上式中子核与母核的质量数相同，但原子序数增加 1，即在元素周期表移后了一个位置，这就是 β^{-} 衰变的位移定则。

β^{-} 衰变的子核可能处于激发态，当它回到基态时，伴有 γ 射线的发射。图 11-2 为 ${}^{60}Co$ 的衰变图。${}^{60}Co$ 在 β^{-} 衰变中同时发射出两种能量的 γ 光子。β^{-} 衰变的原因

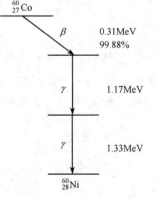

图 11-2　β^{-} 衰变

是母核中的中子数过多，通过 β^- 衰变使母核中的一个中子转变为一个质子，同时放出一个电子和一个反中微子，衰变方程为

$$_0^1n \longrightarrow {}_1^1p + {}_{-1}^0e + \bar{\nu} + Q$$

β^- 放射性在医学上有重要的应用价值。一般所说的 β 放射性核素就是指 β^- 放射性核素，医学上常用的有 ^{32}P、^3H 和 ^{14}C 等。

（二）β^+ 衰变

原子核放出一个 β^+ 粒子和一个中微子 ν 而转变为另一种原子核的过程为 β^+ **衰变**。β^+ 粒子就是正电子，正电子是电子的反粒子，是一种质量和电子质量相等，带有一个单位正电荷的粒子，用 $_1^0e$ 表示。能够发生这种衰变类型的核素都是人工放射性核素。β^+ 衰变的方程式为

$$\boxed{_Z^AX \longrightarrow {}_{z-1}^AY + {}_1^0e + \nu + Q} \tag{11-6}$$

上式中的中微子 ν 和反中微子 $\bar{\nu}$ 一样均不带电，其静止质量近似为零，它们与物质的相互作用很弱，因此不易探测。

在 β^+ 衰变过程中，子核与母核的质量数相同，而原子序数减少 1，即在元素周期表中移前了一位，这就是 β^+ 衰变的位移定则。同理，β^+ 衰变后的子核可能处于激发态，当它回到基态时，伴有 γ 射线的发射，如图 11-3 所示。

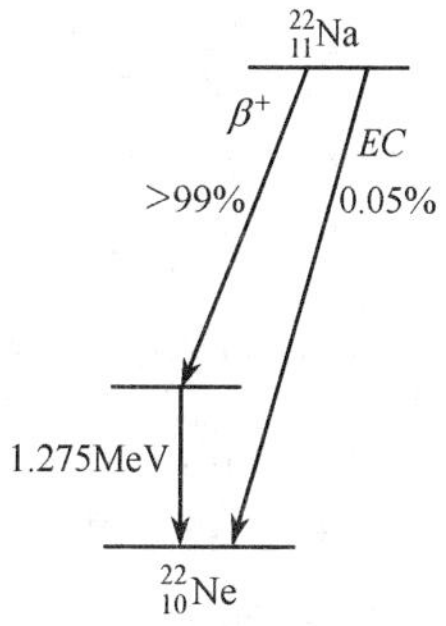

β^+ 衰变是由于母核中的一个质子转变为一个中子，同时发出一个正电子和一个中微子，衰变方程为

$$_1^1p \longrightarrow {}_0^1n + {}_1^0e + \nu + Q$$

通常中子数过少的原子核就会发生这种衰变。β 衰变（包括 β^-、β^+ 衰变）中，由于子核的质量比 β 粒子和中微子大得多，所以衰变能量主要为 β 粒子和中微子共有，能量在这两种粒子之间的分配可以是任意的。因此，同种原子核发出 β 射线的能谱是连续的，一般衰变图中所标示的 β 射线能量均指它的最大能量。

正电子只能存在极短时间，当他被物质阻挡而失去动能时，将和物质中的电子结合而转化为一对 γ 光子，这一过程称为**正负电子对湮没**（$e^+ - e^-$ annihilation）。正负电子对湮没可以转化为一个、二个或三个光子，但转化为二个光子的概率最大。

β^+ 衰变只有在少数人工放射性核素中发现，在天然放射性核素中尚未发现。医学上常用的有 ^{11}C、^{13}N、^{15}O、^{18}F、^{52}Fe 等。

图 11-3 β^+ 衰变

（三）电子俘获

原子核俘获一个核外电子，使核内的一个质子转变为中子，同时放出一个中微子的过程称为**电子俘获**（electron capture），用 EC 表示。该过程方程为

$$\boxed{_Z^AX + {}_{-1}^0e \longrightarrow {}_{z-1}^AY + \nu + Q} \tag{11-7}$$

上式中子核的质量数与母核的相同，原子序数减少1，即在元素周期表中移前了一个位置，这就是电子俘获的位移定则。电子俘获也可用衰变图表示，如图 11 - 4 所示，$_{19}^{40}K$的衰变就有两种不同的电子俘获过程。电子俘获也是发生在中子数过少的核素中。

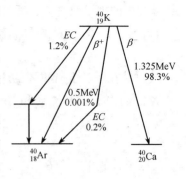

图 11 - 4　电子俘获

原子核从原子的内层（即 K 层）俘获电子的概率要比其他壳层大，因此称为 **K 俘获**。当然也有少数 L 俘获和 M 俘获。当 K 层一个电子被俘获后，就留下了一个空位，外层电子跃迁填补该空位时，多余的能量将以标识 X 射线的形式放出来。如果多余的能量不是以 X 射线的形式放出来，而是传递给同一能级的外层电子，使之成为自由电子，这种自由电子称为**俄歇电子**（Auger electron）。

β 衰变时由于核内的核子数并没有变化，因此都是发生在同量异位素之间的衰变。

三、γ 衰变和内转换

（一）γ 衰变

原子核由高能级跃迁到低能级时，发出 γ 光子的过程称为 **γ 衰变**（γ - decay）。在大多数情况下，原子核处于激发态的时间极短，约为 $10^{-13} \sim 10^{-11}$ s。因此，γ 衰变通常是伴随 α 衰变和 β 衰变而产生的。但也有些核衰变中，原子核在激发态的时间较长，可以单独放出 γ 光子。在 γ 衰变过程中，原子核的质量数和原子序数都不改变，只是原子核的能量状态发生了变化，这种过程称为**同质异能跃迁**（isomer transition）。衰变方程为

$$_{Z}^{Am}X \longrightarrow _{Z}^{A}X + \nu + Q \tag{11 - 8}$$

衰变能几乎全部被 γ 光子携带，它的大小差不多等于母核与子核两个能级之差。

（二）内转换

原子核从高能级向低能级跃迁时，不一定放出 γ 光子，而是将能量直接传递给核外的内层电子，使其脱离原子核的束缚成为自由电子，这一过程称为**内转换**（internal conversion）。发射出的电子称为**内转换电子**（internal conversion electron）。内转换电子主要来自 K 层电子，也有 L 层或其他壳层电子。因为原子核的能级是一定的，所以内转换电子的能量也是单色的，这与 β 射线的连续能谱有很大区别。内转换的结果，在原子核外内层电子壳层上出现了空位，较外层的电子将填补这一空位，从而产生标识 X 射线或俄歇电子发射。

原子核的衰变除了 α、β、γ 衰变三种以外，还有发射质子和发射中子原子核衰变。

第三节　放射性核素的衰变规律

放射性核素中的所有原子核都可能发生衰变，但衰变有先有后。对某个原子核来说，发生衰变是随机的，但对大量原子核组成的放射性物质而言，则遵循具有统计意义的衰变规律。本节主要讨论这种衰变的统计规律。

一、衰变规律

设 $t = 0$ 时刻原子核的数目为 N_0，t 时刻时数目为 N，经过 $\mathrm{d}t$ 时间后，其中有 $\mathrm{d}N$ 个核衰变了。理论和实验表明，放射性核素的衰变率与现有的原子核的个数 N 成正比，即

$$-\frac{\mathrm{d}N}{\mathrm{d}t} = \lambda N \tag{11-9}$$

上式中负号表示原子核数随时间的增加而减少。比例系数 λ 称为**衰变常数**（decay constant），其物理意义是放射性原子核在单位时间内发生衰变的概率，它与原子核的种类及发生衰变的类型有关，而与原子核的数量无关。将式 11-9 积分得

$$N = N_0 e^{-\lambda t} \tag{11-10}$$

上式即为放射性核素的衰变规律，它表明放射性核素是按时间的指数函数衰减的。

如果某种核素的物质同时进行多种类型的衰变，则原子核的衰变常数则是各种衰变类型的衰变常数之和。即

$$\lambda = \lambda_1 + \lambda_2 + \cdots + \lambda_n = \sum_{i=1}^{n} \lambda_i \tag{11-11}$$

二、半衰期和平均寿命

半衰期和平均寿命也常用来表示放射性核素衰变的快慢。

（一）半衰期

1. 物理半衰期

放射性核素的原子核数目衰变掉一半所需要的时间称为核素的**半衰期**（half life period）。原子核按自身衰变规律所具有的半衰期称为**物理半衰期**，简称半衰期，用符号 T 表示。根据定义，当 $t = T$ 时，$N = N_0/2$，代入式 11-10，得

$$T = \frac{\ln 2}{\lambda} = \frac{0.693}{\lambda} \tag{11-12}$$

上式表明，T 与 λ 成反比，核素的衰变常数越大，其半衰期越短。各种放射性核素的半衰期长短不一，最短的仅有 $10^{-10}\,\mathrm{s}$，最长的可达 10^{10} 年，如图 11-5 所示。将式 11-12 代入式 11-10，得

$$N = N_0 \left(\frac{1}{2}\right)^{\frac{t}{T}} \qquad (11-13)$$

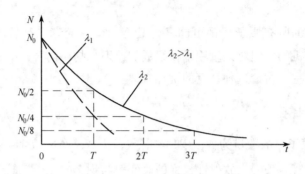

图 11-5 放射性核素的衰变规律

表 11-2 列出了几种常见的放射性核素的半衰期。

表 11-2 几种常见的放射性核素的半衰期

核 素	衰变类型	半 衰 期	核 素	衰变类型	半 衰 期
$^{11}_{6}\text{C}$	β^+(99.76%)	20.4 min	$^{131}_{53}\text{I}$	β^-,γ	8.04d
	EC(0.24%)				
$^{14}_{6}\text{C}$	β^-	5730a	$^{203}_{80}\text{Hg}$	EC,γ	46.8d
$^{18}_{9}\text{F}$	β^+(96.9%)	15h	$^{210}_{83}\text{Bi}$	β^-,γ	5d
	EC(3.1%)				
$^{24}_{11}\text{Na}$	β^-,γ	15h	$^{222}_{84}\text{Po}$	α,γ	3×10^{-7}s
$^{32}_{15}\text{P}$	β^-	14.3d	$^{212}_{86}\text{Rn}$	α,γ	3.8 d
$^{60}_{27}\text{Co}$	β^-,γ	5.27 a	$^{226}_{88}\text{Ra}$	α,γ	1600a
$^{125}_{53}\text{I}$	EC,γ	60d	$^{238}_{92}\text{U}$	α,γ	4.5×10^9a

其中,s 为秒,min 为分钟,h 为小时,d 为天,a 为年。

2. 生物半衰期

当放射性核素引入生物体内时,还会由于生物体的代谢和排泄而使核数量减少。生物体内的放射性核素的原子核减少为引入机体时的一半所经历的时间称为**生物半衰期**(biological half life decay),用符号 T_b 表示,相应的衰变常数称为**生物衰变常数**(biological decay constant),用符号 λ_b 表示。与物理半衰期类似可得出

$$T_b = \frac{\ln 2}{\lambda_b} = \frac{0.693}{\lambda_b} \qquad (11-14)$$

3. 有效半衰期

生物体内放射性核素由于同时存在物理和生物的衰变,因此放射性核素的实际衰变率为

$$\frac{dN}{dt} = -\lambda N - \lambda_b N = -(\lambda + \lambda_b)N$$

令 $\lambda_e = \lambda + \lambda_b$ 称为有效衰变常数，相应的半衰期称为**有效半衰期**，以符号 T_e 表示。T_e 与 λ_e 关系为 $T_e = 0.693/\lambda_e$，有效半衰期与物理半衰期、生物半衰期的关系为

$$\frac{1}{T_e} = \frac{1}{T} + \frac{1}{T_b} \tag{11-15}$$

（二）平均寿命

放射性核素的原子核在衰变前平均生存的时间，称为放射性核素的**平均寿命**（mean life time），用符号 τ 表示。

可以证明，平均寿命和衰变常数互为倒数。因此，衰变常数、半衰期和平均寿命三者关系为

$$\lambda = \frac{\ln 2}{T} = \frac{1}{\tau} \tag{11-16}$$

λ，T 和 τ 都是表示原子核衰变快慢的物理量，它们是原子核的重要特征参数。

三、放射性活度

放射源在单位时间内衰变的原子核数称为放射源的**放射性活度**（radioactivity），简称**活度**。用符号 A 表示，

$$A = -\frac{dN}{dt} = \lambda N = \lambda N_0 e^{-\lambda t} = A_0 e^{-\lambda t} \tag{11-17}$$

上式中，$A_0 = \lambda N_0$ 是放射性物质 $t = 0$ 时的活度。如果用半衰期表示，则

$$A = A_0 \left(\frac{1}{2}\right)^{\frac{t}{T}} \tag{11-18}$$

说明放射性活度也是随时间的增加按指数规律衰减的。

在国际单位中放射性活度的单位为**克勒尔**（Becquerel），简称**贝可**，用符号 Bq 表示，定义为：1Bq = 1 个核衰变 s^{-1}。另一种常用的国际单位是居里（Curie），用符号 Ci 表示，与贝可的关系是 1Ci = 3.7×10^{10} Bq。

由 $A = \lambda N = N/\tau$ 可知：当 N 一定时，寿命短的核素放射性活度大；当 A 一定时，寿命短的核素所对应的原子核数少。这在核医学中非常重要，临床上一方面要保证要有一定的活度以达到诊断和治疗目的，另一方面在此活度下，为减少辐射对人体的伤害要求尽可能减少放射性核素的原子核在人体内的数目（残留量）。因此，临床上一般都使用寿命短的核素。

例 11-1 给患者服用 ^{59}Fe 标记的化合物（放射性药物），以检查血液的病理状况。

已知^{59}Fe的物理半衰期为 46.3d，生物半衰期为 65d。求服用 18d 后残留在体内的放射性活度的相对量是多少？

解： 由式 11 – 15

$$\frac{1}{T_e} = \frac{1}{T} + \frac{1}{T_b} = \frac{1}{46.3} + \frac{1}{65} = 0.037$$

解得有效半衰期为 $\qquad\qquad T_e \approx 27d$

又由 $A = A_0 \left(\frac{1}{2}\right)^{\frac{t}{T_e}}$ 得

$$\frac{A}{A_0} = \left(\frac{1}{2}\right)^{\frac{18}{27}} = 63\%$$

即经过 18d 后体内 ^{59}Fe 的放射性活度为原来的 63%。

第四节　辐射剂量与辐射防护

放射性射线（带电粒子、中子和光子）通过物质时都能直接或间接产生电离作用，称为 **电离辐射**（ionizing radiation）。电离辐射将使生物体引起相应的生物效应。生物效应的强弱与照射量和生物体吸收的剂量多少有关。本节从应用角度出发，介绍反映各种电离辐射大小的物理量以及引起生物效应所面临的防护问题。

一、辐射剂量

（一）照射量

照射量只适用于 X 射线和 γ 射线，用它们对空气的电离能力进行定义，用 E 表示，即

$$E = \frac{\mathrm{d}Q}{\mathrm{d}m} \qquad\qquad (11 - 19)$$

上式中 $\mathrm{d}Q$ 是质量为 $\mathrm{d}m$ 的干燥空气中，在 X 射线或 γ 射线的照射下直接或间接电离产生的正（或负）离子的总电量。式 11 – 19 中的 X 射线或 γ 射线的能量适用范围为 10keV ~ 3MeV。在国际单位中，照射量的单位是库仑/千克（C/kg），暂时并用的旧单位是伦琴（R），它们之间的换算关系是

$$1R = 2.58 \times 10^{-4} C/kg$$

（二）吸收剂量

吸收剂量可以应用于任何类型的电离辐射，它是指单位质量的受照物质所吸收电离辐射的能量，用 D 表示，即

$$D = \frac{\mathrm{d}\overline{\varepsilon}}{\mathrm{d}m} \qquad (11 - 20)$$

上式中 $\mathrm{d}m$ 是受照物质的质量元，$\mathrm{d}\overline{\varepsilon}$ 是 $\mathrm{d}m$ 所吸收电离辐射的平均能量。

在国际单位中，吸收剂量单位是焦耳/千克（J/kg），称为戈瑞（Gray），用符号 Gy 表示。$1\mathrm{Gy} = 1\mathrm{J/kg}$。暂时并用的旧单位是拉德（rad），两者关系是 $1\mathrm{rad} = 10^{-2}\mathrm{Gy}$。

例 11 - 2 设 γ 射线在某处的照射量为 1R，问该处空气的吸收剂量是多少？

已知电子在空气中每产生一对离子平均要消耗能量为 33.85eV。

解： 1R 照射量可使 1kg 空气产生的离子对数目为

$$\frac{2.58 \times 10^{-4}}{1.6 \times 10^{-19}} = 1.61 \times 10^{15} \ \text{个} \ \mathrm{kg}^{-1}$$

消耗射线的能量，就是空气的吸收剂量

$$D = 1.61 \times 10^{15} \times 33.85 \times 1.60 \times 10^{-19} \times 1 = 87.30 \times 10^{-4}\mathrm{J/kg} = 8.73 \times 10^{-3}\mathrm{Gy}$$

（三）品质因数与剂量当量

除了吸收剂量能影响生物效应外，辐射类型也能影响生物效应。对不同类型的辐射，即使具有相同的吸收剂量，产生的生物效应也不同，即辐射对生物体的伤害程度与辐射能量的分布及电离程度有关。例如能量在 20MeV 以下的 1mGy 快中子射线对人体组织造成的伤害是 1mGy 的 γ（或 β）射线的 10 倍，1mGy 的 α 射线对人体组织造成的伤害是 1mGy 的 γ 射线的 20 倍。因此，引入描述不同辐射类型所引起的同类生物效应强弱的物理量，称为**品质因数**（quality factor），用符号 QF 表示，这是一个没有量纲的修正因子。用它可以表示在吸收剂量相同的情况下，各种射线对生物体的相对伤害程度。QF 愈大，表示该种射线被生物体吸收的单位辐射能量所产生的生物效应愈强，伤害亦愈大。表 12 - 3 列出了一些放射性射线的品质因数。

表 12 - 3　放射性射线品质因数

辐射种类	QF 近似值	建议值*	辐射种类	QF 近似值	建议值*
X 和 γ 射线	1	1	快中子	10	20
β^- 和 β^+ 射线	1	1	快质子	10	20
慢中子	3	5	α 粒子	20	20

*建议值是 1986 年美国国家辐射防止委员会（NCRP）建议提示的 QF 值。

在辐射防护中，用生物组织受伤害的程度来修正单纯的吸收剂量，这样就得到了**剂量当量**（dose equivalent），用符号 H 表示，其值为吸收剂量与放射性射线的品质因数的乘积，即

$$H = D \times QF \qquad (11 - 21)$$

H 的单位是焦耳/千克（J/kg），国际单位为**希沃特**（Sievert），符号为 Sv，暂时并用的旧单位是**雷姆**（rem），$1 \text{rem} = 10^{-2} \text{Sv}$。

二、辐射防护

（一）辐射的防护标准

辐射防护标准的制定不考虑自然辐射和医疗辐射。标准规定：经过一次或长期辐射积累后，对机体无伤害又不发生遗传伤害的最大剂量称为**最大允许剂量**（maximum permissible dose）。机体不同器官和部位的最大允许剂量是不同的，各国规定的最大允许剂量也不尽相同。我国现行规定最大允许剂量如表 11 - 4 所示。

表 11 - 4　我国现行最大允许剂量

受照射部位	放射性工作者(Sv)	放射性工作场所附近工作人员和居民(Sv)	一般居民(Sv)
全身、性腺、红骨髓、眼晶体	0.05	0.005	0.0005
皮肤、骨、甲状腺	0.30	0.03	0.01
手、前臂、足踝	0.75	0.075	0.025
其他器官	0.15	0.015	0.005

（二）外照射的防护

放射源放在体外对人体进行照射称为**外照射**。外照射防护有距离防护、时间防护和屏蔽防护三个基本原则。在不影响工作的前提下，工作人员工作时尽可能使用长柄夹、机械手等远距离操作工具，同时熟练技术，尽快完成操作，尽量减小在放射源旁停留时间。放射源与工作人员之间加入适当材料和厚度的屏蔽层，减小射线的强度。

对于不同的射线，采用的防护方法也不同。对 γ 和 X 射线因其穿透能力强，主要采用密度大、原子序数高的物质如铅、混凝土等作屏蔽材料。对 β 射线穿透本领较强，采用双层屏蔽：内层采用中等原子序数的物质（如铝和有机玻璃）作屏蔽材料，外层采用高原子序数的物质来吸收由轫致辐射所产生的 X 射线。对于 α 射线，由于其射程短，穿透本领弱，因此很容易防护，工作时只需戴上手套即可。对于中子的屏蔽原则是先使中子减速，再让慢化的中子参与中子被俘获的核反应而将中子吸收。由于中子与质量相近的原子核碰撞时能量损失最多，容易被含氢量多的物质所吸收，因而水、石蜡等低原子序数的物质是很好的减速剂和吸收剂。

（三）内照射防护

放射性核素进入体内对人体的照射称为**内照射**。多数放射性核素都具有较长的半衰期，进入人体后会对人体进行长期辐射造成伤害。因此，除了治疗和诊断的需要必须将放射性核素放入人体外，要尽量防止放射性物质由呼吸道、食道及外伤部位进入人体。工作时不要吸烟、饮食等。要遵守各项防护制度，工作细心认真，对含有放射性的"三废"按规定处理等，这样内照射伤害是可以避免的。

第五节 放射性核素在医学上的应用

本节主要从放射性射线的特点出发，介绍放射性核素在诊断和治疗两方面的应用。

一、示踪原子的应用

因为放射性核素与其稳定的同位素具有相同的化学性质，它们在肌体内的分布、吸收、代谢和转移过程是一样的。如果要了解某种元素在体内的分布情况，只要在这种元素中掺入少量该元素的放射性同位素，并将其引入体内，借助它们放出的射线，可以在体外探测到它的踪迹，这种方法称为**示踪原子法**。被引入的放射性同位素称为示踪原子或标记原子。在核医学中，示踪原子的作用按测量方法一般可分为两类。

1. 直接测量

在体外用探测仪直接测量示踪原子由体内放出的射线。例如应用标记的马尿酸作为示踪剂，静脉注射后通过肾图仪描计出肾区的放射性活度随时间的变化情况，可以反映肾动脉血流、肾小管分泌功能和尿路的排泄情况；将胶体^{198}Au注射到体内后，通过血流在肝内聚集，但不能进入肝肿瘤中，通过从体外测量^{198}Au发出的γ射线可以了解胶体^{198}Au在肝脏内的分布情况，为肝肿瘤的诊断提供有效的手段。

2. 体外标本测量

它是将放射性药物放入体内，然后取其血、尿、粪或活体组织等样品，测量其放射性活度。例如口服维生素B_{12}示踪剂后，通过测量尿液排出的放射性活度，可以间接测得胃肠道吸收维生素B_{12}的情况。

二、诊断

用示踪原子法可以诊断某些疾病。人体的甲状腺功能是在中枢神经系统和体液调节下摄取食物中的碘来制造甲状腺素，因此碘的吸收代谢与甲状腺的功能有密切的联系。正常人的甲状腺吸收^{131}I的数量是一定的（约20%，其余随尿排出），如果甲状腺有疾病，吸收^{131}I的数量会有很大改变。甲状腺功能衰退，吸收^{131}I显著减少；甲状腺功能亢进，吸收^{131}I明显增加（高达60%）。让病人服少量^{131}I制剂，在不同时间测量甲状腺部位^{131}I的放射性活度，可以算出甲状腺对碘的吸收率，诊断出甲状腺的病变。比如用^{131}I标记的二碘荧光素，可用于脑肿瘤的定位。因为脑肿瘤组织对碘的吸收要比正常组织高许多倍，用探测仪可以测定脑肿瘤的部位。

三、治疗

在治疗方面主要是利用放射线的生物效应，即它对组织细胞的电离作用，从而抑制细胞的生长，使细胞变质、坏死达到治疗目的。治疗方法一般可分为三类：

（一）^{60}钴治疗

利用^{60}Co产生的γ射线进行体外照射，主要用于治疗深部肿瘤，如颅脑内及鼻咽部的肿瘤，这种治疗机俗称钴炮。^{60}Co放出的能量分别为1.17MeV和1.33MeV二种γ射线。

（二）^{131}碘治疗

将^{131}I放射源放入体内，通过血液循环^{131}I很快聚集在甲状腺中，它放出的β射线将杀伤部分甲状腺组织，放出的γ射线基本逸出体外。因此，^{131}I可以用来治疗甲状腺功能亢进和部分甲状腺肿瘤等。

（三）γ刀

用高能量的γ射线"代替"传统意义上的手术刀，简称γ刀。主要是利用高精度的立体定向装置对病灶进行三维定位，用高能量的γ射线一次多方向地聚焦于病灶，使组织发生坏死，病灶外的组织因放射线剂量迅速减少而不受损伤，其效果类似于外科手术。

小　结

本章介绍了原子核与放射性的概念、特性、作用、防护等，讨论了核医学的现象和应用。主要内容有：

1. 原子核的基本性质

2. 放射性核素的衰变规律　　　　$N = N_0 e^{-\lambda t}$；

平均寿命τ，半衰期T，衰变常数λ，三者关系$\lambda = \dfrac{\ln 2}{T} = \dfrac{1}{\tau}$

放射性活度$A = A_0 e^{-\lambda t} = A_0 \left(\dfrac{1}{2}\right)^{\frac{t}{T}}$

衰变类型：α衰变　　　　　$^{A}_{Z}X \longrightarrow ^{A-4}_{Z-2}Y + ^{4}_{2}He + Q$

　　　　　β^-衰变　　　　　$^{A}_{Z}X \longrightarrow ^{A}_{Z+1}Y + ^{0}_{-1}e + \bar{\nu} + Q$

　　　　　β^+衰变　　　　　$^{A}_{Z}X \longrightarrow ^{A}_{Z-1}Y + ^{0}_{-1}e + \nu + Q$

　　　　　电子俘获　　　　$^{A}_{Z}X + ^{0}_{-1}e \longrightarrow ^{A}_{Z-1}Y + \nu + Q$

3. 辐射剂量和辐射防护

照射量：$E = \dfrac{dQ}{dm}$，吸收剂量：$D = \dfrac{d\bar{\varepsilon}}{dm}$，剂量当量：$H = D \times QF$

防护：外照射防护和内照射防护。

4. 放射性核素在医学上的应用

示踪诊断：直接探测、体外标本测量。

治疗：^{60}钴治疗、^{131}碘治疗、γ刀治疗等。

习　题

1. 原子核的半衰期与生物半衰期以及有效半衰期的物理意义，它们之间有何关系？

2. 对β射线与γ射线的防护有何不同？

3. 计算经过多少个半衰期某种放射性核素可以减少到原来的1%和0.1%。

4. $^{32}_{15}$P的半衰期为14.3d，求

（1）它的衰变常数和平均寿命。

（2）1.0μg$^{32}_{15}$P的活度是多少Ci？

（3）它在7.15d中放出多少个β粒子？

5. 活度为200μCi的放射性$^{32}_{15}$P制剂，经15d后活度是多少？

6. $^{238}_{92}$U的原子质量为238.0486u，计算其质量亏损、结合能和平均结合能。

7. 某放射性核素在5min内衰变了原有的90%，求它的衰变常数、半衰期和平均寿命。

8. 某医院有一台^{60}Co治疗机，装有活度为1200Ci的^{60}Co源。预定在活度衰减到300Ci时更换^{60}Co源，问这个^{60}Co源可使用多少年？^{60}Co的半衰期为5.27a。

9. 在10日上午8时测得一个含^{131}I样品的活度为10μCi，到同月22日上午8时使用时，样品的活度是多少？^{131}I的半衰期是8d。

10. 给患者内服100μCi^{131}I后，收集病人在24h内的小便，测得小便活度为52.1μCi。假设^{131}I值只从小便排出，问此患者体内还留下多少μCi的^{131}I？

11. 一种用于器官扫描的放射性核素的物理半衰期为8d，生物半衰期为3d。求：（1）有效半衰期。（2）设测试的放射性活度为0.1Ci，计算24h后残留在体内的放射性活度。

12. 甲、乙两人肝区做放射性内照射，甲为α射线照射，吸收剂量为1.5mGy，乙为γ射线照射，吸收剂量为15mGy，问哪一位所受的辐射伤害大？大几倍？

第十二章 X 射 线

【学习提要】

1. 了解 X 射线的产生、基本性质、强度和硬度。

2. 理解 X 射线谱及 X 射线产生的微观机制，会计算 X 射线的最短波长。

3. 理解物质对 X 射线的吸收规律。

4. 了解 X 射线的医学应用和 X 射线断层摄影原理及 X – CT 的成像原理。

X 射线自 19 世纪末问世以来，在科学理论和应用技术上都起着越来越重要的作用。X 射线发现后不久就被应用于医学，现已成为近代医学不可缺少的工具。本章将介绍 X 射线的一般性质、发生装置、X 射线谱、X 射线的吸收及医学应用、X – CT 的基本原理。

第一节 X 射线的产生及其性质

一、X 射线的产生

通常用高速电子流轰击某些物质来产生 X 射线。实际的 X 射线发生装置（X 光机）是很复杂的，图 12 – 1 给出了其结构示意图。该装置的主要部分是 X 射线管，管内有两个电极，阴极由钨丝做成，通电炽热后能发射电子。灯丝的电流愈大温度愈高，单位时间内发射的电子愈多。对着阴极的另一端装有阳极，常由中央镶有一块钨或钼的铜块做成。小钨块是高速电子轰击的对象，叫做**阳靶**（positive target）。管内高度真空，灯丝所需的低电压由降压变压器 T_2 供给，变阻器 R 可用来改变灯丝电流。加在阴、阳极之间的高电压（几万伏或几十万伏）称为**管电压**（tube voltage），由升压变压器 T_1 升压整流而得到，用千伏作单位。加上管电压后，在阴、阳极间形成强大的电场，由灯丝发射出来的热电子在强大电场力作用下高速冲向阳靶，并激发出 X 射线来。由阴极奔向阳极的电子所形成的电流称为**管电流**（tube electric current），用毫安作单位。管电流越大，表示单位时间内轰击阳靶的电子越多。电子轰击阳靶时将产生大量的热，故阳靶采用难熔的钨做成。铜的导热性好，将阳靶镶嵌在铜块中是为了易于散热。

二、X 射线的一般性质

1895 年德国物理学家伦琴（W. C. Röntgen）在研究低压气体放电现象时，发现了一种人眼看不见的射线，由于当时不知道这种射线的本质，就把它叫作 X 射线（X‑ray），后来为纪念伦琴的这一贡献，称它为伦琴射线。

X 射线的本质和普通光线一样，都是电磁波，只是它的波长比紫外线还短，波长范围在 $10nm \sim 10^{-3}nm$，具

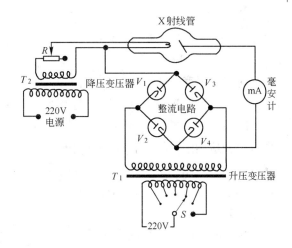

图 12‑1　X 射线发生装置示意图

有光的一切特性。但由于它的波长短，能量大，因此 X 射线还具有一些普通光线所没有的性质。

（一）荧光作用

X 射线能使某些物质（如硫化锌、铂氰化钡、钨酸钡等）产生荧光。荧光的强弱与 X 射线量成正比。利用荧光作用，可以将能产生荧光的物质涂在纸片等物品上制成荧光屏用以观察 X 射线的存在和强弱，医疗上的 X 射线透视、荧光摄影就是利用这一性质。

（二）光化学作用

X 射线能引起某些化学反应，如能使照相底片感光。X 射线摄影就是利用其光化学作用。

（三）电离作用

X 射线能使物质的分子或原子电离，因此在 X 射线照射下气体能够导电，在有机体上可以诱发各种生物效应。利用这一性质，可以测量其强度，也可以治疗某些疾病。

（四）穿透作用

X 射线对物体有贯穿本领，对不同物质其贯穿本领不同。对由原子序数低的元素构成的物质，如空气、木材、纸张、水、肌肉等，贯穿本领较强；对由原子序数较高的元素构成的物质，如铅、铜、骨骼等，贯穿本领较弱。此外，不同波长的 X 射线对同一物质的贯穿本领也不一样，波长愈短贯穿本领愈强。通常把贯穿本领强称之为射线的"硬度"大。

第二节　X射线的强度与硬度

　　X射线的**强度**（strength）是指单位时间内通过与射线方向垂直的单位面积的X射线能量。显然，在单位时间内通过这一面积的X光子数目越多，每个光子的能量越大，X射线的强度也就越大。增加管电流将使轰击阳靶的高速电子增多，从阳靶产生的X光子数目也相应增多；增加管电压可使电子以较大的动能撞击靶子，产生的X光子的能量普遍都增加。所以用这两种办法都可使强度增加。通常是在管电压不变的情况下，用管电流来调节X射线的强度。因此，在一定的管电压下，医疗上常用管电流的毫安数来表示X射线的强度。

　　X射线的强度与时间的乘积等于在此时间内通过与射线方向垂直的单位面积的能量，称为X射线的量。X射线的量可用毫安秒（mA·s）来表示。

　　X射线的**硬度**（Hardness）是指X射线的贯穿本领。X射线的波长越短（频率越高），单个X光子的能量 $h\nu$ 越大，贯穿本领越大，X射线的硬度越大。由X射线的产生过程可知，管电压越高，产生的X光子波长越短，X射线也就越硬，因此在医学上常用管电压的千伏数（kV）来表示X射线的硬度，并通过调节管电压来控制X射线的硬度。医学上根据X射线的硬度，将它分为极软、软、硬、极硬四类，分类情况如下表所示：

表12–1　X射线按硬度分类表

分类名称	管电压(kV)	最短波长(nm)	用　途
极软X射线	5～20	0.25～0.062	软组织摄影，表皮治疗
软X射线	20～100	0.062～0.012	透视和摄影
硬X射线	100～250	0.012～0.005	较深组织治疗
极硬X射线	250以上	0.005以下	深部组织治疗

第三节　X射线谱

　　从X射线管产生的X射线并不是单色的，而是在含有各种不同波长的连续谱线上叠加了若干条具有特定波长的谱线。如图12–2所示是钨靶X射线管所发射的**X射线谱**（X – ray spectrum），其中曲线下划斜线的部分对应于照片上的背景，它包含各种不同波长的射线，称为**连续X射线**（continuous X – ray）。另一部分是曲线上凸出的尖端，具有较大的强度，

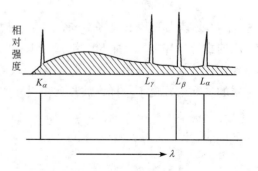

图12–2　X射线谱示意图

对应于照片上的明显谱线，称为**标识 X 射线谱**（characteristic spectrum of X – ray）。下面讨论这两种谱线的情况。

一、连续 X 射线谱

图 12 – 3 是钨靶 X 射线管在四种较低管电压下的 X 射线谱，纵轴表示谱线的相对强度，横轴表示波长。由图可知，这是一连续 X 射线谱，谱线的强度从长波方面随波长减小而逐渐上升到一最大值，然后较快地下降到零。强度为零时相应的波长是连续 X 射线的短波极限。当管电压增高时，各波长的强度都增加，而且强度的最大值和短波极限都向短波方向移动。短波极限与构成阳靶的物质无关，仅由管电压决定。

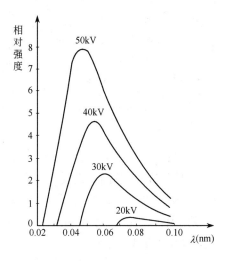

图 12 – 3　钨的连续 X 射线谱

连续 X 射线是这样发生的：高速电子轰击阳靶时，受阳靶物质的阻滞而迅速减速，失去动能；电子失去动能的一部分或全部可转化为 X 光子的能量 $h\nu$ 而辐射出去，通常把这种发射叫**轫致辐射**（bremsstrahlung）。设管电压为 U，电子电量为 e，则电子到达靶子时具有的动能等于电场所做的功，即，

$$\frac{1}{2}mv^2 = eU$$

一个电子与靶子物质相互作用时，往往要经过多次碰撞才能静止下来。在每一次碰撞过程中电子损失的动能有多有少，可以在 $0 \sim eU$ 之间取任意值。这样，对大量的高速电子碰撞靶子来说，就可发射出各种不同能量的 X 光子，即各种不同波长的 X 射线，形成了连续 X 射线谱。电子在阳极受阻时，它的动能可部分或全部转化为 X 光子的能量。当这一能量全部转化为 X 光子的能量时，相应的 X 光子波长最短，这就是连续 X 射线谱中的短波极限。设此波长为 λ_0。则有

$$h\frac{c}{\lambda_0} = eU$$

$$\boxed{\lambda_0 = \frac{hc}{eU}} \qquad\qquad (12 – 1)$$

式中　h 为普朗克常数；c 为光在真空中的光速。

由上述可知短波极限 λ_0 与管电压成反比，这与连续 X 射线谱中观察到的结果相符。上式还表明，λ_0 与构成阳靶的材料无关。

例 12 – 1　在 X 射线管中，如果电子以速度 $v = 1.51 \times 10^8$ m/s 到达阳极，试求管电压及连续谱的短波极限（设电子质量 $m = 9.1 \times 10^{-31}$ kg）。

解：设管电压为 U，电子到达阳极时电场力所作的功 eU，应等于电子获得的动能 $\frac{1}{2}mv^2$。

即

$$eU = \frac{1}{2}mv^2$$

故

$$U = \frac{mv^2}{2e} = \frac{9.1 \times 10^{-31} \times (1.51 \times 10^8)^2}{2 \times 1.6 \times 10^{-19}} = 6.5 \times 10^4 \text{V} = 65\text{kV}。$$

短波极限为

$$\lambda_0 = \frac{hc}{eU} = \frac{6.626 \times 10^{-34} \times 3 \times 10^8}{1.6 \times 10^{-19} \times 6.5 \times 10^4} = 1.91 \times 10^{-11}\text{m} = 0.0191\text{nm}。$$

二、标识 X 射线谱

由图 12 - 4 可知，当钨靶 X 射线管的管电压升高到 65kV 时，仍得到连续 X 射线谱，如管电压再升高，则在平滑的曲线上呈现几个尖锐的高峰（与高峰相应波长的光强度突然增大），这表明在连续谱上叠加了几条谱线。当管电压变化时，这几条谱线的位置不变。实验证明，这些谱线的位置仅由构成阳靶的材料决定，与管电压无关。故称这些谱线为标识 X 射线。

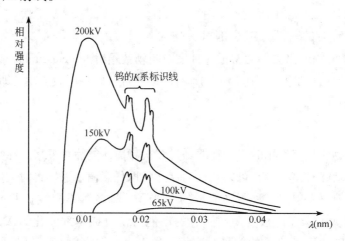

图 12 - 4　钨在较高管电压下的 X 射线谱

标识 X 射线是这样产生的：高速电子轰击阳靶时，能穿入靶原子内部与某一个内层电子相碰，把这一内层电子击出，被击出的内层电子可能跃迁到外层未被占据的能态，或者被电离。于是高层电子就可以跃迁到这一内层填补空位并辐射出光子，如图 12 - 5 所示，当 K 层出现一个空位时，L 层、M 层……的电子就会向 K 层跃迁，并将多余的能量以光子形式辐射出去，这样发出的几条谱线组成标识 X 射线的 K 系（图 12 - 4 中四条谱线就是钨的标识 X 射线的 K 系）。如果 L 层的某一电子被击出，高层电子向 L 层跃迁，则发出标识 X 射线的 L 系，等等。由于是高层电子向内电子层跃迁，原子能量变化较大，发射的光子频率较高（波长较短），属于 X 射线的波长范围。这些 X 光子的频率

（或波长）由阳靶原子的能级差决定。各种原子的能级是不同的，它发出的标识 X 光子频率（或波长）也就各不相同。

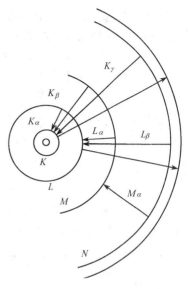

　　标识 X 射线也是原子光谱，它与价电子跃迁时产生的光学光谱的区别在于，标识 X 射线谱是高层电子向内电子层跃迁时产生，而光学光谱是价电子在外部壳层各轨道间跃迁时产生的。由于内层电子离原子核近，束缚紧密，需要用足够高能量的电子束照射，才能穿入原子内部，使之激发，因此当管电压较高时才能产生标识 X 射线。像研究光学光谱可以了解原子外壳层的结构一样，研究各种元素的标识 X 射线谱对于了解原子内壳层的结构及化学元素的分析都是非常有意义的，例如近年来发展的微区分析技术就是用很细的电子束打在样品上，根据样品发出的标识 X 射线来鉴定各个微区中的元素成分，该技术已经在医学研究中得到应用。

图 12-5　标识辐射示意图

第四节　物质对 X 射线的吸收规律

　　当 X 射线通过任何物质时，由于 X 光子与物质原子的相互作用，它的能量要被吸收一部分，因此它的强度随着深入物质的程度而减弱。对于给定的物质来说，如果 X 射线被该物质吸收得较多，我们就说这一物质的吸收本领较大，或者说 X 射线对该物质的贯穿本领较低。

　　X 射线被物质吸收的过程有以下几种：

　　1. 当一个 X 光子和原子相碰时，它可能将原子的一个内层电子击出到原子之外，而本身由于能量全部消耗而整个被吸收。这一过程叫**光电吸收**（photoelectric absorption）。原子的内电子层出现空位后，进入激发态，接着发生标识 X 射线。

　　2. X 光子和原子中的电子发生碰撞，碰撞后 X 射线改变了原来行进的方向。碰撞时 X 光子可能将电子击出原子之外而本身损失部分能量，也可能未将电子击出原子而本身也无能量损失，这一过程叫**康普顿散射**（Compton scattering）。由于散射的结果，X 射线在原来进行的方向上强度降低了。

　　3. X 光子进入原子后，在原子核强电场作用下，X 光子消失了，转化为一个电子和一个正电子。这一过程叫**电子偶的生成**（production of electron pair）。

　　通过物质时，X 射线会被逐渐吸收。对于单色 X 射线来说，如果入射的 X 射线强度为 I_0，从物质射出的 X 射线强度为 I，则物质对 X 射线吸收存在如下的指数规律：

$$I = I_0 e^{-\mu d} \tag{12-2}$$

式中 d 为物质的厚度，μ 称为物质的**线性吸收系数**（linear absorption coefficient），其值

由物质本身的性质和 X 射线的波长来决定。线性吸收系数 μ 的大小标志着物质吸收本领的强弱，如果厚度 d 的单位是 m，则 μ 的单位是 m^{-1}。由式 12 – 2 可知，在其他情况相同时，μ 越大，I 越小，这表示物质的吸收本领强；反之则弱。

对于同一种物质来说，线性吸收系数 μ 与它的密度 ρ 成正比，因为物质的密度愈高，则单位体积中与 X 射线发生相互作用的原子数目就愈多，光子被吸收得就愈多。为了便于比较各种物质对 X 射线的吸收本领，引入**质量吸收系数**（mass absorption coefficient），即物质线性吸收系数与其密度的比值，记作 μ_m。

$$\mu_m = \frac{\mu}{\rho} \tag{12 – 3}$$

一种物质由液态或固态转变为气态时，虽然它的密度变化很大，但是它的质量吸收系数 μ_m 却不会有明显改变。实验证明，当 X 射线的波长一定时，对于医学上常用的低能 X 射线，各种元素的质量吸收系数近似地满足下式：

$$\mu_m = kZ^3\lambda^3 \tag{12 – 4}$$

式中 k 是一个常数；Z 是吸收物质的原子序数；λ 是 X 射线的波长。

且分子的质量吸收系数等于各原子质量吸收系数的和。我们比较一下骨组织和肌肉组织的吸收情况，肌肉的主要成分是碳、氢和氧等较轻的原子，对 X 射线的吸收和水差不多，而骨的主要成分是 $Ca_3(PO_4)_2$，故两者的质量吸收系数之比为：

$$\frac{\mu_{m_1}}{\mu_{m_2}} = \frac{3 \times 20^3 + 2 \times 15^3 + 8 \times 8^3}{2 \times 1^3 + 8^3} \approx 68$$

即骨的吸收本领约为肌肉吸收本领的 68 倍。当 X 射线穿过人体时，由于骨的吸收远大于肌肉的吸收，用荧光屏观察或用照相底片摄影时，就可以清楚地看到骨骼的阴影。

从式 12 – 4 可知，对于一定的吸收物质来说，X 射线的波长愈长，被吸收愈多。因此软 X 射线远比硬 X 射线容易被吸收，在浅部治疗时，应使用较低的管电压，在深部治疗时，则使用较高的管电压。

使射线强度减弱一半所需的物质层厚度，称为**半值厚度**，又称**半值层**（half – absorption value），用 $d_{1/2}$ 表示。当厚度为 $d_{1/2}$ 时，透射强度为 $I_0/2$，代入式 12 – 2 可以得到 $d_{1/2}$ 与 μ 的关系为：

$$d_{1/2} = \frac{\ln2}{\mu} = \frac{0.693}{\mu} \tag{12 – 5}$$

可见半值厚度与线性吸收系数成反比，半值厚度的值随物质层的性质及光子的能量而变。例如，对于 50keV 的 X 光子，铝的半值厚度为 7mm，而铅的半值厚度仅为 0.1mm。对于 150keV 的 X 光子，铝的半值厚度增至 18.6mm，而铅的半值厚度仅增至 0.3mm。可见铅对 X 射线的吸收本领很强，这就是通常用铅来做防护材料的原因。

第五节　X 射线在医学上的应用

X 射线在医学上的应用可分为治疗和诊断两个方面。

一、用于治疗方面

机体吸收 X 射线后能产生生物效应，对组织细胞有破坏作用，尤其对分裂活动旺盛的或正在分裂的细胞破坏力更强。组织细胞分裂旺盛是癌细胞的特征，因此，一般来说，X 射线对癌细胞的破坏能力特别强。当然不同的癌细胞对 X 射线的敏感程度不同，对于不敏感的肿瘤，一般不宜采用 X 射线治疗。在治疗过程中，X 射线的硬度和强度要根据患病部位的深浅程度以及其他因素决定。特别是照射的量要恰当，过少则达不到杀死癌细胞的作用；过多，会使正常组织受到不可恢复的损害而引起严重的并发症。由于长期照射而引起的疾病及损害有肿瘤、伤害生殖器官、伤害消化道、角化病、白血球减少、毛发脱落等等。这种影响因照射的部位、所用的波长和照射的时间长短而不同。

为此，要对 X 射线进行防护。常用的防护物有铅板、含铅的橡皮衣、含铅的围裙和手套、含铅的玻璃等等。选择金属铅做防护物的原因是：①铅的原子序数高，吸收本领强；②铅的价格低廉；③铅的性质柔软，易于造型；④铅是极普通的常见金属，便于购置。除了尽量用这些防护物以外，有关工作人员必须定期做体格检查，防止受到不应有的损害。

二、用于诊断方面

（一）透视和摄影

由于体内不同组织或物质对 X 射线的吸收本领不一样，同样强度的 X 射线从身体不同部位或不同物质透过后强度也不相同。例如骨骼对 X 射线的吸收强，从骨组织透出的强度就弱；肌肉对 X 射线的吸收弱，从肌肉组织透出的强度就强。将强度不同的 X 射线投到荧光屏上，就会出现明暗不一样的荧光像；投射到照相底片上，由于底片各处感光程度不同，就可摄成照片，前者称为 X 射线透视，后者则为 X 射线摄影。利用这种方法，可以查明骨折情况，确定误入体内异物或伤员弹片的位置，诊断肺部疾患等等。

体内有些脏器与周围组织对 X 射线的吸收相差很小，可采用"人工造影"的方法。例如检查胃肠时，可让病人吞服硫酸钡，由于附着在胃肠内壁上的钡对 X 射线的吸收较强，这样就可使胃肠部分的像清楚地显现出来。对于密度相差较小的软组织的显像，应用软 X 射线。因为物质对 X 射线的吸收，一般来说波长越长吸收越多，这样就可增大密度相差较小的软组织对 X 射线吸收的差异，从而可以进行照相。例如用钼靶 X 射线管产生的软 X 射线（波长约为 0.07nm），可供软组织特别是乳腺摄影之用，对比度及清晰度都好，为鉴别诊断乳腺病变的良好工具。

（二）X 射线断层摄影

X 射线透视或摄影所得到的影像，实际上是人体内部各个脏器和组织的立体形象在底片上的重叠投影。这就使得对比度不高或范围不大的病变组织难以分辨。**断层摄影**

（fault photograph）又叫体层摄影，是使机体内某一层结构或病变突出地在胶片上显现出来，而将其他平面上的结构都变得模糊不清。图 12-6 是断层摄影的示意图。图中 P 和 Q 代表两个不同平面上的点。在一般的摄影中，P、Q 在底片上的像重合在一起。但在断层摄影术中可获得较为清晰的 P 点影像，其原理如下：

在断层摄影时，X 射线源 S 和底片 F 在两个平行平面上沿相反方向运动，如箭头所指。它们的速度保持着一定的比例，$v_1 : v_2 = S_1P : PP_1$。从图可知，当 X 射线源在 S_1 和 S_2 的位置时，P 的投影点 P_1 和 P_2 实际上是在底片上的同一点，所以能够造成清晰的影像，但是对于不同平面上的点 Q，在 X 射线源和底片相对移动的过程中，底片上的投影点从 Q_1 移到 Q_2，即其影像在胶片上的投影位置连续移动，成为一片模糊不清的背景。这就使得在与 P 点处在同一平面上的附近各点，在底片上得出一个清晰的影像，而不在这一平面上的点在底片上的扩散成为模糊阴影显像不清。因此，利用 X 射线断层摄影术可以获得不同断层的清晰影像。但是由于不在该平面上的各点扩散而形成了模糊背景，降低了影像的分辨能力。这一缺点可以用 20 世纪 70 年代发展起来的电子计算机断层摄影术加以克服。

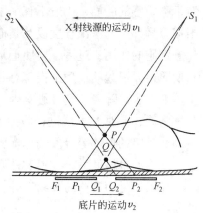

图 12-6　X 射线断层摄影示意图

第六节　X-CT

X-CT 也就是 X 射线计算机横断层成像（X-ray computed tomography），简称 X-CT。它通过 X 射线管环绕人体某一层面的扫描，利用探测器测得从各个方向透过该层面后的射线强度值，利用计算机及图像重建原理，获得该层面的图像。

自 1895 年伦琴发现 X 射线以来，X 射线就被用来进行医学诊断及治疗。用 X 线诊断的基本原理为 X 线透过人体，并用照相记录影像，从照片来获得体内的情况。普通的 X 线照相是用一个平面（二维）底片来显示人体内部的立体（三维）结构。因此，不可避免地要产生重叠和混乱。因为 X 线穿透物质时要被吸收，吸收大小由穿透物质的密度所决定，因此密度小的器官将隐藏在密度大的器官的后面，不易找到。密度相近的器官不易区分。分辨率只有 5%。CT 在显示屏上（二维）显示的是横断层（二维）的图像，因此解决了重叠问题。CT 利用计算机将器官的相对吸收率转换成显示屏上的图像灰度。由于计算机有很强的区分能力，因此显示屏上可以显示出密度相差很小的不同器官。因此 CT 的出现根本上改观了 X 线的诊断技术，举世公认 CT 是计算机在放射学应用中的杰出成果。为此，创制者获得了 1979 年诺贝尔奖金。

为了说明 X-CT 的基本原理，假定将某一层组织的断面分为 4 个小方块，每一方块称为一个**像素**（image element）。设每一像素的边长为 d，它们的线性衰减系数分别为

μ_1、μ_2、μ_3 和 μ_4。让某一波长的 X 射线先从一个方向，然后从另一个方向照射组织，假定入射的强度为 I_0，透射出的强度分别为 I_1、I_2、I_3 和 I_4，如图 12 – 7 所示，应用吸收公式 12 – 2，强度为 I_0 的 X 射线通过吸收系数为 μ_1 的像素后，透出的强度为 $I_0 e^{-\mu_1 d}$，再经吸收系数为 μ_3 的像素衰减后，透出的强度为：$I_1 = I_0 e^{-\mu_1 d} e^{-\mu_3 d} = I_0 e^{-(\mu_1 + \mu_3)d}$

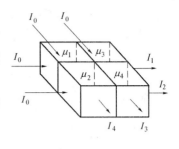

图 12 – 7　CT 原理图

即

$$\mu_1 + \mu_3 = \frac{1}{d}\ln\frac{I_0}{I_1}$$

同理可得：

$$\mu_2 + \mu_4 = \frac{1}{d}\ln\frac{I_0}{I_2}$$

$$\mu_1 + \mu_2 = \frac{1}{d}\ln\frac{I_0}{I_4}$$

$$\mu_3 + \mu_4 = \frac{1}{d}\ln\frac{I_0}{I_3}$$

在这组方程中，可以解出各个像素物质的线性吸收系数 μ_1、μ_2、μ_3 和 μ_4。从像素 μ 值的变化和对比，可以判断有无病变。

显然像素愈小，测量的精度愈高，通常把每一层组织断面分为 160×160 个小块（像素）。从 X 射线管发出的 X 射线通过准直管，成一细束，再通过滤板，使接近于单色的 X 光穿透过吸收体的某层面，投射到探测器上，从探测器读取 X 射线的强度，表示 X 射线在该层面上沿这条路径被各小块吸收后的强度，沿一条路径的总线性吸收系数为：

$$\sum_{i=1}^{n} \mu_i = \mu_1 + \mu_2 + \cdots + \mu_n = \frac{1}{d}\ln\frac{I_0}{I}$$

读取一个数据以后，就将由框架固定在一起的 X 线管和探测器移动一个距离，测量经过下一条路径吸收后的强度，如此沿直线扫描，直到整个横向扫描一遍以后，整个扫描系统转 1° 角，再横向扫描一遍，如图 12 – 8 所示。一次完整的操作要旋转 180°，每扫描一次，探测器可接连记录几百个，例如 240 个测量数据，每一个数据表示 X 射线通过吸收体后的强度，则作一个层面要测定 240×180 个数据。如何从测得的 240×180 个数据中找出该层面各点吸收率的情况，这要靠计算机经过大量的运算来完成，换句话说，测得的 240×180 个数据可以建立起 240×180 个方程。总共有 160×160 小块，

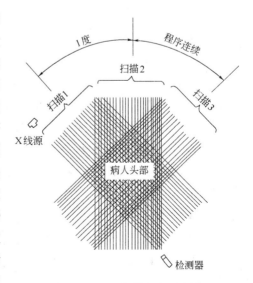

图 12 – 8　CT 扫描程序示意图

有 160×160 个未知量，从这些方程中解出未知量，可以得到每个小块的线性吸收系数，把每小块的线性吸收系数转换成相应的灰度等级，在荧光屏上就可以获得一幅由线性吸收系数重建的横断层面的图像。

在荧光屏显示时灰度只和线性吸收系数的相对大小有关，因此 CT 系统中都取相对吸收率为计算依据，并以骨和空气的吸收率分别作为上下限进行分度。CT 值的计算公式为

$$CT\ 值 = \frac{某线性吸收系数 - 水的线性吸收系数}{水的线性吸收系数} \times 1000 = k\frac{(\mu_{待} - \mu_{水})}{\mu_{水}} \qquad (12-6)$$

式中 k 实际中多取 1000，单位是亨（H），式 12-6 是用 H 表示的 CT 值。通常把水的吸收率定为零，空气为 -1000H，骨骼为 +1000H，人体其他组织的 CT 值介于 -1000 ~ 1000H 之间，吸收系数大于水的物质 CT 值为正，小于水的物质 CT 值为负。

CT 系统中备有一电子窗口，通过它可以把需要显示的吸收率定在一定范围之内（即把需要显示的物质密度固定在一个小范围之内），这样可以对最关心的一部分对象进行精细的显示。选取不同窗口，可以清晰地观看同一层面内的不同器官。由于吸收率的测量可准确到 0.5%，因此在荧光屏上可以显示出密度差别很小的不同器官。

从 240×180 个方程中求取 160×160 个未知量，其计算工作量是很巨大的。为了能够临床应用，必须在几分钟乃至几十秒钟内完成计算。因此要求有高速大型的计算机。此外，在计算方法上也在不断研究改进，CT 已从原先的代数建像法发展到傅里叶变换建像、迭代法建像等新的技术。

自 1972 年发明 CT 装置之后，又出现了核磁共振 CT、正电子放射 CT，数字减影 CT 以及超声波 CT 等先进的医学造影诊断设备，这些各有专门用途的仪器正在促成医学领域诊断手段的革命。

小　结

1. X 射线的基本性质

（1）X 射线是电磁波，具有光的一切特性。由于它的波长比紫外线还短，X 射线还具有以下性质：荧光作用、光化学作用、电离作用、贯穿本领等。

（2）X 射线的强度是指单位时间内通过与射线方向垂直的单位面积的 X 射线能量。X 射线的硬度表示射线的贯穿本领，X 射线的波长越短（频率越高），X 射线的硬度就越大，贯穿本领也越大。

2. X 射线谱

（1）X 射线谱由连续 X 射线谱和标识 X 射线谱组成。连续 X 射线的产生是轫致辐射。即高速电子轰击阳靶时，受阳靶物质的阻滞而迅速减速，失去动能而转化为 X 光子辐射出去。

（2）标识 X 射线谱的产生是高速电子轰击阳靶时，穿入原子内部，把原子的内层

电子击出，于是高层电子向内电子层跃迁，发射出标识 X 射线。

3. 物质对 X 射线的吸收规律

物质对 X 射线的吸收规律是 $I = I_0 e^{-\mu d}$，μ 为物质的线性吸收系数。物质的线性吸收系数与其密度的比值为物质的质量吸收系数，$\mu_m = \dfrac{\mu}{\rho}$。使射线的强度减弱一半所需的物质层厚度叫半值层，它与 μ 的关系为 $d_{1/2} = \dfrac{\ln 2}{\mu}$。

4. X 射线在医学上的应用

（1）X 射线在治疗上主要用于杀死某些癌细胞。

（2）X 射线在诊断方面的应用主要有透视、摄影、断层摄影、X – CT 等。

（3）X 射线断层摄影是使机体内某一层结构或病变突出地在胶片上显现出来，而将其他平面上的结构都变得模糊不清。

（4）X – CT 就是 X 射线计算机横断层成像。它通过 X 射线管环绕人体某一层面的扫描，利用探测器测得从各个方向透过该层面后的射线强度值，利用计算机及图像重建原理，获得该层面的图像。

习 题

1. 什么是 X 射线的硬度？如何提高 X 射线的硬度？

2. 什么是轫致辐射？连续 X 射线谱中的最短波长是如何产生的？

3. 标识 X 射线是如何产生的？它与光学光谱的产生有何不同？

4. X – CT 与常规 X 射线摄影的成像方法有何不同？

5. X – CT 图像说明被观测层面的什么物理量的二维分布？

6. 设 X 射线机的管电压为 80kV，计算光子的最大能量和 X 射线的最短波长。

7. 对波长为 0.154nm 的射线，铝的线性吸收系数为 $132\mathrm{cm}^{-1}$，铅的线性吸收系数为 $2610\mathrm{cm}^{-1}$。要和 1mm 厚的铅层得到相同的防护效果，铝板的厚度应为多大？

8. 某波长的 X 射线通过水时的线性吸收系数为 $0.77\mathrm{cm}^{-1}$，通过某人体组织时的线性吸收系数为 $1.02\mathrm{cm}^{-1}$，k 值为 1000，水的 CT 值等于零，求此人体组织的 CT 值。

9. 设密度为 $3\mathrm{g/cm}^3$ 的物质对于某单色 X 射线束的质量吸收系数为 $0.03\mathrm{cm}^2/\mathrm{g}$，求该射线束分别穿过厚度为 1mm、5mm 和 1cm 的吸收层后的强度为原来强度的百分数。

10. 如果某种波长 X 射线的半值层是 3.0mm 厚的铝板，求铝的线性吸收系数是多少？

第十三章　核医学成像技术

【学习提要】

1. 了解原子核的角动量量子化和磁矩量子化。
2. 了解核磁共振的基本原理和核磁共振波谱的测量。
3. 了解核磁共振的成像方法。
4. 了解发射型 CT 成像和 γ 照相的原理。

核磁共振（nuclear magnetic resonance；NMR）是一种物理现象，作为一种分析手段广泛应用于物理、化学、生物等领域，1973 年开始应用于医学临床检测。为了避免与核医学中放射成像混淆，把它称为核磁共振成像术（Magnetic Resonance Imageing MRI）。MRI 是一种生物磁自旋成像技术，它是利用原子核自旋运动的特点，在外加磁场内，经射频脉冲激发后产生信号，用探测器检测并输入计算机，经过处理后在屏幕上显示图像。MRI 不同于已有的成像术，其提供的信息量大于医学影像学中的其他许多成像术，因此，它对疾病的诊断具有很大的潜在优越性。它可以直接显示横断面、矢状面、冠状面和各种斜面的体层图像，不会产生 CT 检测中的伪影；不需注射造影剂；无电离辐射，对机体没有不良影响。MRI 对检测脑内血肿、脑外血肿、脑肿瘤、颅内动脉瘤、动静脉血管畸形、脑缺血、椎管内肿瘤、脊髓空洞症和脊髓积水等颅脑常见疾病非常有效，同时对腰椎间盘后突、原发性肝癌等疾病的诊断也很有效。

但 MRI 也存在不足之处：它的空间分辨率不及 CT，带有心脏起搏器的患者或有某些金属异物的部位不能作 MRI 的检查，另外价格比较昂贵。

第一节　核磁共振原理

一、原子核的自旋和磁矩

（一）原子核的自旋角动量

原子核是由质子和中子组成的，质子和中子也都作自旋运动。因此，原子核也具有自旋角动量。按照量子力学的理论，原子核的自旋角动量 L_I，只能取一系列不连续的值，即：

$$L_I = \sqrt{I\ (I+1)} \cdot \hbar \qquad\qquad (13-1)$$

式中 I 是核自旋量子数，它决定了核自旋角动量的大小。不同的原子核，I 的数值不同，并且只能取 0、$\dfrac{1}{2}$、1、$\dfrac{3}{2}$、…这样一些整数和半整数。I 的值由构成原子核的质子和中子数决定。对于 $^{12}_{6}C$、$^{16}_{8}O$ 等质子数和中子数都是偶数的核，$I=0$；对于 $^{1}_{1}H$、$^{13}_{6}C$、$^{19}_{9}F$、$^{31}_{5}P$ 等质子数和中子数有一个是奇数的核，I 是 $\dfrac{1}{2}$ 的奇数倍；对于 $^{14}_{7}N$ 这样质子数和中子数都是奇数的核，I 是正整数。

按照量子力学中关于空间量子化的条件，原子核的自旋角动量在空间给定 Z 方向（如外磁场 $\boldsymbol{B}$ 方向）上的分量也只能取一系列不连续的值，即：

$$L_{IZ} = m_I\hbar \qquad\qquad (13-2)$$

m_I 是自旋磁量子数，$m_I = -I$、$-I+1$、…、$I-1$、I，共有 $2I+1$ 个可能的取值。这就是说，在外磁场中，自旋量子数为 I 的原子核的角动量可能有 $2I+1$ 个不同的取向。

（二）原子核的磁矩

原子核是一个带电系统，又有自旋运动，因此也应该具有磁矩。我们知道，磁矩与环形电流有关，环形电流又与角速度有关，而角动量是与角速度有关的，所以原子核的磁矩必然与它的自旋角动量有关。理论和实验表明，核磁矩 μ_I 与核自旋角动量 L_I 的关系是：

$$\mu_I = g\,\frac{e}{2m_P}L_I \qquad\qquad (13-3)$$

式中 g 是原子核的**朗德因子**（Lande factor），它是一个无量纲的量，其值与原子核的种类有关。m_P 是质子的质量。由式 13-1，有 $\mu_I = g\dfrac{e}{2m_p}\sqrt{I\ (I+1)}\hbar$ 或：

$$\mu_I = \sqrt{I\ (I+1)}\,g\mu_N \qquad\qquad (13-4)$$

式中 $\mu_N = \dfrac{e\hbar}{2m_p}$ 称为**核磁子**（nuclear magneton），它是核磁矩的单位，其值为 $\mu_N = 5.05 \times 10^{-27} J/T$。

在外磁场中，由于原子核的自旋角动量有个 $2I+1$ 不同的取向，所以核自旋磁矩也有 $2I+1$ 个不同的取向，μ_N 在 Z 方向上的分量也有 $2I+1$ 个可能的取值，即：

$$\mu_{IZ} = m_I g\mu_N \qquad\qquad (13-5)$$

m_I 的最大值是 I，所以 $2I+1$ 个 μ_{IZ} 中最大的一个是 $\mu_{IZmax} = Ig\mu_N$。

由上式可知，原子核的磁矩 μ_I 也是不连续的，即核磁矩是量子化的。

对于目前医学上常用的原子核 $_1^1H$ 和 $_5^{31}P$，它们的自旋量子数 $I = \dfrac{1}{2}$，因此由式 13 − 4 得核磁矩 $\mu_I = \dfrac{\sqrt{3}}{2}g\mu_N$。因 $2I+1=2$，m_I 只能取 $\pm\dfrac{1}{2}$ 两个值，所以由式 13 − 5 得 $\mu_{IZ} = \pm\dfrac{1}{2}g\mu_N$。正值表示 μ_{IZ} 与外磁场方向一致，负值表示两者方向相反。对 $I = \dfrac{1}{2}$ 的原子核，在外磁场中核磁矩只有两个可能取向，如图 13 − 1 所示。

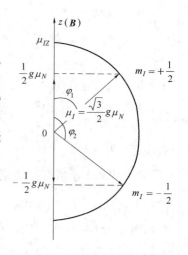

图 13 − 1　$I = \dfrac{1}{2}$ 的核磁矩在磁场中的取向

二、核磁共振的基本原理

（一）原子核在外磁场中能级的分裂

磁矩在外磁场中具有势能。因此，核磁矩 μ_I 在磁场 **B** 中，也应具有势能。势能为 $E = -\mu_I B\cos\varphi$，式中 φ 是磁矩 **μ_I** 与磁场 **B** 之间的夹角，从图 13 − 1 可以看到，$\mu_I\cos\varphi = \mu_{IZ}$。所以：

$$E = -m_I g\mu_N B \tag{13 − 6}$$

由于 m_I 有 $2I+1$ 个可能的取值，所以在外磁场中核磁矩就有 $2I+1$ 个不同的势能，势能附加在原来的能级上，使能级分裂为 $2I+1$ 个能级。对 $I = \dfrac{1}{2}$ 的原子核，就要分裂为 2 个能级，附加的势能分别为 $\pm\dfrac{1}{2}g\mu_N B$，两能级之差 $\Delta E = g\mu_N B$，随着 B 的增大而增大，如图 13 − 2 所示。当 $m_I = +\dfrac{1}{2}$ 时，附加势能为负值，能级较低；当 $m_I = -\dfrac{1}{2}$ 时，附加势能为正值，能级较高。

（二）核磁共振

如果在恒定磁场 **B** 中的原子核，在垂直于 **B** 的方向上还受到一个交变射频磁场的作用，当射频磁场的频率恰好符合条件 $h\nu = g\mu_N B$ 时，则原子核就会从较低能级跃迁到较高能级，射频磁场的能量将被强烈地吸收。这一现象称为**核磁共振**（nuclear magnetic resonance）。

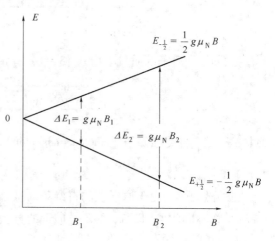

图 13 − 2　$I = \dfrac{1}{2}$ 的核能级的分裂

质子的核磁共振，也称为质子共振，应用最为普遍。发生质子共振时，质子吸收射频磁场的能量，从较低能级跃迁到较高能级。同时，其自旋磁矩的方向也随之发生相应变化，即磁矩在外磁场方向的分量，从与外磁场一致的方向（能量较低）转向与外磁场相反的方向（能量较高）。

在核磁共振的研究中，射频磁场的常用频率是 60MHz 或 100MHz。当 $\nu = 60$MHz 时，对处在磁场中的孤立质子，要使其发生核磁共振，则磁场的磁感应强度 $B = \dfrac{h\nu}{g\mu_N} = 1.409$T。不同的原子核，由于朗德因子 g 不同，在射频磁场频率相同时，所需外加磁场的磁感应强度亦不相同。

现在我们来估算一下原子核数按核磁能级分布的情况。这种分布受到两种作用的支配。一方面由于外磁场作用，使核磁矩的取向与外磁场方向一致，使其本身的能量最低；另一方面由于热运动，又使各能级上的原子核数趋于相等，最后达到动态平衡。设 N_1 和 N_2 分别是动态平衡时，处于较低和较高能级的原子核数，按照玻耳兹曼能量分布规律，有：

$$\frac{N_2}{N_1} = e^{-\frac{\Delta E}{kT}} \qquad (13-7)$$

式中 ΔE 是相邻能级的能量之差，k 是玻耳兹曼常数。设温度 $T = 300$K，在 1.4T 的磁场中，则：

$$\frac{\Delta E}{kT} = \frac{g\mu_N B}{kT} = 9.54 \times 10^{-6}$$

$$\frac{N_2}{N_1} = e^{-9.54 \times 10^{-6}} \approx 0.9999905$$

可见处在两能级的原子核数非常接近。不过，处于较低能级的原子核数还是稍多于较高能级的原子核数。核磁共振之所以能实现，正由于这一小部分过量的低能级的核，吸收射频磁场的能量后发生能级的跃迁。如果处于两个能级的原子核数量相同，那么较低能级的核吸收能量跃迁到较高能级的概率，将与较高能级的核辐射能量跃迁到较低能级的概率相同，从而观察不到射频磁场的能量被净吸收。由于处在较低能级和较高能级的核数相差不多，所以核磁共振的灵敏度是很低的。

三、核磁共振波谱的测量

在实验中有两种方法观察核磁共振现象。一种方法是保持射频磁场的频率 ν 不变，连续改变外加磁场 B 的值，当满足条件 $h\nu = g\mu_N B$ 时，就会发生共振吸收，这种方法称为**扫场法**（field scanning method），在核磁共振波谱的测量中经常使用这种方法。另一种方法是保持外加磁场不变，连续改变射频磁场的频率 ν，当满足上面的条件时，也同样发生共振吸收，这种方法称为连续波**扫频法**（frequency scanning method），在核磁共振成像中常用这种方法。检测共振吸收的常用方法是感应法。原子核在射频磁场的激励下，吸收能量由低能级跃迁到高能级，跃迁到高能级的原子核又回到低能级，以满足玻耳兹曼分布。在跃迁回低能级的过程中，原子核把多余的能量辐射出来，受检体周围的射频接收线圈中将感应出信号。

图 13-3 是核磁共振波谱仪的示意图。外加磁场是具有两个凸状磁极的电磁铁，其线圈通以稳恒的直流电流。另外有一个扫描线圈，改变通入扫描线圈的直流电流，可以略微调节磁场大小，使磁感应强度作几十微特斯拉的变化。通常磁场是自动地随时间作线性改变，与记录器的线性驱动装置同步。在磁场中还有一个射频发射线圈和一个接收线圈。这三个线圈相互垂直，以减少相互影响。射频发射线圈与射频发生器连接，用来发射 60MHz 或 100MHz 的射频磁场，接收线圈与接收器连接，用来接收感应信号。当发生核磁共振时，接收线圈中就感应出几毫伏的电压，经过放大器放大，被记录器记录下来，就得到了样品的核磁共振波谱，如图 13-4 所示。对于不同的原子核，波谱共振峰（又叫吸收峰）的位置不同。对于同一种原子核，原子核密度越大，共振峰越高。

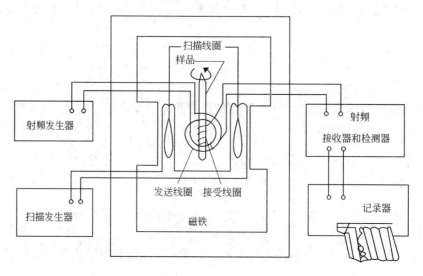

图 13-3　核磁共振波谱仪的示意图

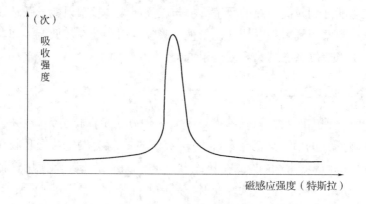

图 13-4　孤立质子共振波谱

以上讨论的是假设原子核间没有相互作用的孤立原子核系统发生核磁共振时的情形。实际上，由于原子核被核外电子壳层所包围，电子的轨道运动和自旋产生的磁场会影响原子核系统，而且周围原子核的磁矩产生的磁场也会对被测原子核产生影响。因此，核磁共振波谱的吸收峰不仅因发生共振的原子核种类不同而不同，而且与物质的结构有密切的关系。

核磁共振为物质结构的研究提供了一种重要的方法。利用核磁共振，可以确定一些化合 物的成分和结构，可以研究药物分子间的相互作用及药物与细胞受体之间的作用机理。利用核磁共振检查和诊断疾病，特别是癌症，有着重要的意义。

四、弛豫

前面提到，质子在外磁场中，能级会发生分裂，较低能级的质子在数量上占微弱的多数。在射频磁场的作用下，一部分质子要发生能级的跃迁。对于处于较高能级和较低能级的每个质子来说，跃迁的概率是相同的。但由于较低能级的质子在数量上略占优势，所以从较低能级跃迁到较高能级的质子数将多于从较高能级跃迁到较低能级的质子数，而产生净吸收现象。如果较高能级的质子没有其他途径回到较低能级，就会很快达到饱和，不再有能量的净吸收，从而也就得不到吸收谱。较高能级的质子，通过自发辐射回到较低能级的概率非常低。幸好，有其他各种非辐射途径自较高能级返回到较低能级，这种回到较低能级的过程，称为**弛豫**（relaxation）。弛豫有自旋－晶格弛豫和自旋－自旋弛豫两种类型。

（一）自旋－晶格弛豫

物质是由分子和原子组成的，它们按一定的晶格排列。晶格在不停地作热运动，在其周围产生瞬息万变的小磁场，这些磁场可以看成是许许多多不同频率的交变磁场之和，其中必定有与共振频率相同的磁场。在它的作用下，一些处于较高能级的核，回到较低能级。就全体核来说，总的能量下降了，放出的能量转移到周围的分子（如固体的晶格，液体则为同类分子或溶剂分子），转化为热运动的能量。这个过程称为纵向弛豫或**自旋－晶格弛豫**（spin－lattice relaxation）。一个系统通过这种弛豫达到平衡态，需要一定的时间，一般以半衰期 T_1 表示，用以量度处于较高能级的核的平均寿命。

实验证实，人体中水的氢核在正常组织中与异常组织中，T_1 有很大的差异。一般生物组织的 T_1 为 0.5s 数量级。利用 32MHz 核磁共振波谱仪测定各种甲状腺病人组织的质子自旋－晶格弛豫时间 T_1 时，绝大多数非恶性组织标本的 T_1 小于 700ms，而多数恶性组织标本的 T_1 大于 700ms；利用 100MHz 核磁共振波谱仪，肿瘤病人的肿瘤组织和全身无病的正常组织（尸检）作对照研究，发现所研究的全部肿瘤组织的质子自旋－晶格弛豫时间 T_1 比相应正常组织的 T_1 显著增长。

（二）自旋－自旋弛豫

设有两个相邻的同类核分别处于较高能级和较低能级，较高能级的核跃迁到较低能级而放出能量，处于较低能级的核吸收该能量而跃迁到较高能级。这样，这两个原子核的自旋状态和能量均发生了交换。这种交换并未使任一种自旋状态的核数发生改变，因此全体核的总能量没有改变，这个过程叫作横向弛豫或**自旋 - 自旋弛豫**（spin - spin relaxation），相应的时间叫作自旋 - 自旋弛豫时间 T_2。一般生物组织的 T_1 和 T_2 分别为 0.5s 和 50ms 数量级。癌症病人血清的核磁共振谱中 α 谱线的 T_2 观测中，可以看出在工作频率为 90MHz 和 250MHz 时，正常人和癌症病人的 T_2 值有明显的差别。

第二节　核磁共振成像方法

核磁共振成像是在 20 世纪 70 年代才开始发展起来的一门新的医学成像技术。它除了能显示人体任意断层的解剖学图像外，还能提供活体组织生理、生化和结构变化的细节，是其他医学成像方法难以提供的。根据核磁共振的原理，当磁感应强度 B 给定，由 $h\nu = g\mu_N B$ 得，发生共振的频率是 $\nu = \dfrac{g\mu_N}{h}B$；即共振频率 ν 与原子核所在位置的磁感应强度 B 成正比。如果我们能使空间各点的磁感应强度的数值互不相同，那么处在各点的原子核的共振频率也就不同了。由于共振波谱的强度与原子核的密度成正比，其共振频率与空间位置有关，如果能把共振吸收强度随频率的分布显示出来，实质上也就是显示了原子核的密度的空间分布，这就是核磁共振自旋密度图像。为了区分空间各个点，可对观测对象进行空间编码，把研究对象简化成由 $n_x \cdot n_y \cdot n_z$ 个体积元（素）组成，然后依次测量每个体积元的核磁共振信息，再根据各体积元的编码与空间位置的对应关系，实现图像的重建。为了提高图像的分辨率，要求体积元足够小，但是在重建图像过程中所需处理的信息量与体积元的个数成正比，体积元太小，体积元个数增加，所需处理的信息量也随之增加，这将影响成像速度。

MRI 成像的方法归纳起来大致分为两大类。一类是投影重建法，这是在 X - CT 重建图像方法的基础上发展起来的。另一类是非重建法，包括线性扫描成像方法和直接傅里叶变换成像法等。下面介绍投影重建法的简单情况。

投影重建法是一种类似于 X - CT 的成像方法。它是在 z 轴方向施加一个静磁场 $\boldsymbol{B}_0$ 的同时，再叠加一个随时间变化的线性梯度场 $G(t) = \dfrac{\mathrm{d}B}{\mathrm{d}z}$，磁场的磁感应强度的分布可用下式表示：

$$B = B_0 + zG(t) \tag{13 - 8}$$

从此式可以看出，只有在 $z = 0$ 的层面上，各点的磁感应强度不随时间变化。因而，该层面的各共振核的共振吸收信息也不随时间变化，形成共振谱的吸收峰。对于 $z \neq 0$ 的层面上的各点，磁感应强度随时间而变化，所以相应的共振吸收频率也随时间变化。在一个周期内，各种不同频率的共振吸收平均起来相等，形成共振谱的背景。

在 xy 平面内，沿与 y 轴成 θ 角的 l 方向上，再施加一个线性梯度场 $G_l = \dfrac{\mathrm{d}B}{\mathrm{d}l}$。这时，

在 $z=0$ 的 xy 平面内，沿 l 方向的磁场分布为

$$B = B_0 + l\frac{\mathrm{d}B}{\mathrm{d}l} \qquad\qquad (13-9)$$

因为 $\dfrac{\mathrm{d}B}{\mathrm{d}l}$ 是常数，所以在垂直于 l 方向的每一条直线上的各点，其磁感应强度相同（图 13-5）。因而处在同一条线上的核，具有相同的共振频率，而不同直线上的核，由于 B 值不同，共振频率也就不同了。共振信号的强度是与该条直线上参与共振的核自旋数目成正比，因此，通过连续波扫频法，就可以确定沿 l 方向的核自旋分布情况，获得该层面在 l 方向的一维投影。如果改变磁场梯度方向，即改变 θ 角，每改变一个角度，用连续波扫频法照射一次，就可获得每一个角度的一维投影。这些不同方向的一系列投影由电子计算机处理，最后得到每一个体积元的核磁共振信号强度，并按照其空间分布依次排列，展开成平面的密度分布。

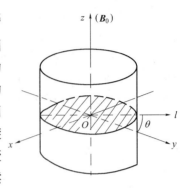

图 13-5 用 $G(t)$ 定义出 $Z=0$ 的层面

图 13-6 是根据四个方向的一维共振信号，利用投影法重建二维图像的示意图。设有一个直径为 4.2mm 的玻璃管中装有重水（D_2O），在其中放入另外两根装有普通水（H_2O）的直径为 1mm 的玻璃毛细管。在平面 xy 内，沿与 y 轴成 0°、45°、90° 和 135° 方向，先后施加一个线性梯度场 0.1644Gs/cm，这样，相距 1cm 的核的共振频率相差约 700Hz。当用连续的射频波进行照射时，就能分别得到四个一维投影信号如图 13-6 中的 1、2、3 和 4。从这四个一维信号，可以反推出二维图像。

投影重建法成像可分为下列几个步骤：首先沿某个方向施加一个随时间变化的线性梯度场，定义出所欲观测的层；其次在此层面内施加旋转梯度场，获得各个方向的一维投影；最后由电子计算机根据不同方向的一维投影进行图像重建。如果先后定义不同的层面，就可以获得不同层面的图像。这种方法具有较高的灵敏度，同时技术上也比较成熟，得到了广泛的采用，但成像的时间较长，要求梯度场的线性较高。

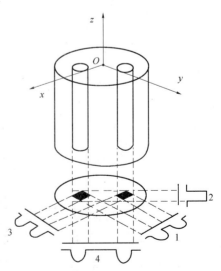

前面已经谈到，正常和异常组织中氢核共振时，弛豫时间 T_1 和 T_2 都有很大的差别。所以，核磁共振成像系统也可设计用来显示弛豫时间的分布，这就是核磁共振弛豫时间图像。详细的情形，我们不在这里讨论。

图 13-6 三维物体与一维、二维投影的关系

核磁共振成像装置由磁体系统、谱仪系统和计算机图像重建系统三个大部分组成，如图 13-7 所示。磁体系统是核磁共振成像的关键设备，它由主磁体、梯度线圈和射频（RF）线圈组成，用以产生各自的磁场，其中射频场与主磁场垂直。谱仪系统主要由梯度场的产生和控制、射频场的产生和控制、核磁共振信号的接收和控制等部分组成。这里射频信号的发射和接收受脉冲程序器的控制，使发射和接收交替进行。计算机图像重建系统由计算机主机、模数转换器以及图像显示器等部分组成。由射频接收器送来的信号，经相敏检波、低通滤波等处理后，经模数转换器，把模拟信号转变成数字信号，经计算机计算和处理，得出层面图像数据，再经数模转换器，加到图像显示器，用不同灰度等级或颜色显示出所欲观测的层面图像。

由于人体中各种不同组织的含氢量不同，对同一组织，在正常和有病变情况下，质子的密度和弛豫时间也存在着明显的差异。因此，以二维、三维图像形式显示人体中氢原子分布状态，在医学上有重要意义。质子密度成像主要反映待观测层面组织、脏器的大小、范围和位置。弛豫时间 T_1 和 T_2 参数含有丰富和敏感的生理、生化特征信息，故通过与质子密度的结合成像或单独成像，可在活体上直接观察到细胞的生化蓝图。

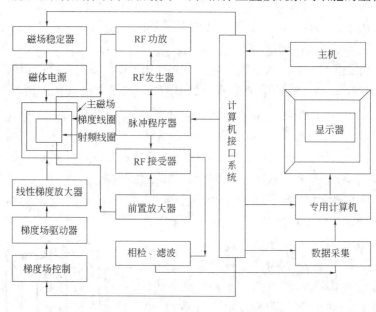

图 13-7　核磁共振成像系统框图

第三节　γ　照　相

γ 照相机（即闪烁照相机）是一种能显示放射性同位素在人体脏器内二维分布的大型医学成像装置。它是近代临床核医学的重要仪器。

一、γ 照相机的探头结构

γ 照相机的探头由准直器、碘化钠晶体、光电倍增管、前置放大器、定位网络和总

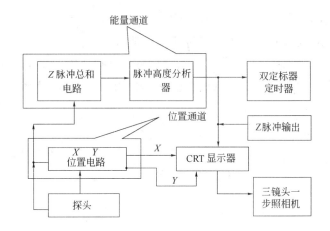

图 13-8 γ照相机的工作原理图

合放大器等组成。其中碘化钠晶体直径为 300~400mm，厚度为 12.7mm。

γ辐射首先通过准直器作用于闪烁晶体，所激发的荧光经光电倍增管转换成电脉冲信号。光电倍增管数目一般为 19~37 个，排成蜂窝状六角形。紧密组装的光电倍增管通过光导与晶体耦合，所有光电倍增管对于每一个γ射线在晶体上所激发的荧光，都产生一个电信号。只是由于荧光发生的位置给予每个管的影响不同，电信号的大小也不同。其中与荧光发生位置距离最近的管所产生的电信号最强。为了利用这个最强信号来确定γ射线发射位置，必须借助矩阵网络来定位。

每个光电倍增管输出的信号，经各自的前置放大器放大后，通过矩阵网络的处理，由四个总和放大器给出 X^+、X^-、Y^+、Y^- 四个坐标信号。

二、位置通道和能量通道

位置通道分为 X 位置电路和 Y 位置电路两部分，均由电路结构相同的减法器构成。从总和放大器输出的 X^+、X^-、Y^+、Y^- 四个坐标信号，两两分别输入 X 与 Y 位置电路，产生与晶体上原闪烁点位置坐标成比例的 X 与 Y 两个位置信号，并被送到示波器的 X、Y 偏转系统。

能量通道主要由 Z 脉冲加法电路和脉冲高度分析器组成。Z 脉冲加法电路把接收到的 X^+、X^-、Y^+、Y^- 四个坐标信号总和起来，产生一个与位置无关而只与能量有关的 Z 脉冲信号。该信号通过脉冲高度分析器分析后，被送到示波器的 Z 输入端。

三、显示记录系统

示波器是整机的基本显示装置，当同时接收到一对位置调偏信号和一个 Z 脉冲调辉信号时，荧光屏相应位置上就出一个光点，表示晶体上闪烁点的位置。经过一定时间，当光点数目积累到足够，即构成一幅反映放射性分布的闪烁图像。

用来拍摄和记录荧光屏上闪烁点的光学照相机，本质上与普通照相机没有区别。静态拍照一般用一步完成的照相机。照相时拉去挡板，待底片上积累到定标器计数所需的光点数后，即插进挡板，拉出感光纸，就得到正片。动态时快速照相也可用普通照相机快门固定在 1/1000 秒，由定标器定时控制起启动。

γ 照相机的优点可概括为：①成像时间短，对病人危害小，便于门诊检查，还可提供多部位的脏器成像。②可以迅速地自动连续照相，便于对脏器的形态和功能作动态研究。③γ 照相机配上电子计算机作数据处理，能进一步提高诊断效果。

γ 照相机的缺点，除设备昂贵，对环境要求很严格外，主要问题在于 γ 射线影像比较粗糙，分辨率（尤其是深度分辨率）较低，缺乏解剖定位关系。要解决这些问题，根本的办法就是给 γ 照相机配置断层扫描部件，即改进为能对组织和脏器作断层成像的 ECT（emission computed tomography，ECT）装置。

第四节　发射型 CT 成像

一、正电子发射型计算机断层显像

正电子发射型计算机断层显像（positron emission computed tomography，简称 PET）是继 CT 和核磁共振（MRI）和计算机辅助断层扫描 ECT 之后应用于临床的一种新型的影像技术。其原理是将人体代谢所必需的物质，如：葡萄糖、蛋白质、核酸、脂肪酸等标记上短寿命的放射性核素（如^{18}F）制成显像剂（如氟代脱氧葡萄糖，简称 FDG）注入人体后进行扫描成像。因为人体不同组织的代谢状态不同，所以这些被核素标记了的物质在人体各种组织中的分布也不同，如：在高代谢的恶性肿瘤组织中分布较多，这些特点能通过图像反映出来，从而可对病变进行诊断和分析。

PET 检查的优点：PET 是目前唯一可在活体上显示生物分子代谢、受体及神经介质活动的新型影像技术，现已广泛用于多种疾病的诊断与鉴别诊断、病情判断、疗效评价、脏器功能研究和新药开发等方面。

（1）灵敏度高：PET 是一种反映分子代谢的显像，当疾病早期处于分子水平变化阶段，病变区的形态结构尚未呈现异常，MRI、CT 检查还不能明确诊断时，PET 检查即可发现病灶所在，并可获得三维影像，还能进行定量分析，达到早期诊断的目的，这是目前其他影像检查所无法比拟的。

（2）特异性高：MRI、CT 检查发现脏器有肿瘤时，很难判断出良性还是恶性，但 PET 检查可以根据恶性肿瘤高代谢的特点而做出诊断。

（3）全身显像：PET 一次性全身显像检查便可获得全身各个区域的图像。

（4）安全性好：PET 检查尽管用核素有一定的放射性，但所用核素量很少，而且半衰期很短（2～110 分钟），经过物理衰减和生物代谢两方面作用，在受检者体内存留时间很短。一次 PET 全身检查的放射线照射剂量远远小于一个部位的常规 CT 检查，因而安全可靠。

适合做 PET 检查的病人：

（1）肿瘤病人：目前 PET 检查 85% 是用于肿瘤的检查，因为绝大部分恶性肿瘤葡萄糖代谢高，FDG 作为与葡萄糖结构相似的化合物，静脉注射后会在恶性肿瘤细胞内积聚起来，所以 PET 能够鉴别恶性肿瘤与良性肿瘤及正常组织，同时也可对复发的肿瘤与周围坏死及瘢痕组织加以区分，现多用于肺癌、乳腺癌、大肠癌、卵巢癌、淋巴瘤、黑色素瘤等的检查，其诊断准确率在 90% 以上。

这种检查对于恶性肿瘤病是否发生了转移，以及转移的部位一目了然，这对肿瘤诊断的分期，是否需要手术和手术切除的范围起到重要的指导作用。据国外资料显示，肿瘤病人术前做 PET 检查后，有近三分之一需要更改原订手术方案。在肿瘤化疗、放疗的早期，PET 检查即可发现肿瘤治疗是否已经起效，并为确定下一步治疗方案提供帮助。有资料表明，PET 在肿瘤化疗、放疗后最早可在 24 小时发现肿瘤细胞的代谢变化。

（2）神经系统疾病和精神病患者：可用于癫痫灶定位、老年性痴呆早期诊断与鉴别、帕金森病病情评价以及脑梗死后组织受损和存活情况的判断。PET 检查在精神病的病理诊断和治疗效果评价方面已经显示出独特的优势，并有望在不久的将来取得突破性进展。在艾滋病的治疗和戒毒治疗等方面的新药开发中有重要的指导作用。

（3）心血管疾病患者：能检查出冠心病心肌缺血的部位、范围，并能对心肌活力准确评价，确定是否需要行溶栓治疗、安放冠脉支架或冠脉搭桥手术。能通过对心肌血流量的分析，结合药物负荷，测定冠状动脉储备能力，评价冠心病的治疗效果。

虽然 PET 有以上诸多的优点，但仍存在如下不足：①对肿瘤的病理性质的诊断仍有一定局限性。②检查者需要有较丰富的经验。③检查费用昂贵，目前做一次全身 PET 检查需花费一万元左右，不易推广。

二、同位素发射计算机辅助断层显像

ECT 是同位素发射计算机辅助断层显像的英文缩写。ECT 是由电子计算机断层（CT）与核医学示踪原理相结合的高科技技术。ECT 兼具 CT 和核医学两种优势，较 CT 的容积采集信息量大，是当前唯一的一种活体生理、生化、功能、代谢信息的四维显像方式。其示踪剂适应面广，特异性高，放射性小，不干扰体内环境的稳定，有独到的诊断价值。ECT 的问世明显提高了病变的检测率，原先肝脏占位性病变检出率为 80% 左右，ECT 可达 90% 以上，ECT 可以明确诊断在平面骨显像很难鉴别的椎体、椎旁病变。被称为 20 世纪世纪病的早老痴呆，用 CT、脑血管造影等检查为假阳性的，用 ECT 检查准确性可接近 100%。现今又有了 PET（即正电子发射型计算机断层），探测效率比 ECT 高数十倍，准确度较 ECT 高得多，甚至可以深入细胞水平和分子水平，起到生物显微镜的作用。

小　结

这一章简要地介绍了原子核的角动量量子化，磁矩量子化，核磁共振的基本原理，核磁共振波谱的测量，核磁共振的成像方法，γ 照相原理，发射型 CT 成像的原理。

1.（1）原子核的自旋角动量：　　$L_I = \sqrt{I(I+1)} \cdot \hbar$

（2）原子核的磁矩：$\mu_I = g\dfrac{e}{2m_P}L_I = \sqrt{I(I+1)} \cdot g \cdot \mu_N$

（3）原子核在外磁场中的能级：$E = -m_I g\mu_N B$

（4）核磁共振的条件：$h\nu = g\mu_N B$

2. 核磁共振波谱的测量方法：扫场法、连续波扫频法。

核磁共振是一种生物磁自旋成像技术，它是利用原子核自旋运动的特点，在外加磁场内，经射频脉冲激发后产生信号，用探测器检测并输入计算机，经过处理转换在屏幕上显示图像。它除了能显示人体任意断层的解剖学图像外，还能提供活体组织生理、生化和结构变化的细节，是其他医学成像方法难以提供的。

成像的方法归纳起来大致分为两大类。一类是投影重建法，这是在 X – CT 重建图像方法的基础上发展起来的。另一类是非重建法，包括线性扫描成像方法和直接傅里叶变换成像法等。

3. γ 照相机（即闪烁照相机）是一种能显示放射性同位素在人体脏器内二维分布的大型医学成像装置。其优点是：①成像时间短，对病人危害小，便于门诊检查，还可提供多部位的脏器成像。②可以迅速地自动连续照相，便于对脏器的形态和功能作动态研究。③γ 照相机配上电子计算机作数据处理，能进一步提高诊断效果。

4. 发射型 CT 成像

PET 是继 CT 和核磁共振（MRI）之后应用于临床的一种新型的影像技术，其全称为：正电子发射型计算机断层显像。其特点是：①灵敏度高；②特异性高；③全身显像；④安全性好。

习　题

1. $^{12}_{6}C$、$^{16}_{8}O$、$^{1}_{1}H$、$^{13}_{6}C$、$^{19}_{9}F$、$^{31}_{15}P$、$^{14}_{7}N$ 等元素的原子核的核自旋量子数分别是多少？

2. 在外磁场中，自旋量子数为 I 的原子核的角动量可能有几个不同的取向？

3. 观察核磁共振现象的方法有哪些？

4. 核磁共振投影重建法成像的步骤是什么？

5. 核磁共振成像装置由几大部分组成？

6. γ 照相系统由几大部分组成？其优、缺点有哪些？

7. PET 的特点及优、缺点是什么？

8. 核磁共振的特点是什么？

第十四章　晶体管电路基础

【学习提要】

1. 掌握晶体二极管的导电特性。

2. 掌握晶体三极管的放大原理，学会用公式法和图解法分析简单的共发射极交流放大电路。

3. 理解环境对放大器工作性能产生影响的原因并了解免除方法。

4. 了解直流稳压电源的工作原理。

电子仪器在医学领域中的应用日益广泛和深入。例如，医学上应用的心电图仪、脑电图仪、超声诊断仪、X－CT 扫描仪、MRI 诊断仪等已很普及。电子学与中医临床的结合又开发了许多中医诊断和治疗方面的医疗仪器，例如，脉象仪、电针仪、激光针、微波针灸治疗仪等等。因此，对于从事现代医学临床、研究和管理等方面的工作者很有必要掌握一些电子线路的基本知识。本章主要介绍晶体管电路的基础知识与基本原理。

第一节　晶体二极管

在自然界中，根据导电能力的不同，物质可分成三类：导体、半导体和绝缘体。导电能力介于导体和绝缘体之间的物质称为**半导体**（semiconductor），目前常用的半导体材料有硅、锗、硒、砷化镓等等。

一、本征半导体和杂质半导体

物质导电能力强弱的关键在于物质内部原子本身的结构和原子间的结合方式不同。

（一）本征半导体

非常纯净（纯度达 99.9999%）且无结构缺陷的半导体称为**本征半导体**（pure semiconductor）。例如经过提纯的单晶硅（Si）和锗（Ge）就是本征半导体。

下面以硅为例说明半导体的导电机理。硅是四价元素，最外层有四个价电子，这些价电子与硅的导电能力密切相关。硅单晶体内原子排列非常整齐，相邻原子间的距离相等而且位置稳定，约为 0.235nm。每个硅原子的四个价电子，不仅受本身原子核的束缚，同时也受到周围四个硅原子核的约束。两个相邻的原子之间共有一对价电子而形成共价键。在绝对零度（$T=0K$）时，这些价电子都处于束缚状态，半导体内没有自由电子，是绝缘体。在室温（$T=300K$）时，由于热运动，少数价电子挣脱原子核的束缚，脱离共价键结构而成为自由电子，电子带负电；同时在原来共价键的位置上留下一个"空位"称之为"空穴"，它具有正电性，而且也是一种自由电荷，所带电量与电子电量相同。电子和空穴是成对产生的，称为电子 – 空穴对。这种产生自由电荷的方式称为**本征激发**（intrinsic excitation）。

在外电场作用下，本征激发的自由电子将沿着与外电场相反的方向运动，形成电子电流；同时在与空穴邻近的共价键中的价电子会在电场作用下填补该空穴，这个过程称为**复合**（annihilation），电子填补空穴后在原来位置上又留下一个新的空穴，这样空穴不断被填补，新的空穴不断依次出现，形成了空穴的定向运动，称为**空穴电流**（hole current），它的方向与电子电流的方向相同，总的电流是这两种电流的总和。空穴和自由电子统称为**载流子**（carrier）。

在一定温度下，本征半导体内的电子 – 空穴对数量非常小，导电能力较差，使用价值并不大。但是，由于电子 – 空穴对的产生数量对温度、光等十分敏感，因而常用于做敏感元件和控制元件。

（二）杂质半导体

本征半导体的导电能力差，一般不能直接用来制造半导体器件。可以通过掺入其他微量的元素，使本征半导体的导电能力显著提高。掺入的这些元素相对于本征半导体而言叫做杂质，掺杂后的半导体称为**杂质半导体**（extrinsic semiconductor）。根据所掺杂的元素不同，杂质半导体分为两种类型：P 型半导体和 N 型半导体。

1. P 型半导体　在本征半导体中掺入微量的三价元素硼（或铝、铟）。硼原子有三个价电子，当它与相邻四个硅原子组成共价键时，其中一个键上缺少一个电子而形成空穴。这样，每个硼原子都可以提供一个空穴，半导体中的空穴数目大为增加，其导电能力也大为增强。这种主要靠空穴导电的半导体叫做空穴型半导体，简称 **P 型半导体**（P – type semiconductor）。在 P 型半导体中，空穴的数量远大于电子的数量，在这里，空穴称为多数载流子（多子），电子称为少数载流子（少子）。

2. N 型半导体　在本征半导体中掺入微量的五价元素磷（或砷、锑）。磷原子有 5 个价电子，它与相邻的四个硅原子组成共价键时，还多余一个价电子，该价电子便成为自由电子。这样，每个磷原子都能提供一个自由电子，自由电子的数目大为增加。这种主要靠自由电子导电的半导体称为电子型半导体，简称 **N 型半导体**（N – type semiconductor）。N 型半导体中多数载流子是电子，少数载流子是空穴。

应该指出的是，不管是 P 型半导体还是 N 型半导体，整块半导体总是呈现电中性的，即半导体内正电荷与负电荷的代数和等于零。另外，由于杂质的数量甚微，因而整个晶体的结构基本保持不变，只是某些位置上的硅原子被杂质原子所取代而已。

二、PN 结

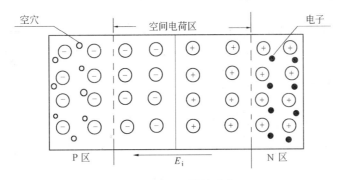

图 14 - 1　PN 结的形成

（一）PN 结的形成

当 P 型半导体和 N 型半导体紧密地结合在一起时，两者结合的分界面处形成一层带电的空间电荷区，称为 PN **结**（P - N junction），如图 14 - 1 所示。由于 P 区中的多子空穴浓度大，N 区中的多子电子浓度大，在交界面处，空穴与自由电子相互向对方区域扩散，形成总的**扩散电流**（deffusion current）。进入对方区域的多子与该区的多子复合，使电子与空穴成对消失。结果界面左边（P 区）留下一层不能移动的负离子，界面的右边（N 区）留下一层不能移动的正离子，交界面处形成一个空间电荷区，同时产生一个内电场 E_i。由于 E_i 作用于多子的电场力的方向与多子扩散的方向相反，因而空间电荷区（也称阻挡层）有阻止多子扩散的作用。另一方面，E_i 驱使两区的少子逆着扩散的方向运动，形成电流，该电流称为**漂移电流**（drifting current）。当扩散电流与漂移电流处于动态平衡时，空间电荷区的厚度达到稳定。这个厚度很薄，一般约为 500nm。PN 结两侧的电位差比较小，对小功率的锗管约为 0.2~0.3V，硅管约为 0.6~0.7V。

（二）PN 结的结电容

PN 结两侧的离子层的厚薄变化决定了所带电量的多和少，这类似于平行板电容器的充电和放电。所以，从这种意义上说，PN 结呈现电容的特性，该电容称为**结电容**（capacitance of P - N junction），其数值很小，一般只有几个 pF，在高频工作时其作用明显。

（三）PN 结的单向导电性能

在 PN 结两端加上不同极性的直流电压时，其导电性能将有很大的差异。

1. PN 结正向偏置

如图 14 - 2（a）所示，P 区与电源正极相连，N 区与电源负极相连。这种接法称为正向连接或**正向偏置**（forward bias）。在这种状态下，外电场 E_0 与内电场 E_i 的方向相反，E_0 削弱了内电场的作用，使空间电荷区变窄，阻挡层变薄，结果多子的扩散运动占优势，从而形成较大的扩散电流即正向电流，PN 结呈现出很小的正向电阻。此时，少子仍然会形成漂移电流，但数值非常小，其影响可以忽略。

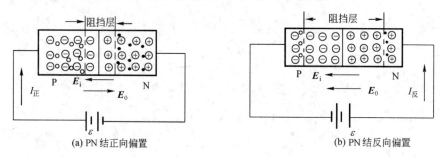

<table>
<tr><td>(a) PN 结正向偏置</td><td>(b) PN 结反向偏置</td></tr>
</table>

图 14 - 2   PN 结单向导电性

2. PN 结反向偏置

如图 14 - 2（b）所示，N 区接电源正极，P 区接电源负极，这种接法称为反向连接或**反向偏置**（reverse bias）。在这种状态下，外电场 E_0 与内电场 E_i 的方向一致，E_0 加强了内电场的作用，使空间电荷区变宽，阻挡层变厚，使多子的扩散运动停止，从而无扩散电流。此时，只有少子在电场作用下作漂移运动而形成微小的漂移电流，称为反向电流。此时反向电流一般很小，因而，PN 结呈现出很大的反向电阻。当外加电压足够大时，全部少子参与导电，这时的电流称为**反向饱和电流**（reverse saturation current）。对于硅管，反向饱和电流一般约为 0.1mA。由于少子是由热运动产生的，因而温度越高，反向饱和电流也就越大。

PN 结的这种正向导通，反向截止的性质称为 PN **结的单向导电特性**（mono - direction conductivity of P - N junction），它是 PN 结最重要的电特性。

三、晶体二极管

（一）晶体二极管的结构

由一个 PN 结加上相应的电极引线和管壳就构成了**晶体二极管**（diode），用字母 D 表示。从 P 型半导体引出的极为正极或**阳极**（anode），从 N 型半导体引出的极为负极或**阴极**（cathode）。晶体二极管可分为点接触式和面接触式两种。一根金属触丝与半导体晶片接触形成点接触式二极管，其 PN 结的接触面积很小，不能承受较大的正向电流和较高的反向电压，它适用于高频检波和开关电路。不同类型的两种半导体以较大面积接触而形成面接触式二极管，它的 PN 结接触面积大，能承受较大的正向电流和较高的反向电压，由于结电容大，因而不适用于高频电路，只适用于低频电路和大功率整流电路。如图 14 - 3 所示，为常见的几种二极管的外形。

（二）晶体二极管的伏安特性曲线

二极管的端电压 U 和通过它的电流 I 之间的关系称为二极管的伏安特性，它反映了二极管的导电特性。如图 14-4 所示，分别是硅管和锗管的伏安特性曲线。下面对二极管的伏安特性分三部分加以说明。

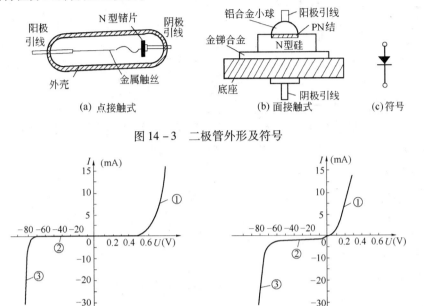

图 14-3　二极管外形及符号

图 14-4　二极管的特征曲线

1. 正向特性

图中的①段表示在二极管两端加上正向电压时所得到的伏安特性曲线。从图中可以看到，正向电压虽小，产生的正向电流却较大，正向电流主要来源于多子的扩散电流的贡献。在正向的起始部分，正向电流甚微，这段区域称为**死区**（dead zone）。死区的极限电压称为**死区电压**（dead voltage）。对于硅管和锗管，死区电压分别约为 0.5V 和 0.1V。正向电压大于死区电压后，电流将迅速增大。

2. 反向特性

图中的②段表示在二极管两端加上反向电压时所得到的伏安特性曲线。从图中可以看到，反向电压较大，但反向电流却很小，而且反向电流趋于饱和，该电流来源于少子的漂移电流的贡献。一般硅管的反向电流比锗管小。温度升高时，少子数量增加，反向电流将随之增大。

3. 反向击穿特性

图中的③段表示二极管被反向击穿后所得到的伏安特性曲线。当反向电压增加到一定值 U_{BR} 时，反向电流突然急剧增加。此时，二极管被反向击穿，U_{BR} 称为**反向击穿电压**（reverse breakdown voltage）。反向击穿的原因有二：①反向电场强制地拉出价电子，使少数载流子的数目急剧上升，从而使反向电流急剧增大，这种击穿称为**齐纳击穿**（Zener breakdown）；②载流子从强电场中获得能量后，碰撞其他的原子产生二次电子，这种连锁反应造成了少数载流子急剧增加，从而使反向电流急剧增大，这种击穿称为**雪崩击穿**（avalanche breakdown）。两种击穿均破坏了二极管中 PN 结的单向导电性。

（三）二极管的主要参数

1. 最大平均整流电流 I_F

它是允许长时间通过二极管的最大正向平均电流，是安全使用电流。对于大功率管，为了防止二极管因过热而毁坏，使用时还要加装散热片。

2. 最高反向工作电压 U_{RM}

它是为避免二极管被反向击穿而不允许超过的最大反向电压。为了确保管子安全工作，一般给出击穿电压值 U_{BR} 的一半为最高反向工作电压。

3. 反向饱和电流 I_R

它是二极管未被反向击穿时的反向电流。它的数值越小，表明二极管的单向导电性能越好。反向饱和电流受温度的影响很大，以硅二极管为例，当环境温度从 25℃ 上升到 140℃ 时，它的反向饱和电流将增加 1000 倍！

4. 最高工作频率 f_M

它是指保持二极管的单向导电特性的最高工作频率。它取决于 PN 结的结电容。结电容越大，最高工作频率越低，结电容越小，最高工作频率越高。每只二极管均有一个对应的最高工作频率。

5. 直流电阻 R_D

它是二极管在直流工作状态下所呈现出的电阻，表示为二极管两端的直流电压与流过它的直流电流的比值，

$$R_D = \frac{U}{I} \tag{14-1}$$

根据二极管的伏安特性，直流电阻随工作状态的不同而不同。因此，二极管是非线性电学元件。正向导通时，R_D 的值在几十到几百欧姆之间；反向连接时，R_D 的值在几十兆欧姆到几百兆欧姆之间。

6. 交流电阻 r_D

它是二极管在交流工作状态下所呈现的电阻，表示为二极管在直流工作点附近的电压微变量 ΔU 与相应的电流微变量 ΔI 之比，

$$r_D = \frac{\Delta U}{\Delta I} \tag{14-2}$$

四、稳压管

（一）稳压管的结构和伏安特性

稳压管（Zener diode）是采用特殊工艺制成的一种面接触式的硅二极管，工作在反向击穿状态。如图 14-5 所示，为稳压管的伏安特性曲线和符号。从图中可见，当反向电压小于击穿电压 U_{zmin} 时，稳压管的反向饱和电流 I_{zmin} 近似为零，对应于 OA 段；

当反向电压大于 U_{zmin} 时，反向电流急剧增加，对应于 AB 段，此时，反向电流变化范围很大，但稳压管两端的电压变化却很小，保持相对稳定，从而实现了稳压。当反向电流超过最大工作电流 I_{zmax} 后，稳压管将因过热而被损坏，对应的电压 U_{zmax} 是它的最高工作电压。

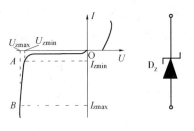

图 14 - 5 稳压管特征曲线

（二）稳压管的主要参数

1. 稳定电压 U_z

它是指稳压管工作时所稳定的电压值。稳定电压的数值随制作工艺以及环境温度的差异而不同。

2. 稳定电流 I_z

它是指能够取得较好的稳定电压效果的工作电流，其取值在 I_{zmin} 和 I_{zmax} 之间变化。

3. 动态电阻 r_z

它是指稳压管在工作时电压变化量 ΔU_z 与电流变化量 ΔI_z 之比，

$$r_z = \frac{\Delta U_z}{\Delta I_z} \tag{14-3}$$

动态电阻是衡量稳压管稳压性能好坏的指标。r_z 越小，即 AB 段越陡，表示电压稳定性越好，反之，r_z 越大，即 AB 不很陡，表示电压稳定性越差。

4. 最大耗散功率 P_{ZM}

它是指反向电流通过 PN 结时产生功率耗损的最大允许值。稳压管工作时，反向电流较大，流过 PN 结时会产生较大的热量，从而引起较大的功率损耗，当耗损功率超过一定数值（最大耗散功率）时，稳压管将被烧毁。

5. 温度系数 α_z

它是指温度每升高 1℃稳定电压值的相对变化量。它是表征稳压值受到温度影响大小的参数，用下式表示

$$\alpha_z = \frac{\Delta U_z}{U_z \Delta T} \tag{14-4}$$

第二节　晶体三极管

一、晶体三极管的基本结构

晶体三极管，简称三极管，又常称**晶体管**（transistor），是一种放大微小信号的半导体电子元件。晶体管有多种形状，但都是由两个 PN 结，三个区域，及相关的三根引线组成。三个区分别是发射区、基区和集电区，从各个区引出的线对应三个极，分别是发射极 e、基极 b、集电极 c；集电区和基区之间的 PN 结称为集电结；发射区和基区之

间的 PN 结称为发射结。晶体管分成 PNP 型和 NPN 型两类，用符号 T 表示，如图 14 - 6 所示，箭头的方向表示发射结加正向电压时的电流方向。

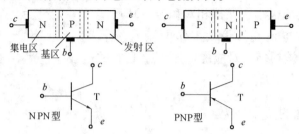

图 14 - 6　晶体管的结构和符号

二、晶体三极管的放大作用

以 NPN 型晶体管为例作重点分析。如图 14 - 7 所示，它是 NPN 型晶体管放大电路的接线图，发射结处于正向偏置，同时集电结处于反向偏置。发射极是公共接地端，称为共发射极接法，这是最常用的一种接法。

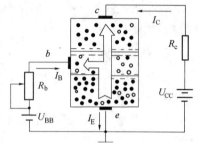

图 14 - 7　晶体管放大电路

（一）晶体三极管内载流子的输运过程

1. 发射区向基区注入电子

发射结正向导通时，发射区的多数载流子，即自由电子大量涌入基区；同时基区中的多数载流子，即空穴也流入发射区，这两者之和构成了发射极电流 I_E。因基区空穴浓度比发射区自由电子浓度小得多，可以认为发射极电流 I_E 主要是电子电流。

2. 电子在基区扩散与复合

大量电子从发射区到达基区后，最初都聚集在发射结附近，而集电结附近的电子较少，这种浓度差迫使电子向集电结扩散。在扩散的过程中，少部分（约 1% ~ 10%）电子与基区的空穴复合，这时电源 U_{BB} 不断向基区补充空穴，形成基极电流 I_B。

3. 集电区收集电子

集电结加上了较大的反向电压，电子经过很薄基区就很快扩散到集电结，在很强的反向电场的作用下，大部分漂移（被收集）到了集电区形成集电极电流 I_C。与此同时，反向电场对集电区和基区的少子的作用也形成反向饱和电流 I_{CBO}，它的数值很小，受温度的影响较大，对晶体管的放大作用无贡献，要尽量减小它的数值。

（二）晶体三极管各极电流分配关系

如图 14 - 7 所示，晶体管各级的电流主要是由发射区发射的电子的运动产生的，即从发射区发射的电子总数除少部分在基区与空穴复合形成基极电流 I_B 以外，绝大部分被收集到集电区形成集电极电流 I_C。因此，晶体管各极电流存在以下关系

$$I_B + I_C = I_E$$

(14 - 5)

晶体管制成后，在任何正常工作状态下 I_B、I_C 和 I_E 都满足以上等式，它们同时增加，也同时减少，但是，三者之间的比例关系保持稳定。基极电流 I_B 始终较小，而集电极电流 I_C 比起 I_B 始终较大。因此，用小的基极电流可以获得大的集电极电流，从而实现基极电流对集电极电流的控制作用。所以，晶体管是一种电流控制元件。

（三）晶体三极管对电流的放大作用

根据以上分析，I_C 始终比 I_B 大，引入共发射极直流电流放大系数

$$\boxed{\bar{\beta} \approx \frac{I_C}{I_B}} \tag{14-6}$$

其中 $\bar{\beta} \gg 1$。比较式 14-6 和式 14-5，得到

$$I_C \approx \bar{\beta} I_B \tag{14-7}$$

$$I_E \approx (1 + \bar{\beta}) I_B \tag{14-8}$$

以上各关系式中已经忽略了少子对各个电流的影响。可见，在正常状态下，晶体管只要有小的 I_B 就可以获得大的 I_C，从而体现了它对电流的放大作用。

三、晶体三极管的特性曲线

晶体管的特性曲线是表示晶体管各极电流与电压之间相互关系的曲线。

晶体管的三个极，在接入电路时总有一个电极作为信号的输入端，另一个电极作为信号的输出端，而第三个极就成为输入电路和输出电路的公共端。根据公共端电极的不同，晶体管可以有三种不同的连接方式，即：共发射极、共基极和共集电极接法。这些放大电路中晶体管的共同特点是：发射结正向偏置，同时集电结反向偏置。接法不同，晶体管的特性曲线也不同。本节以最具代表性的共发射极接法为例来讨论晶体管的输入和输出特性曲线。

（一）输入特性曲线

它是指当集电极与发射极之间的电压 u_{CE} 为某一确定值时，输入回路中晶体管的基极电流 i_B 同基极与发射极之间的电压 u_{BE} 的关系曲线，两者的函数关系为

$$i_B = f(u_{BE}) \Big|_{u_{CE} = 常数} \tag{14-9}$$

如图 14-8 所示，是硅三极管 3DG6 的输入特性。比较 $u_{CE} \geq 1V$ 和 $u_{CE} = 0V$ 的两条曲线可见，$u_{CE} \geq 1V$ 的特性曲线向右平移了一段距离，因为当 $u_{CE} \geq 1V$ 时集电结反向偏置，吸引电子的能力加强，使得从发射区进入基区的电子与基区空穴复合的机会少了而更多地流向集电区，所以对应于相同的 u_{BE}，基极的电流 i_B 比原来 $u_{CE} = 0$ 时减少，特性曲线

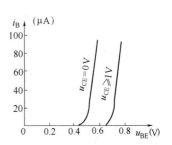

图 14-8 晶体管输入特性曲线

相应地右移。u_{BE} 一定时，从发射区注入到基区的电子数量一定，当 $u_{CE} = 1V$ 时，集电结的反向电压已能将绝大部分电子收集到集电区，这样 u_{CE} 再增加，i_B 也基本不变，即 $u_{CE} > 1V$ 以后的特性曲线与 $u_{CE} = 1V$ 的特性曲线基本重合，所以通常只画出 $u_{CE} \geq 1V$ 的任何一条即可。

（二）输出特性曲线

它是指在基极电流 i_B 一定的情况下，在三极管的输出回路中，集电极电流 i_C 同集电极与发射极之间的电压 u_{CE} 之间的关系曲线，两者的函数关系为

$$i_C = f(u_{CE}) \Big|_{i_B = 常数} \tag{14 - 10}$$

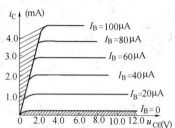

图 14 - 9　晶体管输出特性曲线

如图 14 - 9 所示，为晶体管 3DG6 的一组输出特性曲线，它可分为三个区域：

1. 截止区

$I_B = 0$ 所对应的特性曲线以下的阴影区称为**截止区**（cutoff region）。此时的集电极电流 $i_C = I_{CEO}$ 称为**穿透电流**（penetrating current），它不随电压 u_{CE} 而改变，这种状态称为截止状态，晶体管失去放大作用。截止区的特征是发射结和集电结均处于反向偏置，$i_B \approx 0$，晶体管相当于处在开关的断开状态。当温度升高时，I_{CEO} 会增大，整个曲线向上移动。

2. 饱和区

每一条特性曲线随 u_{CE} 减小到一定程度时都开始向下弯曲，i_C 迅速下降，出现一个转折点。各条特性曲线上转折点的连线称为饱和线，饱和线与 i_C 轴之间的区域称为**饱和区**（saturation region），晶体管不起放大作用。饱和区的特征是发射结、集电结均处于正向偏置。此时，i_C 不受 i_B 控制，晶体管相当于处在开关的接通状态。

3. 放大区

它是指处于截止区和饱和区之间的区域，即曲线族平坦部分的区域，称为**放大区**（active region）。放大区的特征是发射结处于正向偏置，集电结处于反向偏置，i_C 受到 i_B 控制，晶体管具有放大作用。

四、晶体三极管的主要参数

晶体管的参数表征它的性能和适用范围，作为设计、调整和使用时的参考。

（一）电流放大系数

1. 共发射极直流电流放大系数

$$\bar{\beta} = \frac{I_C}{I_B} \Big|_{u_{CE} = 常数}$$

它是指在无交流信号输入且 u_{CE} 固定时 I_C 与 I_B 的比值，称为共发射极直流电流放大系数。

2. 共发射极交流电流放大系数

$$\beta = \frac{\Delta I_C}{\Delta I_B}\bigg|_{u_{CE}=常数}$$

它是指在有交流信号输入且 u_{CE} 固定时，集电极电流变化量与相应的基极电流的变化量的比值，称为共发射极交流电流放大系数。其数值也可以从输出特性曲线上求出。β 值能直接反映出晶体管的放大本领和放大性能。若 β 值太低，晶体管的放大能力差；若 β 值过高，工作稳定性较差。$\bar{\beta} \approx \beta$，一般可不再区分两者的数值，但它们的物理意义不同。

（二）反向电流参数

1. I_{CBO}

它是在发射极开路时，集电极与基极之间的反向饱和电流，是少子形成的漂移电流。

2. I_{CEO}

它是在基极开路时，集电极和发射极之间的反向电流，称为穿透电流，且

$$I_{CEO} = (1+\beta)I_{CBO} \tag{14-11}$$

I_{CBO} 和 I_{CEO} 都是衡量晶体管热稳定性和质量高低的重要指标。

（三）极限参数

1. 最大允许电流 I_{CM}

它是指使 β 值保持稳定的最大集电极电流。

2. 最大允许功耗 P_{CM}

它是指集电结允许损耗功率的最大值。超过此值时，晶体管性能将变坏或晶体管被烧坏。$P_{CM} < 1W$ 的晶体管称为小功率管，$P_{CM} > 1W$ 的称为大功率管。

3. BU_{CEO}

它是指基极开路时，加在集电极和发射极之间的最大允许电压。若 $u_{CE} > BU_{CEO}$，就会导致晶体管反向击穿而损坏。

4. BU_{EBO}

它是指集电极开路时，发射结允许的最大反向电压。若 $u_{EB} > BU_{EBO}$，发射结将被击穿。在截止状态下，反向电压不应超过这个数值。

（四）晶体三极管输入电阻

当 U_{CE} 保持不变时，晶体管基极与发射极间电压的变化量 ΔU_{BE} 与基极电流的变化量 ΔI_B 的比值称为**晶体管的输入电阻**（transistor's input resistor），用 r_{be} 表示

$$r_{be} = \frac{\Delta U_{BE}}{\Delta I_B} \tag{14-12}$$

r_{be} 的值可以由输入特性曲线求得，如图 14 – 10（a）所示。

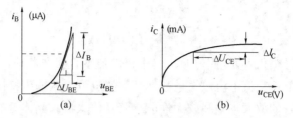

图 14 – 10 晶体管的特性曲线

对于放大倍数为 β 的低频小功率管，它的 r_{be} 可按下式估算：

$$r_{be} = \left[r'_{bb} + (1+\beta) \frac{26(mV)}{I_E(mA)} \right] \Omega \qquad (14-13)$$

其中，I_E 为发射极（静态）直流电流，通常为 $1 \sim 2mA$，r'_{bb} 为基区电阻，一般取 300Ω。

（五）晶体三极管的输出电阻

当基极电流保持不变时，集电极与发射极之间的电压变化量 ΔU_{CE} 与集电极电流变化量 ΔI_C 的比值称为晶体管的输出电阻（transistor's output resistor），用 r_{CE} 表示

$$r_{CE} = \frac{\Delta U_{CE}}{\Delta I_C} \qquad (14-14)$$

其值也可以由晶体管的输出特性求出，如图 14 – 10（b）所示。

例 14 – 1 如图 14 – 7 所示，若 $I_B = 40\mu A$，$I_C = 2.0mA$，求 β 和 I_E。

解： 根据 $\bar{\beta} = \dfrac{I_C}{I_B}$ 得 $\bar{\beta} = \dfrac{I_C}{I_B} = \dfrac{2.0mA}{40\mu A} = 50$

根据式 14 – 8 得 $I_E \approx (1+\bar{\beta}) I_B = (1+50) \times 40\mu A = 2.04mA$

第三节 基本交流放大电路

一、共发射极放大电路

（一）放大电路的组成

如图 14 – 11 所示，它是单级共发射极放大电路。T 为 NPN 型晶体管，起放大作用；U_{CC} 是集电极回路的直流电源，使集电结反向偏置；U_{BB} 是基极回路的直流电源，使发射结正向偏置；R_B 为偏置（限流）电阻，确保基极有合适的直流电流；R_C 为集电极电阻，一方面它使集电结反向偏置，另一方面它将集电极电流 i_C 的变化转变为集 – 射之间的电压 u_{CE} 的变化，产生放大的交流输出电压 u_0。C_1、C_2 为耦合隔直电容，作用是传送交流，隔离直流。

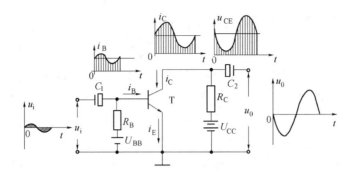

图 14 - 11　单极共发射极交流放大电路

（二）放大电路的工作原理

在输入回路中，交流输入电压 u_i 通过电容 C_1 加到晶体管的基极 b，使发射结电压 u_{BE} 发生变化，从而引起 i_B 相应的变化。因为 $i_C = \beta\, i_B$，所以 i_C 也随 i_B 变化。在输出回路中，因为 $u_{CE} = U_{CC} - i_C R_C$，所以当 i_C 的瞬时值增加时，u_{CE} 就要减小，即 u_{CE} 的变化趋势与 i_C 的变化趋势相反。最后，变化的（交流）u_{ce} 经电容 C_2 传送到输出端成为交流输出电压 u_o。只要电路参数选择恰当，u_o 的幅度将比 u_i 大得多，从而达到了放大电压的目的。如图14 - 11所示，图中画出了各极电压、电流波形。

选取 $U_{CC} = U_{BB}$，使 U_{CC} 和 U_{BB} 合二为一，再适当选择 R_B，使合并后电路中 I_B 的值不变，从而使电路简化，如图 14 - 12 所示。各处电压值均为相对于公共端"⊥"的电压数值。

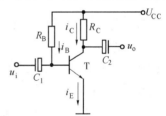

图 14 - 12　放大电路简化图

二、交流放大电路的基本分析方法

（一）公式法（algebraic method）

公式法是一种通过回路电压方程或电流方程而求出电路参数的方法，常用于估算静态工作点。所谓静态指放大电路没有交流信号输入（$u_i = 0$）的状态，**静态工作点**（quiescent point）是放大器工作在静态时 I_B、I_C 和 U_{CE} 的值，常用 I_{BQ}、I_{CQ} 和 U_{CEQ} 表示。

根据基极回路（即输入回路）电压方程

$$U_{CC} = I_B R_B + U_{BE} \tag{14 - 15}$$

得到静态基极电流 I_{BQ} 为

$$I_{BQ} = \frac{U_{CC} - U_{BE}}{R_B} \approx \frac{U_{CC}}{R_B} \tag{14 - 16}$$

考虑到 $\bar{\beta} \approx \beta$，可以估算出静态集电极电流 I_{CQ} 为

$$I_{CQ} \approx \beta I_{BQ} \tag{14 - 17}$$

晶体管发射极与集电极之间的静态电压 U_{CEQ} 为

$$U_{CEQ} = U_{CC} - I_{CQ}R_C \qquad (14 - 18)$$

合理地设置静态工作点非常重要，静态工作点位置过高或过低都会引起输出信号波形的失真。如果静态工作点过高，那么交流信号的顶部会失真，称为饱和失真；反之，如果静态工作点过低，那么交流信号的底部会失真，称为截止失真。这两种失真都是由于晶体管工作于输出特性曲线的非线性区域所引起的，因而统称为非线性失真。

例 14 – 2　如图14 – 12所示，已知放大电路的 $U_{CC} = 12V$，$R_B = 540k\Omega$，$R_C = 3.0k\Omega$，$\beta = 100$，试求该电路的静态工作点。

解： 分析题意，弄清已知条件。根据式 14 – 16、式 14 – 17 和式 14 – 18 即可估算出该电路的静态工作点

$$I_{BQ} = \frac{U_{CC} - U_{BE}}{R_B} \approx \frac{U_{CC}}{R_B} = \frac{12V}{540K\Omega} \approx 20\mu A$$

$$I_{CQ} \approx \beta I_{BQ} = 100 \times 20\mu A = 2.0mA$$

$$U_{CEQ} = U_{CC} - I_{CQ}R_C = 12V - 2.0mA \times 3.0k\Omega = 6.0V$$

（二）图解法（graphical method）

静态工作点的建立除通过上述三个关系式 14 – 16、14 – 17 和 14 – 18 进行估算外，还可以在晶体管的输出特性曲线上，直接用作图方法求出静态工作点，进而分析放大电路的输入和输出的电压或电流的波形。

1. 静态图解

依据晶体管的输出特性曲线，可以直接用作图方法求出静态工作点。

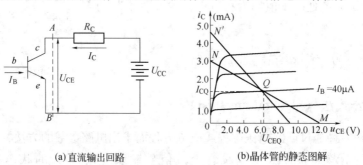

(a) 直流输出回路　　　　(b) 晶体管的静态图解

图 14 – 13

如图 14 – 13（a）所示的输出回路，以 AB 为界分成两部分。左边是晶体管输出端的内部电路，它的电流 I_C 与电压 U_{CE} 的关系，应满足该晶体管的输出特性曲线，如图 14 – 13（a）所示的输出回路，则应满足该图（b）中 $I_B = 40\mu A$ 的一条输出特性曲线；右边是它的外部电路，由集电极电阻 R_C 和电源 U_{CC} 组成，它们必然满足 $U_{CE} = U_{CC} - I_C R_C$，所以 U_{CE} 和 I_C 之间是线性关系，用图示法表示为一条直线。这条直线有两个特殊的点：当 $U_{CE} = 0$ 时，$I_C = U_{CC}/R_C$，即图 14 – 13（b）中 N 点；当 $I_C = 0$ 时，$U_{CE} = U_{CC}$，即图中 M 点，将这两点连起来就得到图中直线 M.。由于讨论的是静态情况，电路中的

电压和电流都是恒定的直流，所以直线 M. 称为**直流负载线**（direct current load – line），该方程称为**直流负载线方程**（equation of direct current load – line），它代表外电路的特性，如果把上述方程改写成 $I_C = -\dfrac{U_{CE}}{R_C} + \dfrac{U_{CC}}{R_C}$，得到该直线的斜率为 $k = -\dfrac{1}{R_C}$。

输出回路是一个整体，在回路中 I_C 和 U_{CE} 的值都只能是一个，它既要满足晶体管的输出特性曲线，又要满足电路的直流负载线，因此晶体管只能工作在输出特性曲线与直流负载线的交点上。所以只要知道 I_{BQ} 的值，就可以在晶体管输出特性曲线族中找出与 I_{BQ} 相对应的那一条输出特性曲线，这条曲线与直流负载线的交点 Q，就是静态工作点，由该点可以确定 U_{CEQ} 和 I_{CQ} 的值。

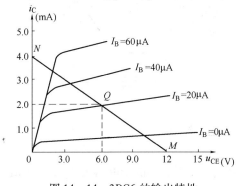

图 14 – 14 3DG6 的输出特性

例 14 – 3 图14 – 14为晶体管 3DG6 的输出特性曲线图，当 $I_B = 20\mu A$，$U_{CC} = 12V$，$R_C = 3.0k\Omega$，试作出直流负载线，并求出 U_{CEQ} 和 I_{CQ} 的值。

解：根据直流负载线方程，$U_{CE} = U_{CC} - I_C R_C$，先取 $I_C = 0$，得到 $U_{CE} = U_{CC} = 12V$，图中为 M 点；再令 $U_{CE} = 0$，由 $I_C = U_{CC}/R_C = 12V/3.0k\Omega = 4.0mA$，得到图中 N 点，连接 MN，就得到直流负载线。

直流负载线与 $I_B = 20\mu A$ 那一根输出特性曲线相交于 Q 点，该点就是静态工作点，从图中可以求出 $I_{CQ} = 2.0mA$，$U_{CEQ} = 6.0V$

2. 动态图解

它是指依据特性曲线求出输入信号电压 u_i 和输出信号电压 u_o 的关系及动态范围。所谓动态是指放大电路有交流信号输入时的工作状态。

为了说明动态图解法的步骤，下面通过具体的例子来描述该方法的过程：

设输入信号电压 $u_i = 20\sin\omega t$（mV），且在输出端未加负载时的情况。如图 14 – 12 所示的基本放大电路，其中 $U_{CC} = 15V$，$R_B = 375k\Omega$，$R_C = 3.75k\Omega$。$I_{BQ} \approx U_{CC}/R_B = 15V/375k\Omega = 40\mu A$。所以，对应的输出特性曲线交于 Q 点，静态电流和电压分别为 $I_{CQ} = 2.0mA$，$U_{CEQ} = 7.5V$。当输入信号 u_i 通过隔直电容 C_1 加到放大电路输入端时，使输入端的基极瞬时电压 $u_{BE} = u_i + U_{BE}$ 在 0.68V 到 0.72V 之间变化，如图 14 – 15（b）所示，从 u_{BE} 的最大点和最小点向上作两条垂线，交于输入特性曲线 Q_1 点和 Q_2 点，又从 Q_1 点和 Q_2 点分别作两条水平线交于 i_B 轴得到两点 $i_B = 60\mu A$ 和 $i_B = 20\mu A$，其变化范围在输入特性曲线的线性部分，所以 i_B 的波形与输入电压波形完全同步。如果 Q 点取得不适当，比如，落在特性曲线的弯曲部分，那么 i_B 的波形将发生畸变，造成输出波形失真。另一方面，从输出特性曲线看，输入信号 u_i 引起的基极电流 i_B 的变化。一个 i_B 对应于一根输出特性曲线，与 i_B 最大值对应的那一根输出特性曲线与负载线的交点为 Q_1，与 i_B 最小值对应的那一根输出特性曲线与负载线的交点为 Q_2，如图 14 – 15（a）所示。所以输出特性工作点也在负载线上的 Q_1 和 Q_2 之间滑动，可以求得输出电压 u_{CE} 在 4.5V 到

10.5V 之间变动，它与输入电压 u_i 反相，即两者相位差为 π。输出电流 i_C 在 1.0mA ～ 3.0mA 之间变化，与输入信号 u_i 同相。根据公式 $U_{CC} = u_{CE} + i_C R_C$ 也可以说明输出电压 u_{CE} 与电流 i_C 之间的反相关系。U_{CC} 是不变的，当 i_C 增加时，u_{CE} 必然减小，使输出交流电压 u_{CE} 与 i_C 反相。因为 i_C 与 u_i 同相，u_{CE} 与 u_{ce}（$= u_0$）同相，所以 u_0 与 u_i 反相。这是共发射极电路的重要特征。

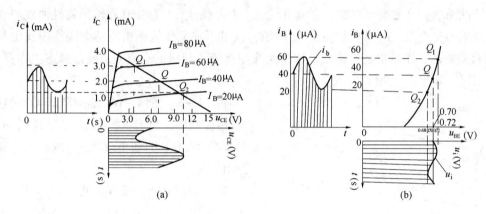

图 14 - 15　晶体管动态图解

3. 交流负载线

放大器的输出端一般要接负载，如图 14 - 16（a）所示，负载电阻为 R_L。由于电容 C_1、C_2 的隔直作用，R_L 不会影响静态工作点和直流负载线的形状，但对放大器的放大能力会有影响。当有 u_i 输入时，原电路简化成交流等效电路，如图 14 - 16（b）所示。在输出回路中，纯交流分量 i_c 通过 R_C 与 R_L 的并联电路，其并联等效电阻为

$$R'_L = \frac{R_C R_L}{R_L + R_C} \tag{14 - 19}$$

显然，$R'_L < R_C$。对交流分量来说，应当用 R'_L 而不是 R_C 来表示电流、电压之间的线性关系，其直线的斜率应该是 $-1/R'_L$，而不是 $-1/R_C$，该直线称为**交流负载线**（alternating current load - line）。交流负载线和直流负载线必然相交于 Q 点，因为交流输入信号在变化的一个周期内必然要经过零点，而此时所有电流和电压都等于静态时的值，即为静态工作点。交流负载线 $M'N'$ 的具体做法如下：

（1）作直流负载线：在输出特性曲线上作一根直流负载线 MN，静态工作点为 Q 点。

（2）作辅助线 ML：横轴上的 M 点不变，在纵轴上取截距为 U_{CC}/R'_L 的点 L，连接 ML 得到一根斜率为 $-1/R'_L$ 的直线。

（3）作交流负载线 $M'N'$：过 Q 点作与 ML 平行的直线与横轴交于 M' 点，与纵轴交于 N' 点，直线 $M'N'$ 就是交流负载线。如图 14 - 16(c) 所示。

因为 $M'N'$ 比 MN 陡，所以在相同输入电压作用下，放大器的最大不失真电压幅值比未接负载时要小，即带负载以后放大器的放大倍数有所下降。要使放大器输出尽量大的不失真的电压，其静态工作点应设置在交流负载线的中点。

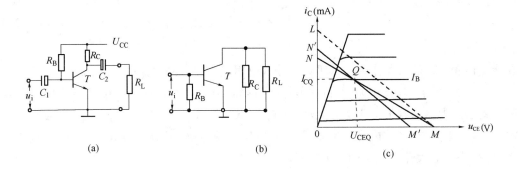

图 14-16 带负载的交流放大电路及特性

4. 电压放大倍数

它是指放大器输出的交流电压 u_o 与输入的交流电压 u_i 之比，用虚数 $\dot{A}_u$ 表示：

$$\dot{A}_u = \frac{\dot{U}_o}{\dot{U}_i} \tag{14-20}$$

其值可依据交流等效电路求出。

$$\dot{U}_i = \dot{U}_{be} = \dot{I}_b r_{be} \tag{14-21}$$

$$\dot{U}_o = -\dot{I}_C R'_L = -\beta \dot{I}_b R'_L \tag{14-22}$$

其中，$R'_L = R_C \parallel R_L$。放大器的电压放大倍数

$$\dot{A}_u = \frac{\dot{U}_o}{\dot{U}_i} = -\frac{\beta R'_L}{r_{be}} \tag{14-23}$$

它的绝对值表示放大倍数的值，负号表示输出电压 u_o 与输入电压 u_i 反相。

若放大器的输出端开路，即 R_L 视为无穷大，这时 $R'_L = R_C$，其电压放大倍数

$$\dot{A}_u = -\frac{\beta R_C}{r_{be}} \tag{14-24}$$

从以上公式同样可以看出，放大器带负载 R_L 后，其电压放大倍数有所下降。

5. 输入电阻与输出电阻

（1）放大器的输入电阻 R_i：它是指从输入端看过去的交流等效电阻，表示为输入电压 $\dot{U}_i$ 与输入电流 $\dot{I}_i$ 之比。通过交流等效电路可以得到

$$R_{\mathrm{i}} = \frac{\dot{U}_{\mathrm{i}}}{\dot{I}_{\mathrm{i}}} = \frac{\dot{I}_{\mathrm{i}}(R_{\mathrm{B}} \parallel r_{\mathrm{be}})}{\dot{I}_{\mathrm{i}}} = R_{\mathrm{B}} \parallel r_{\mathrm{be}} \qquad (14-25)$$

在测量仪表中，放大器作为输入级，其输入电阻越大对被测电路的影响越小。

（2）放大器的输出电阻 R_0：它是指在负载电阻开路时，从输出端看过去的等效电阻，就是放大器的输出电阻 R_0。放大器对负载电阻 R_{L} 来说是一个信号源（或交流电源），输出电阻 R_0（或内阻）$\approx R_{\mathrm{C}}$，输出电压（或电动势）$u_0 = i_{\mathrm{c}}R_{\mathrm{C}} = \beta i_{\mathrm{b}}R_{\mathrm{C}}$。输出电阻 R_0 越小，放大器带负载的能力越强。

共发射极放大电路的 R_{i} 不很高，R_0 也不很低。

第四节　多级放大器

微弱信号仅靠一级放大远不能满足要求，还必须经过多级放大，这种放大器称为**多级放大器**（multistage amplifier）。多级放大器中各级放大器之间的连接方式称为**耦合**（coupling）。常用的耦合方式有阻容耦合、变压器耦合和直接耦合等。阻容耦合和直接耦合放大器为两种最为常见的基本的放大器。

一、阻容耦合放大器

阻容耦合就是把电容作为级间连接元件，并与电阻配合而组成的耦合方式。采用阻容耦合方式的多级放大电路称为**阻容耦合放大器**（resistor capacitor coupled amplifier）。

（一）电路组成

如图 14-17 所示，为两级阻容耦合放大器。R_{B11}，R_{B12} 分别为第一级放大器的上偏电阻和下偏电阻，R_{B21}、R_{B22} 为第二级放大器的上偏电阻和下偏电阻，R_{C1} 和 R_{C2} 分别为第一级和第二级放大器的集电极电阻，R_{E1} 和 R_{E2} 分别为第一级和第二级的发射极电阻。与前面所讲的单级放大器不同，这里，每一级放大器都增加了两只电阻 R_{B12} 和 R_{E1}（或 R_{B22} 和 R_{E2}）和一只电容 C_{E1}（或 C_{E2}）。C_{E1} 和 C_{E2} 为交流旁路电容，对交流可视为短路。C_1、C_2、C_3 为耦合电容，其作用是隔直流、通交流，它们使各级放大器的静态工作点互不影响。第一级放大器的输出电压作为第二级放大器的输入电压，前者的负载电阻就是后者的输入电阻。

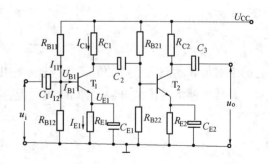

图 14-17　两级阻容耦合放大器

以第一级放大器为例来说明 R_{B11}、R_{B12} 和 R_{E1} 的作用。通过调节 R_{B11} 的值可以改变 R_{B12} 上的电压，从而使偏流 I_{B1} 改变。R_{E1} 作为发射接电阻，主要用来稳定静态工作点。

根据基尔霍夫定律 $I_{11} = I_{12} + I_{B1}$，适当选取 R_{B11}、R_{B12} 的值可使 $I_{11} \approx I_{12} \gg I_{B1}$，于是 $I_{11} \approx I_{12} \approx U_{CC}/(R_{B11} + R_{B12})$。当 U_{CC}、R_{B11}、R_{B12} 一定时，$U_{B1} = I_{12}R_{B12} = U_{CC}R_{B12}/(R_{B11} + R_{B12})$ 始终不受温度的影响。在静态时，发射极直流电流经过 R_{E1}，R_{E1} 两边的电压为 $U_{E1} = I_{E1}R_{E1}$，$U_{B1} = U_{BE1} + U_{E1}$，如果 $U_{B1} \gg U_{BE1}$，则 $I_{E1} = (U_{B1} - U_{BE1})/R_{E1} \approx U_{B1}/R_{E1}$ 保持稳定。

从物理过程分析其稳压原理：当温度升高时引起集电极电流 I_{C1} 和发射极电流 I_{E1} 增加，经过以下一系列过程，

$$T \longrightarrow I_{C1} \longrightarrow I_{E1} \longrightarrow U_{E1} \quad (= I_{E1}R_{E1}) \longrightarrow U_{BE1} \quad (= U_{BE1} - U_{E1}) \longrightarrow I_{B1}$$

$$\downarrow$$
$$I_{C1}$$

最终使 I_{C1} 稳定，不再随温度变化，因此，R_{B11}、R_{B12} 和 R_{E1} 起到了稳定静态工作点的作用。

（二）工作原理

当交流信号 u_i 加到第一级放大器输入端后，第一级放大器的交流输出电压为 u_{o1}，它同时又是第二级放大器的交流输入电压 u_{i2}，而且与 u_i 反相；输出电压 u_{o1} 经第二级放大器放大，输出电压为 u_{o2}，u_{o2} 与 u_{o1} 反相。u_{o2} 也就是两级放大器的最终输出电压 u_o。经过以上分析可知，u_o 与 u_i 同相。可见，两级共发射极放大电路的输出交流电压与输入交流电压同相位。

（三）电压放大倍数

两级阻容耦合放大器的电压放大倍数可作如下推导：

$$\dot{A}_u = \frac{\dot{U}_o}{\dot{U}_i} = \frac{\dot{U}_{o1}}{\dot{U}_{i1}} \cdot \frac{\dot{U}_o}{\dot{U}_{o1}} = \frac{\dot{U}_{o1}}{\dot{U}_{i1}} \cdot \frac{\dot{U}_{o2}}{\dot{U}_{i2}} = \dot{A}_{u1} \cdot \dot{A}_{u2} \qquad (14-26)$$

式 14-26 表示两级放大器的电压放大倍数等于各级电压放大倍数的乘积。但是，计算前一级电压放大倍数时，要把后一级的输入电阻作为前一级的负载电阻来处理。因此

$$\dot{A}_{u1} = \frac{\dot{U}_{o1}}{\dot{U}_{i1}} = \frac{\dot{U}_{o1}}{\dot{U}_i} = -\frac{\dot{I}_{e1}R'_{L1}}{\dot{I}_b r_{be1}} = -\frac{\beta_1 R'_{L1}}{r_{be1}} \qquad (14-27)$$

其中 $R'_{L1} = R_{C1} \parallel R_{i2}$，$R_{i2} = R_{B21} \parallel R_{B22} \parallel r_{be2}$

$$\dot{A}_{u2} = \frac{\dot{U}_{o2}}{\dot{U}_{i2}} = -\frac{\beta_2 R'_{L2}}{r_{be2}} \qquad (14-28)$$

式中 $R'_{L1} = R_L \parallel R_{C2}$。

显然，可以将式 14-26 推广到 n 级阻容耦合放大器，其电压放大倍数等于各单级电压放大倍数的乘积，即

$$\dot{A}_{u} = \dot{A}_{u1} \cdot \dot{A}_{u2} \cdot \dot{A}_{u3} \cdots \dot{A}_{un}$$ （14 - 29）

（四）频率响应

在前面分析各种放大器的性能时，均忽略了器件的结电容、耦合电容、旁路电容和分布电容的影响。实际上，受此影响，放大器的性能随输入信号频率的变化而变化。放大倍数与频率的关系称为放大器的**频率响应**（frequence response）。它包括幅频特性和相频特性两部分，本节主要讨论幅频特性，即讨论放大器的放大倍数与频率的关系。

1. 通频带

如图 14-18 所示（图中和相应的文中所涉及的 A_u、A_{um} 均指绝对值），为阻容耦合放大器的幅频特性曲线。在中频段，A_u 与频率的变化无关，但在低频段和高频段，A_u 都要下降。通常把 A_u 降为其中频的放大倍数 $A_{um}70.7\%$ 所对应的低频称为下限频率 ν_L，所对应的高频称为上限频率 ν_H。ν_H 与 ν_L 之间的频率范围（$BW = \nu_H - \nu_L$）称为放大器的**通频带**（pass band）。在通频带内 A_u 基本上视为与频率无关。

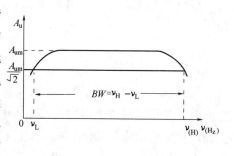

图 14 - 18　通频带

2. 放大倍数下降的原因

低频段放大倍数下降的原因是：在低频信号输入时，放大器中的耦合电容和旁路电容的容抗已不能忽略。通过耦合电容时信号要产生衰减；同时旁路电容 C_E 也不再对交流视为短路，相当于输入回路串联了一个总的阻抗为 Z_E（$= R_E \parallel X_E$，$X_E \neq 0$）的元件，两端电压降不为零，因为 $u_{BE} = u_B - u_E = u_B - i_E Z_E$，所以基极与发射极之间的电压减小，于是输出电压减少，从而导致放大倍数下降。

高频段放大倍数下降的原因有两个方面：一是在高频段工作时，晶体管中载流子的运动跟不上信号的变化而导致 β 下降，使得放大倍数 A_u 降低，频率愈高，降得愈多。二是电路的分布电容及晶体管的结电容在高频段对交流信号的分流作用增大，导致 A_u 降低。

显然，阻容耦合放大器的级数越多，上述影响越明显，放大器通频带就越窄。

例 14 - 4　已知一个三级阻容耦合放大器，各级的电压放大倍数分别为 $A_{u1} = -800$，$A_{u2} = -600$，$A_{u3} = -1000$，试求总的放大倍数 A_u，输出信号与输入信号的位相关系如何？

解：根据式 14 - 29

$$A = A_{u1}A_{u2}A_{u3} = (-800) \times (-600) \times (-1000) = -4.8 \times 10^8 < 0$$

所以，输出信号与输入信号的位相相反。

二、差动放大器

采取直接耦合方式的放大器称为**直接耦合放大器**（direct coupled amplifier），如图 14-19 所示。这种放大器有两点不足：①各级静态工作点相互影响；②有零点漂移现象，就是说，即使输入端没有输入信号，输出端仍会有起伏不定的输出信号，这常常使微弱的有用信号被淹没。解决零点漂移的办法是采用差动放大器。

（一）电路组成

基本的**差动放大器**（differential amplifier）是由两个特性完全相同的晶体管 T_1、T_2 和电路参数完全一样的对称电路组成，两管的发射极均接公共端，如图 14-20 所示。它具有两个输入端和两个输出端，输入信号 u_i 加在两管的基极，输出电压 u_o 取自两管的集电极。

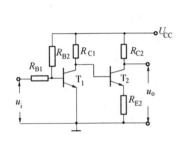

图 14-19　直接耦合放大器

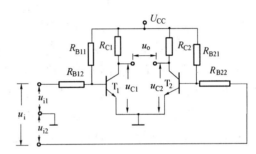

图 14-20　差动放大器

（二）工作原理

1. **静态分析**　当无输入信号，即两个输入端接在一起时，$u_i = 0$。因为两个放大电路及参数完全对称，所以集电极电流 $I_{C1} = I_{C2}$，$I_{C1}R_C = I_{C2}R_C$，两管的集电极电位必然相等。因此，输出电压 $u_o = u_{C1} - u_{C2} = 0$，它表明差动放大器的输入信号电压为零时，其输出信号电压也为零。

2. **动态分析**　在电路的两个输入端分别加一个大小相等、极性相反的信号电压，即 $u_{i1} = -u_{i2} = u_i/2$，结果是流过一管的电流增加，而另一管的电流减少；若 T_1 管的集电极电位 u_{C1} 减少，则 T_2 管的 u_{C2} 增加，结果输出信号电压 $u_o = u_{C1} - u_{C2}$ 就不为零。通常将 u_{i1} 和 u_{i2} 称为差模输入信号，这种输入方式称为**差模输入**。

3. **抑制零点漂移**　晶体管的性能随温度变化而变化，电源电压也常常有小的波动，这些都会引起两只晶体管集电极电流以及相应集电极电压作同步变化，其效果相当于在两个输入端同时加入大小相等、极性相同的两个输入信号，即 $u_{i1} = u_{i2}$，这样的输入信号称为共模输入信号，其输入方式称为**共模输入**。由于电路的对称性，两管集电极电位的变化完全一致，即 $u_{C1} = u_{C2}$。因此，两个输出端之间的电压 $u_o = u_{C1} - u_{C2} = 0$，从而达到抑制零点漂移的目的。

（三）主要技术指标

1. 共模电压放大倍数 它是指在共模输入方式下，放大器的输出电压 u_o 与共模输入电压 u_i（$u_i = u_{i1} - u_{i2}$）之比，用 A_{uc} 表示。显然，在电路完全对称的理想条件下

$$A_{uc} = \frac{u_o}{u_i} = 0 \tag{14-30}$$

实际上，两个晶体管的特性总有一些不一致，A_{uc} 不可能等于零。A_{uc} 越小，说明放大器对共模输入信号的抑制能力越强，性能越好。

2. 差模电压放大倍数 它是指在差模输入方式下，放大器的输出电压 u_o 与差模输入电压 u_i（$u_i = u_{i1} - u_{i2} = 2u_{i1}$）之比，用 A_{ud} 表示为：

$$A_{ud} = \frac{u_o}{u_i} = \frac{u_{C1} - u_{C2}}{u_{i1} - u_{i2}} = \frac{2u_{C1}}{2u_{i1}} = A_{u1} = A_{u2} \tag{14-31}$$

上式表明，差模电压放大倍数等于各管单边电路的电压放大倍数。

差动放大电路采用成倍的电路元件组成一个放大倍数与单管相同的放大器，成本是原来的双倍，其目的是为了抑制零点漂移。从差动放大器的放大原理分析可知，差动放大器不仅能放大交流信号，而且还能放大变化缓慢的直流信号，这是比交流放大器的优越之处。差动放大电路也是集成运算放大器的基础。

3. 共模抑制比 CMRR 它是指 A_{ud} 与 A_{uc} 之比，用 CMRR 表示。

$$CMRR = \left| \frac{A_{ud}}{A_{uc}} \right| \tag{14-32}$$

共模抑制比常被用作一项技术指标来衡量差动放大器性能的优劣。CMRR 值越大，说明该放大器对共模信号的抑制能力越强，放大器的性能就越好。因此，实际电路总是希望 CMRR 值尽量地大，在理想情况下，$CMRR \to \infty$，一般 CMRR 应在 1000：1 以上。比如，心电图机的 CMRR 在 4000：1 以上，脑电图机的 CMRR 在 10000：1 以上。

第五节　电子电路的简单应用举例

一、直流稳压电源

（一）带有放大环节的串联稳压电源的工作原理

如图 14-21 所示，串联稳压电路是由调整环节、取样环节、基准环节和比较放大环节四个基本部分组成。①调整管 T_1 是调整环节的核心，一般为大功率管，它与负载 R_L 串联，起到调节电压的作用；②R_1、R_2 组成的分压器构成取样环节，取样电压为 $R_2 U_o / (R_1 + R_2) = nU_o$，加到比较放大管 T_2 的基极，其中 $n = R_2 / (R_1 + R_2)$ 称分压比；③基准环节由稳压管 D_Z 和 R_3 组成，它提供的基准电压 U_Z 加到 T_2 的发射极；④比

较放大环节由 T_2 和 R_C 等构成的单管放大电路（或其他放大电路）构成，起比较（取样电压与基准电压）和放大的作用，再控制调整管的基极，实现稳压。

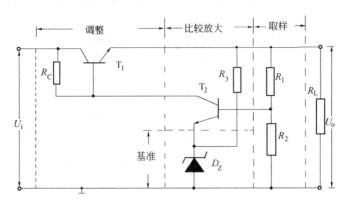

图 14 – 21　带有放大环节的串联稳压电路

稳压原理：当输入电压 U_i 增加使输出电压 U_o 有增加的趋势时，经 R_1、R_2 分压使 R_2 上的压降 U_{R2}（U_{B2}）增加，U_{B2} 与基准电压 U_Z 比较，其差值使 U_{BE2} 增加，引起 I_{C2} 增加和 U_{C2} 减小，U_{C2} 减小即 U_{BE1} 减小，因为 $U_{BE1} = U_{B1} - U_{E1} = U_{C2} - U_o$（$U_o$ 增大，U_{C2} 减小）减小，I_{C1} 减小，U_{CE1} 增大，所以 U_o 维持稳定。上述过程表示如下：

$$U_o \longrightarrow U_{B2} \longrightarrow U_{BE2} \longrightarrow I_{C2} \longrightarrow U_{C2} \longrightarrow U_{B1}$$
$$U_o \longleftarrow U_{CE1} \longleftarrow I_{C1} \longleftarrow U_{BE1}$$

同理，当输入电压减小时，经过与上述相反的过程，使 U_o 维持稳定。

串联稳压电路的输出电压与基准电压存在如下关系

$$\frac{U_o}{R_1 + R_2} \approx \frac{U_Z + U_{BE2}}{R_2} \tag{14 – 33}$$

即

$$U_o = (U_Z + U_{BE2})\frac{R_1 + R_2}{R_2} = \frac{1}{n}(U_Z + U_{BE2}) \approx \frac{1}{n}U_2 \tag{14 – 34}$$

式中 $n = R_2 / (R_1 + R_2)$ 为分压比。通过改变分压比可以很方便地调节输出电压的大小。

（二）集成稳压器

由集成电路制成的稳压电源称为集成稳压器。常见的集成稳压器只有输入、输出和公共端三个引出端子，故又称为三端集成稳压器。

三端集成稳压器的通用产品有 W78 系列和 W79 系列等。W78 系列输出为正电压；W79 系列输出为负电压。例如，W7805 输出电压为 +5V，W7905 则输出电压为 −5V。

三端集成稳压器内部也是由取样、基准、比较放大和调整四个稳压环节组成，同时又设置了比较健全的内部保护（过流、过压和过热保护）电路，因此安全可靠。

如图 14-22 所示，为三端集成稳压器的几种常用接线图。如图 14-22（a）所示，为输出固定电压的接线图。输入端所接电容 C_1 以防止输入线较长时其电感效应可能产生的自激；输出端所接电容 C_2 是为了削弱电路中可能产生的高频干扰。为保证稳压器正常工作，最小输入电压应比输出电压高 2~3V。如图 14-22（b）所示为输出可调电压的稳压电路接线图。三端稳压器的标称电压为 U_{XX}，稳压器的静态电流为 I_Q，则

$$U_o = U_{XX} + \left(\frac{U_{XX}}{R_1} + I_Q\right)R_2 = U_{XX}\left(1 + \frac{R_2}{R_1}\right) + I_Q R_2 \qquad (14-35)$$

通过改变 R_2 的值就可以调节输出电压的大小，同时，输出电压的范围也扩大了。

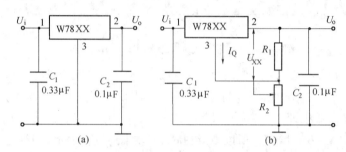

图 14-22　三端稳压器的接线图

（三）稳压电源的质量指标

为了衡量直流稳压电源性能的优劣，常采用以下几个质量指标：

1. 稳压系数

当负载电流和环境温度不变时，输出电压的相对变化量 $\Delta U_o / U_o$ 与输入电压的相对变化量 $\Delta U_i / U_i$ 之比称为稳压电源的稳压系数。即

$$S_r = \frac{\Delta U_o / U_o}{\Delta U_i / U_i} \qquad (14-36)$$

S_r 的值反映了稳压电源抵御输入电压变化的能力。在同样输入电压变化的条件下，S_r 值越小，电源的输出电压越稳定。

2. 输出电阻

当输入电压和环境温度不变时，输出电压的变化量 ΔU_o 与负载电流的变化量 ΔI_o 之比称为稳压电源的输出电阻 R_o，即

$$R_o = \frac{\Delta U_o}{\Delta I_o} \qquad (14-37)$$

R_o 的值反映了稳压电源带负载的能力。R_o 越小，（负载 R_L 变化时）输出电压越稳定。

3. 温度系数

当输入电压不变时，输出电压 ΔU_o 与环境温度的变化量 ΔT 之比称为温度系数

α_T，即

$$\alpha_T = \frac{\Delta U_o}{\Delta T} \tag{14-38}$$

α_T 的值反映了稳压电源的输出电压相对于环境温度变化的稳定程度。α_T 越小，环境温度对输出电压影响越小，输出电压越稳定。

4. 输出纹波电压

稳压电源输出电压中的脉动分量称为输出纹波电压。它来源于整流滤波以后的脉动电压，一般用峰 – 峰值 U_{PP} 来表示，U_{PP} 的值越小，表明稳压越好。

二、耳穴探测器

按照中医理论，某些疾病与病人耳廓上某些穴位有所关联。实验已经证实，在穴位处电阻小，导电强，而在非穴位处电阻大，导电弱。耳穴探测器就是利用这一原理来确定耳穴位置的。最简单的耳穴探测器如图 14 – 23 所示。当病人以一手握电极，医生用探测电极在病人的耳郭上某穴位处探测，当触及穴位时，基极回路中电阻降低，电流 I_B 增加，由于三极管的放大作用，集电极回路中的电流将显著增大，使灯泡发光。由于通过人体穴位的电流仍为较小的基极电流，因而刺痛感不大。目前也通过调节适量电流对某些穴位产生刺激作用，代替针刺治疗。

三、简单的温控电路

如图 14 – 24 所示，电路中 J 表示继电器，接在集电极回路中，AB 为常闭触头，它与加热电路连接，AC 为常开触头。T 为水银导电温度计。它有两个电极 m 和 n，m 固定不动，调节 n 点的位置，使之指到设定的温度值。水银面随着温度升高而上升，当温度升高到预定值时，m、n 通过水银被接通，于是晶体管导通，集电极电流通过继电器线圈，继电器工作，吸引触头，使常闭触头脱离接触，切断加热电源，温度不再上升；当温度降低时，水银面自动下降。当温度低于设定值时，m 与 n 两电极分开，使 $I_B = 0$，T 处于截止状态，继电器 J 停止工作，AB 常闭触头再次接通，加热器又恢复工作。这样，通过触头的不断开和关，使温度稳定在设定的值，从而达到控制温度的目的。

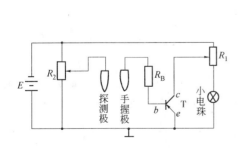

图 14 – 23　耳穴探测器

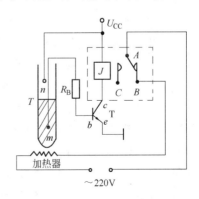

图 14 – 24　简单温度控制电路

小　结

1. P 型半导体和 N 型半导体是在本征半导体中分别掺入微量的三价元素和五价元素杂质而形成的。在 P 型半导体中空穴是多子，电子是少子；在 N 型半导体中电子是多子，空穴是少子。电子和空穴在电场作用下都做定向运动，对电流都有贡献。

2. P 型半导体和 N 型半导体结合，在分界面处形成 PN 结。PN 结具有单向导电特性、击穿特性和电容特性。

3. 晶体二极管最主要的特性是伏安特性，它是一种非线性电学元件。

4. 晶体三级管有 PNP 型和 NPN 型两种，不管那一种，要使晶体管具有放大作用，必须满足基本的放大条件：发射结正向偏置，集电结反向偏置。

5. 晶体三级管各极电流之间的关系为 $I_B + I_C = I_E$，$\beta = \Delta I_C / \Delta I_B > 1$。晶体三级管是一种电流控制元件，通过小的基极电流而获得较大的集电极电流。

6. 晶体三级管放大电路的分析方法：

（1）公式法：主要用来求解静态工作点，需要知道、U_{CC}、R_B、R_C 和 β。

（2）图解法：求解静态工作点和分析放大器交流指标，需要知道输出特性曲线、U_{CC}、R_B 和 R_C。

7. 单级共发射极放大器的电压放大倍数：$\dot{A}_u = -\beta \dfrac{R'_L}{r_{be}}$。

8. 多级（n 级）共发射极阻容放大器的电压放大倍数：$\dot{A}_u = \dot{A}_{u1} \cdot \dot{A}_{u2} \cdots \dot{A}_{un}$

9. 放大器的频率响应：幅频特性和相频特性反映了放大器的性能，与信号的频率有关。

10. 差动放大器能有效地抑制零点漂移现象，能放大交流信号和直流信号。

11. 直流稳压电路由取样环节、基准环节、比较放大环节和调整环节四部分组成。

习　题

1. 三极管工作在放大区、饱和区和截止区时，发射结与集电结的偏置情况如何？

2. NPN 型与 PNP 型三极管的区别有哪些？

3. 当温度升高时，三极管的输出特性曲线将如何变化？

4. 在杂质半导体中，多数载流子的浓度和少数载流子的浓度与什么因素有关？

5. 稳压管与普通二极管有何异同？

6. 放大器如图 14－25 所示，已知 $U_{CC} = 15V$，$R_C = 3k\Omega$，$R_B = 500k\Omega$，$\beta = 60$，I_{CBO} 可以忽略，试估算放大器的静态工作点？如果 U_{CE} 调到 4V，则 R_B 应为多大？

7. 在如图 14－26 所示的基本放大电路中，设三极管的 $\beta = 100$，$U_{BEQ} = 0.2V$，$r_{bb'} = 200\Omega$，C_1、C_2 足够大。（1）计算静态时的 I_{BQ}、I_{CQ} 和 U_{CEQ}。（2）计算三极管的 r_{be} 的值。（3）求出中频时的电压放大倍数 A_u。

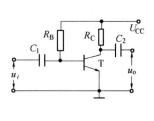

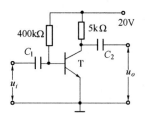

图 14 - 25　　　　　　　　　　　图 14 - 26

8. 已知一三极管特性曲线如图 14 - 27 所示，$R_C = 5.0\text{k}\Omega$；$R_B = 400\text{k}\Omega$；$U_{CC} = 20\text{V}$，$\beta = 50$，试用图解法求静态工作点。

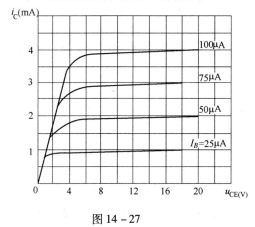

图 14 - 27

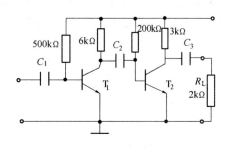

图 14 - 28

9. 两级阻容耦合放大器的电路如图 14 - 28 所示，已知两个三极管的 β 值均为 40，在所设工作点附近 $r_{be1} = 1\text{k}\Omega$，$r_{be2} = 0.1\text{k}\Omega$，试分别计算每级放大器的电压放大倍数和总的电压放大倍数。

附录一　微积分

物理学研究的是物质最基本、最普遍的运动形式和规律。在研究过程中会遇到大量的变量。要讨论这些变量之间的关系，微积分就必不可少了。这里简单地介绍一下微积分的基本概念和计算方法。只给出微积分的基本概念，计算方法和简单结论，目的是能灵活运用微积分的知识，解决物理学中的实际问题。

第一节　导　数

一、极限

1. 极限的定义

当自变量 x 无限趋近于某一数值 x_0 时，函数 $f(x)$ 的值无限趋近于某一确定的数值 a，则 a 称为 $x \to x_0$ 时 $f(x)$ 的极限值，记作

$$\lim_{x \to x_0} f(x) = a$$

2. 函数极限的四则运算

(1) $\lim[f(x) + g(x) - h(x)] = \lim f(x) + \lim g(x) - \lim h(x)$

(2) $\lim[f(x) \cdot g(x)] = \lim f(x) \cdot \lim g(x)$

(3) $\lim \dfrac{f(x)}{g(x)} = \dfrac{\lim f(x)}{\lim g(x)}$

例 1：求 $\lim\limits_{x \to 4} \dfrac{x^2 - 16}{(x - 4)}$

解：$\lim\limits_{x \to 4} \dfrac{x^2 - 16}{(x - 4)} = \lim\limits_{x \to 4} \dfrac{(x + 4)(x - 4)}{x - 4} = \lim\limits_{x \to 4}(x + 4) = 8$

二、函数的变化率——导数

定义：设函数 $y = f(x)$ 在点 x_0 某一邻域内有定义，当自变量 x 在点 x_0 处取得增量 Δx 时，函数有增量 $\Delta y = f(x_0 + \Delta x) - f(x_0)$，如果极限

$$\lim_{\Delta x \to 0} \frac{\Delta y}{\Delta x} = \lim_{\Delta x \to 0} \frac{f(x_0 + \Delta x) - f(x_0)}{\Delta x}$$

存在，那么函数 $y = f(x)$ 在点 x_0 处可导，并称这个极限为函数 $y = f(x)$ 在点 x_0 处可导，记为 $y'|_{x=x_0}$，$\dfrac{\mathrm{d}y}{\mathrm{d}x}\Big|_{x=x_0}$ 等，即

$$y'|_{x=x_0} = \lim_{\Delta x \to 0} \frac{\Delta y}{\Delta x} = \frac{\mathrm{d}y}{\mathrm{d}x}\Big|_{x=x_0}$$

三、导数基本公式

(1) $(c)' = 0$ (2) $(x^a)' = ax^{a-1}$（a 为实常数）

(3) $(a^x)' = a^x \ln a$ (4) $(\log_a x)' = \dfrac{1}{x \ln a}$

$(e^x)' = e^x$ $(\ln x)' = \dfrac{1}{x}$

(5) $(\sin x)' = \cos x$ (6) $(\cos x)' = -\sin x$

(7) $(\mathrm{tg}x)' = \sec^2 x$ (8) $(\mathrm{ctg}x)' = -\csc^2 x$

(9) $(\arcsin x)' = \dfrac{1}{\sqrt{1-x^2}}$ (10) $(\arccos x)' = -\dfrac{1}{\sqrt{1-x^2}}$

(11) $(\mathrm{arctg}x)' = \dfrac{1}{1+x^2}$ (12) $(\mathrm{arcctg}x)' = -\dfrac{1}{1+x^2}$

四、求导运算法则

设 $u = u(x)$，$v = v(x)$，则

(1) $(u \pm v)' = \mu' \pm v'$ (2) $(cu)' = cu'$

(3) $(uv)' = u'v + uv'$ (4) $\left(\dfrac{u}{v}\right)' = \dfrac{u'v - uv'}{v^2}$（$v \neq 0$）

复合函数求导法则

设 $y = f(u)$，$u = \varphi(x)$，则复合函数 $y = f[\varphi(x)]$ 的导数为

$$y'_x = y'_u u'_x$$

例2 已知物体的运动方程为 $s = v_0 t + \dfrac{1}{2}gt^2$，求物体的速度 v 和加速度 a。

解：$v = \dfrac{\mathrm{d}s}{\mathrm{d}t} = \dfrac{\mathrm{d}(v_0 t)}{\mathrm{d}t} + \dfrac{1}{2}g\dfrac{\mathrm{d}(t^2)}{\mathrm{d}t} = v_0 + gt$

$a = \dfrac{\mathrm{d}v}{\mathrm{d}t} = \dfrac{\mathrm{d}(v_0 + gt)}{\mathrm{d}t} = \dfrac{\mathrm{d}v_0}{\mathrm{d}t} + \dfrac{\mathrm{d}(gt)}{\mathrm{d}t} = g$

例3 已知某物体的振动动方程为 $y = A\cos(\omega t + \varphi)$，求该物体的振动速度 v。

解：令 $u = \omega t + \varphi$，则 $v = \dfrac{\mathrm{d}y}{\mathrm{d}t} = \dfrac{\mathrm{d}y}{\mathrm{d}u}\dfrac{\mathrm{d}u}{\mathrm{d}t} = -A\sin(\omega t + \varphi)\omega = -A\omega\sin(\omega t + \varphi)$

第二节 微 分

一、自变量的微分

就是它的任意一个无限小的增量 Δx，用 dx 表示，则

$$dx = \Delta x$$

二、函数的微分

一个函数 $y = f(x)$ 的导数 $f'(x)$ 乘以自变量的微分 dx，称为这个函数的微分，用 dy 或 $df(x)$ 表示，即

$$dy = df(x) = f'(x)dx$$

或

$$f'(x) = \frac{dy}{dx}$$

导数是微分 dy 和 dx 之商，因此也称为微商。

三、基本初等函数的微分公式

(1)　$d(c) = 0$

(2)　$d(x^\alpha) = ax^{a-1}dx$

(3)　$d(a^x) = a^x \ln a dx$

(4)　$d(\log_a x) = \frac{1}{x\ln a}dx$

$d(e^x) = e^x dx$

$d(\ln x) = \frac{1}{x}dx$

(5)　$d(\sin x) = \cos x dx$

(6)　$d(\cos x) = -\sin x dx$

(7)　$d(tgx) = \sec^2 x dx$

(8)　$d(ctgx) = -\csc^2 x dx$

(9)　$d(\arcsin x) = \frac{1}{\sqrt{1-x^2}}dx$

(10)　$d(\arccos x) = -\frac{1}{\sqrt{1+x^2}}dx$

(11)　$d(arctgx) = \frac{1}{1+x^2}dx$

(12)　$d(arcctgx) = -\frac{1}{1+x^2}dx$

四、微分运算法则

设 $u = u(x)$，$v = v(x)$，则

(1) $d(u \pm v) = du \pm dv$

(2) $d(cu) = cdu$ （c 为常数）

(3) $d(uv) = vdu + udv$

(4) $d(\frac{u}{v}) = \frac{vdu - udv}{v^2}$ （$v \neq 0$）

复合函数微分法则

设 $y = f(u)$，$u = \varphi(x)$，则复合函数 $y = f[\varphi(x)]$ 的微分为

$$df[\varphi(x)] = f'[\varphi(x)]d\varphi(x) = f'[\varphi(x)] \cdot \varphi'(x)dx$$

第三节 积 分

一、定义

设函数 $y = f(x)$ 在区间 $[a, b]$ 上有定义，用分点 $a = x_0 < x_1 < x_2 < \cdots < x_{n-1} < x_n = b$ 把区间 $[a, b]$ 分成 n 个小区间 $[x_{i-1}, x_i]$，其长度记为

$$\Delta x_i = x_i - x_{i-1} \qquad (i = 1, 2, \cdots, n)$$

在小区间 $[x_{i-1}, x_i]$ 上任取一点 ζ_i $(x_{i-1} \leqslant \zeta_i \leqslant x_i)$，作和式

$$\sum_{i=1}^{n} f(\zeta_i) \Delta x_i$$

当 $\lambda = \max\{\Delta x_i |_{i=1,2,\cdots,n}\} \to 0$ 时，上式极限存在，则称此极限为 $f(x)$ 在区间 $[a, b]$ 上的定积分，记为

$$\int_a^b f(x) \mathrm{d}x = \lim_{\Delta x_i \to 0} \sum_{i=1}^{n} f(\xi_i) \Delta x_i$$

二、积分学基本公式（牛顿－莱布尼兹公式）

如果函数 $f(x)$ 在区间 $[a, b]$ 上连续，且 $F(x)$ 是其中任意一个原函数，则

$$\int_a^b f(x) \mathrm{d}x = F(b) = F(a)$$

三、基本积分公式

(1) $\int k \mathrm{d}x = kx + C$

(2) $\int x^a \mathrm{d}x = \dfrac{x^{a+1}}{a+1} + C$

(3) $\int \dfrac{1}{x} \mathrm{d}x = \ln|x| + C$

(4) $\int a^x \mathrm{d}x = \dfrac{a^x}{\ln a} + C$

(5) $\int e^x \mathrm{d}x = e^x + C$

(6) $\int \sin x \mathrm{d}x = -\cos x + C$

(7) $\int \cos x \mathrm{d}x = \sin x + C$

(8) $\int \sec^2 x \mathrm{d}x = \mathrm{tg}x + C$

(9) $\int \csc^2 x \mathrm{d}x = -\mathrm{ctg}x + C$

(10) $\int \dfrac{1}{\sqrt{1-x^2}} \mathrm{d}x = \arcsin x + C$

(11) $\int \dfrac{1}{1+x^2} \mathrm{d}x = \mathrm{arctg}x + C$

附录二　常用物理量及其单位的定义、名称和符号

根据中华人民共和国国家标准,将常用的一些物理量及其单位的定义、名称和符号等分别列表如下:

表 1　国际单位制的基本单位

量的名称	单位名称	单位符号		单位的定义
		中文	国际	
长度	米	米	m	米是光在真空中 1/299792458 秒的时间间隔内所经过的长度
质量	千克	千克	kg	千克是以保存在法国巴黎国际度量衡局中的一个含有 10% 铱(误差达 0.0001 左右)的铂圆锥体的质量为标准
时间	秒	秒	s	秒是铯 133 原子基态的两个超精细能级之间跃迁所对应的辐射的 9192631770 个周期的持续时间
电流强度	安培	安	A	安培是一个恒定电流强度,若保持在真空中相距 1 米的两根无限长而圆截面积可忽略的平行直导线内,则此两直导线之间每米长度上产生 2×10^{-7} 牛顿的力
热力学温度	开尔文	开	K	开尔文是水三相点热力学温度的 1/273.16
物质的量	摩尔	摩	mol	摩尔是一物质体系的物质的量,该物质体系中所包含的基本单元数与 0.012 千克碳 12 的原子数相等。在使用摩尔时应指明单元,它可以是原子、分子、离子、电子以及其他粒子,或者是这些粒子的特定组合体
发光强度	坎德拉	坎	cd	坎德拉是一个光源在给定方向上的发光强度,该光源发出频率为 5.40×10^{14} 赫兹的单色辐射,且在此方向上的辐射强度为 1/263 瓦特每球面度

表 2 国际单位制的辅助单位

量的名称	单位名称	单位符号		单位的定义
		中文	国际	
平面角	弧度	弧度	rad	弧度是一个圆内两条半径之间的平面角,这两条半径在圆周上截取的弧长与半径相等
立体角	球面度	球面度	sr	球面角是一个立体角,其顶点位于球心,而它在球面上截取的面积等于以球半径为边长的正方形面积

表 3 物理量及其国际单位制单位

量 的 名 称	符 号	单 位 名 称	单 位 符 号
长度	l, L	米	m
面积	A, S	平方米	m^2
体积	V	立方米	m^3
时间	t	秒	s
速度	v	米每秒	m/s
加速度	a	米每二次方秒	m/s^2
重力加速度	g	米每二次方秒	m/s^2
角速度	ω	弧度每秒	rad/s
角加速度	α, β	弧度每二次方秒	rad/s^2
周期	T	秒	s
频率	f, ν	赫〔兹〕	Hz
旋转频率	n	每秒	s^{-1}
角频率(圆频率)	ω	弧度每秒	rad/s
波长	λ	米	m
波数	σ	每米	m^{-1}
质量	m	千克(公斤)	kg
密度	ρ	千克每立方米	kg/m^3
动量	p	千克米每秒	$kg \cdot m/s$
角动量(动量矩)	L	千克二次方米每秒	$kg \cdot m^2/s$
转动惯量	I, J	千克二次方米	$kg \cdot m^2$
力	F, f	牛〔顿〕	$N \cdot m$
重力	G, W	牛〔顿〕	N
力矩	M	牛〔顿〕米	$N \cdot m$
转矩、力偶矩	T	牛〔顿〕米	$N \cdot m$
压力、压强	p	帕〔斯卡〕	Pa
功	W, A	焦〔耳〕	J
能〔量〕	E, W	焦〔耳〕	J

（续表）

量 的 名 称	符 号	单 位 名 称	单 位 符 号
动能	E_k, T	焦［耳］	J
势能，位能	E_p, V	焦［耳］	J
功率	P	瓦［特］	W
［动力］黏度	η	帕［斯卡］秒	Pa·s
运动黏度	ν	二次方米每秒	m^2/s
质量流量	q_m	千克每秒	kg/s
体积流量	q_V	立方米每秒	m^3/s
雷诺数	Re	—	—
热力学温度	T, Θ	开［尔文］	K
摄氏温度	t, θ	摄氏度	℃
热、热量	Q	焦［耳］	J
热流量	Φ	瓦［特］	W
热容	C	焦［耳］每开［尔文］	J/K
比热容	c	焦［耳］每千克开［尔文］	J/(kg·K)
定容摩尔热容	C_V	焦［耳］每摩尔开［尔文］	J/(mol·K)
定压摩尔热容	C_p	焦［耳］每摩［尔］开［尔文］	J/(mol·K)
熵	S	焦［耳］每开［尔文］	J/K
内能	U, E	焦［耳］	J
物质的量	n	摩［尔］	mol
摩尔质量	M	千克每摩［尔］	kg/mol
摩尔体积	V_m	立方米每摩［尔］	m^3/mol
导热系数	λ	瓦［特］每米开［尔文］	W/(m·K)
扩散系数	D	二次方米每秒	m^2/s
比热比	γ	—	—
热机效率	η	—	—
分子或粒子数	N	—	—
分子数密度	n	每立方米	m^{-3}
摩尔气体常数	R	焦［耳］每摩［尔］开［尔文］	J/(mol·K)
阿伏伽德罗常数	N_A	每摩［尔］	mol^{-1}
玻耳兹曼常数	k	焦［耳］每开［尔文］	J/K
电流强度	I	安［培］	A
电荷、电量	Q, q	库［仑］	C
电荷面密度	σ	库［仑］每平方米	C/m^2
电荷体密度	ρ	库［仑］每立方米	C/m^3
电场强度	E	伏特每米	V/m
电势	V, φ	伏［特］	V

（续表）

量 的 名 称	符 号	单 位 名 称	单 位 符 号
电势差、电压	U，V	伏［特］	V
电动势	E，ε	伏［特］	V
电位移	D	库［仑］每平方米	C/m^3
电通量	Ψ，Φ_e	牛［顿］平方米每库［仑］	$N \cdot m^2/C$
电容	C	法［拉］	F
介电常数（电容率）	ε	法［拉］每米	F/m
真空介电常数	ε_0	法［拉］每米	F/m
相对介电常数	ε_r	—	—
电极化率	χ	—	—
电极化强度	P	库［仑］每二次方米	C/m^2
电偶极矩	p	库［仑］米	$C \cdot m$
电流密度	J，δ	安［培］每平方米	A/m^2
电阻	R	欧［姆］	Ω
电导	G	西［门子］	S
电阻率	ρ	欧［姆］米	$\Omega \cdot m$
电导率	γ	西［门子］每米	S/m
磁场强度	H	安［培］每米	A/m
磁感应强度	B	特［斯拉］	T
磁通量	Φ	韦［伯］	Wb
磁导率	μ	亨［利］每米	H/m
真空磁导率	μ_0	亨［利］每米	H/m
相对磁导率	μ_r	—	—
磁矩	m	安［培］平方米	$A \cdot m^2$
自感	L	亨［利］	H
互感	M，L_{12}	亨［利］	H
发光强度	I	坎［德拉］	Cd
光通量	Φ	流明	lm
吸收比	α	—	—
反射比	ρ	—	—
透射比	τ，T	—	—
吸收系数	α	每米	m^{-1}
消光系数	ε，E	每米	m^{-1}
真空中光速	c	米每秒	m/s
折射率	n	—	—
辐射能	Q，W	焦［耳］	J

（续表）

量 的 名 称	符 号	单 位 名 称	单 位 符 号
辐射功率	P, Φ	瓦［特］	W
辐［射］出［射］度	M	瓦［特］每平方米	W/m^2
单色辐出度	M_λ	瓦［特］每立方米	W/m^3
辐射强度	I	瓦［特］每球面度	W/sr
斯忒藩－玻耳兹曼常数	σ	瓦每平方米四次方开	$W/(m^2 \cdot K^4)$
康普顿波长	λ_0	米	m
质子数、原子序数	Z	—	—
中子数	N	—	—
核子数、质量数	A	—	—
原子质量常数	m_u	原子质量单位	u
普朗克常数	h	焦［耳］秒	$J \cdot s$
玻尔半径	a_0	米	m
里德伯常数	R_∞	每米	m^{-1}
粒子或核的磁矩	μ	安［培］二次方米	$A \cdot m^2$
玻尔磁子	μ_B	安［培］二次方米	$A \cdot m^2$
核磁子	μ_N	安［培］二次方米	$A \cdot m^2$
磁旋比	γ	安［培］二次方米每焦［耳］秒	$A \cdot m^2/(J \cdot s)$
原子、电子的 g 因子	g_e	—	—
原子核的 g 因子	g	—	—
原子进动角频率	ω_L	每秒	s^{-1}
核进动角频率	ω_N	每秒	s^{-1}
拉莫尔频率	ν_L, ν_N	每秒	s^{-1}
电子静止质量	m_e	千克	kg
质子静止质量	m_p	千克	kg
中子静止质量	m_n	千克	kg
基本电荷	e	库［仑］	C
主量子数	n	—	—
轨道角动量量子数	l	—	—
磁量子数	m	—	—
自旋磁量子数	m_s	—	—
核自旋量子数	I	—	—
衰变常数	λ	每秒	s^{-1}
半衰期	$T_{1/2}$	秒	s
平均寿命	τ	秒	s
［放射性］活度	A	贝［可］	Bq

表4　国家选定的非国际单位制单位

量 的 名 称	单 位 名 称	单 位 符 号	换 算 关 系
时　间	分	min	$1\min = 60s$
	[小]时	h	$1h = 60\min = 3600s$
	天[日]	d	$1d = 24h = 86400s$
平面角	度	°	$1° = 60' = (\pi/180)rad \approx 0.01745rad$
	[角]分	′	$1' = 60'' = (\pi/10800)rad$
	[角]秒	″	$1'' = (\pi/648000)rad$
旋转速度	转每分	r/min	$1r/\min = (1/60)s^{-1}$
质　量	吨	t	$1t = 10^3 kg$
	原子质量单位	u	$1u = 1.6605655 \times 10^{-27} kg$
体　积	升	L,l	$1L = 1dm^3 = 10^{-3} m^3$
能	电子伏特	eV	$1eV \approx 1.6021892 \times 10^{-19} J$
级　差	分贝	dB	

表5　暂时与国际单位制并用的一些单位及其换算

量 的 名 称	单 位 名 称	单 位 符 号	换 算 关 系
长　度	公里	km	
	埃	Å	$1Å = 10^{-10} m$
力	达因	dyn	$1dyn = 10^{-5} N$
	千克力	kgf	$1kgf = 9.80665N$
力　矩	千克力米	kgf·m	$1kgf·m = 9.80665N·m$
压　强（压力）	巴	bar	$1\ bar = 10^5 Pa$
	托	Torr	$1Torr = 133.322Pa$
	标准大气压	atm	$1atm = 101325Pa$
	工程大气压	kgf/cm²	$1kgf/cm^2 = 9.80665 \times 10^4 Pa$
	毫米汞柱	mmHg	$1mmHg = 133.322Pa$
	毫米水柱	mmH₂O	$1mmH_2O = 9.80665Pa$
动力黏度	泊	P	$1P = 1dyn·s/cm^2 = 0.1Pa·s$
运动黏度	斯[托克斯]	St	$1St = 10^{-4} m^2/s$
能,功	千克力米	kg f·m	$1\ kg f·m = 9.80665J$
	瓦[特]小时	W·h	$1W·h = 3600J$
功　率	马力		$1\ 马力 = 75\ kg f·m/s \approx 735.49875W$
热　量	卡	cal	$1cal = 4.1868J$
比热容	卡每克摄氏度	cal/(g·℃)	$1cal/(g·℃) = 4.1868 \times 10^3 J/(kg·K)$

（续表）

量 的 名 称	单 位 名 称	单 位 符 号	换 算 关 系
磁场强度	奥斯特	Oe	$1\text{Oe} \cong (1000/4\pi)\text{A/m}$
磁感应强度	高斯	Gs	$1\text{Gs} \cong 10^{-4}\text{T}$
磁通量	麦克斯韦	Mx	$1\text{Mx} \cong 10^{-8}\text{Wb}$
活 度	居[里]	Ci	$1\text{Ci} = 3.7 \times 10^{10}\text{Bq}$
照 射 量	伦[琴]	R	$1\text{R} = 2.58 \times 10^{-4}\text{C/kg}$
照射量率	伦[琴]每秒	R/s	$1\text{R/s} = 2.58 \times 10^{-4}\text{C/}(\text{kg} \cdot \text{s})$
吸收剂量	拉德	rad	$1\text{rad} = 10^{-2}\text{Gy}$
剂量当量	雷母	rem	$1\text{rem} = 10^{-2}\text{S}$

表 6　常用物理常数

量 的 名 称	符 号	量 值	量 的 名 称	符 号	量 值
标准重力加速度	g_n	9.80665m/s^2	真空磁导率	μ_0	$1.2566376144 \times 10^{-6}$
标准大气压	p	101325Pa			H/m
万有引力常数	G	6.672041×10^{-11}	电子伏特	eV	$1.6021892 \times 10^{-19}\text{J}$
		$\text{N} \cdot \text{m}^2/\text{kg kg}^2$	真空中光速	c	$2.99792458 \times 10^{8}\text{m/s}$
阿伏伽德罗常数	N_A	6.022045×10^{23}	斯忒藩－玻耳兹曼常数	σ	5.67032×10^{-8}
摩尔气体常数	R	$8.31441\text{J/}(\text{mol} \cdot \text{K})$			$\text{W/}(\text{m}^2 \cdot \text{K}^4)$
理想气体摩尔体积	V_0	$0.02241383\text{m}^3/\text{mol}$	里德伯常数	R_∞	$1.097373177 \times 10^{7}\text{m}^{-1}$
玻耳兹曼常数	k	$1.380662 \times 10^{-23}\text{J/K}$	维恩位移常数	b	$2.8978 \times 10^{-3}\text{m} \cdot \text{K}$
基本电荷	e	$1.6021892 \times 10^{-19}\text{C}$	普朗克常数	h	$6.626176 \times 10^{-34}\text{J} \cdot \text{s}$
电子静止质量	m_e	$9.109534 \times 10^{-31}\text{kg}$	玻尔半径	a_0	$5.2917706 \times 10^{-11}\text{m}$
质子静止质量	m_p	$1.6726485 \times 10^{-27}\text{kg}$	玻尔磁子	μ_B	$9.274078 \times 10^{-24}\text{A} \cdot \text{m}^2$
中子静止质量	m_n	$1.6749543 \times 10^{-27}\text{kg}$	核磁子	μ_N	$5.050824 \times 10^{-27}\text{A} \cdot \text{m}^2$
原子质量常数	m_u	$1.6605655 \times 10^{-27}\text{kg}$	质子磁矩	μ_p	$1.4106171 \times 10^{-26}\text{A} \cdot \text{m}^2$
真空介电常数	ε_0	$8.854187818 \times 10^{-11}$	电子的康普顿波长	λ_0	$2.4263089 \times 10^{-12}\text{m}$
		$\text{C}^2/(\text{N} \cdot \text{m}^2)$			

表 7　希腊字母表

大写	小写	英语读音	大写	小写	英语读音
A	α	Alpha	E	ε	Epsilon
B	β	Beta	Z	ζ	Zeta
Γ	γ	Gamma	H	η	Eta
Δ	δ	Delta	Θ	θ	Theta

（续表）

大写	小写	英语读音	大写	小写	英语读音
I	ι	Iota	P	ρ	Rho
K	κ	Kappa	Σ	σ	Sigma
Λ	λ	Lambda	T	τ	Tau
M	μ	Mu	Y	υ	Upsilon
N	ν	Nu	Φ	φ	Phi
Ξ	ξ	Xi	X	χ	Chi
O	o	Omicron	Ψ	ψ	Psi
Π	π	Pi	Ω	ω	Omega

附录三 历届诺贝尔物理学奖获奖者名单

(1901～2004 年)

获奖年度	获奖者姓名	国 籍	获奖内容
1901	W·C·伦琴	德国	发现 X 射线
1902	H·A·洛伦兹	荷兰	研究磁场对辐射的影响
1903	A·H·贝克勒尔	法国	发现物质的放射性
	P·居里，M·居里	法国	从事放射性研究
1904	J·W·锐利	英国	研究气体密度并发现氩元素
1905	P·E·A·雷纳尔德	德国	从事阴极射线的研究
1906	J·J·汤姆逊	英国	从事气体放电理论和实验的研究
1907	A·A·迈克耳逊	美国	发明了光学干涉仪并进行光谱学和计量学的研究
1908	G·李普曼	法国	发明了彩色照相干涉法
1909	G·马可尼	意大利	开发了无线电通信
	K·F·布劳恩	德国	
1910	J·O·范德瓦尔斯	荷兰	研究气态和液态方程式
1911	W·维恩	德国	发现热辐射定律
1912	N·G·达伦	瑞典	发明了点燃灯塔和浮标的自动调节装置
1913	H·卡末林–昂尼斯	荷兰	从事液态氦的超导研究
1914	M·V·劳厄	德国	发现晶体中的 X 射线衍射现象
1915	W·H·布拉格	英国	借助 X 射线，分析晶体结构
	W·L·布拉格	英国	
1916			未颁奖
1917	C·G·巴克拉	英国	发现元素的标识 X 射线
1918	M·普朗克	德国	对确立量子理论作出巨大贡献
1919	J·斯塔克	德国	发现极隧射线的多普勒效应以及光谱线在电场中的分裂现象
1920	C·E·纪尧姆	瑞士	发现镍钢合金的反常现象及其在精密物理学中的重要性

（续表）

获奖年度	获奖者姓名	国　籍	获奖内容
1921	A·爱因斯坦	德国	发现了光电效应定律以及对理论物理的贡献
1922	N·玻尔	丹麦	研究原子结构和原子辐射
1923	R·A·密立根	美国	研究基本电荷和光电效应
1924	K·M·G 西格巴恩	瑞典	发现了 X 射线中的光谱线
1925	J·弗兰克 G·赫兹	德国	发现原子和电子的碰撞规律
1926	J·B·佩兰	法国	研究物质不连续结构和发现沉积平衡
1927	A·H·康普顿 C·T·R·威尔逊	美国 英国	发现 X 射线经散射后波长的改变 发明了云雾室
1928	O·W·理查森	英国	发现理查森定律
1929	L·V·德布罗意	法国	发现物质波
1930	C·V·拉曼	印度	发现拉曼效应
1931			未颁奖
1932	W·K·海森堡	德国	创建了量子力学
1933	E·薛定谔 P·A·M·狄拉克	奥地利 英国	发现原子理论新的有效形式
1934			未颁奖
1935	J·查德威克	英国	发现中子
1936	V·F·赫斯 C·D·安德森	奥地利 美国	发现宇宙射线 发现正电子
1937	C·J·戴维森 G·P·汤姆森	美国 英国	发现晶体对 X 射线的衍射现象
1938	E·费米	意大利	发现中子轰击产生的人工放射性元素并用慢中子实现核反应
1939	E·O·劳伦斯	美国	发明并发展了回旋加速器并取得了有关人工放射性等成果
1940～1942			未颁奖
1943	O·斯特恩	美国	开发了分子束方法以及质子磁矩的测量
1944	I·I·拉比	美国	发明了著名的核磁共振法
1945	W·泡利	奥地利	发现不相容原理
1946	P·W·布里奇曼	美国	发明了超高压装置，并在高压物理学方面取得成就
1947	E·V·阿普尔顿	英国	发现高空无线电短波电离层
1948	P·M·S·布莱克特	英国	改进了威尔逊云雾室方法，并由此导致了在核物理领域和宇宙射线方面的一系列发现
1949	汤川秀树	日本	提出核子的介子理论，并预言介子的存在
1950	C·F·鲍威尔	英国	发明了核过程的照相方法并发现各种介子
1951	J·D·科克罗夫特 E·T·S·沃尔顿	英国 爱尔兰	通过人工加速的粒子轰击原子，促使其产生核反应（嬗变）

（续表）

获奖年度	获奖者姓名	国　籍	获奖内容
1952	F·布洛赫 E·M·珀塞尔	美国	创立原子核磁力测量法
1953	F·泽尔尼克	荷兰	发明了相衬显微镜
1954	M·玻恩 W·W·G·博特	德国 德国	发明了符合计数法，在量子力学的研究及波函数的统计解释方面作出贡献
1955	W·E·拉姆 P·库什	美国 美国	发明了微波技术，进而研究氢原子的精细结构 用射频束技术精确地测定出电子磁矩，创新了核理论
1956	W·H·布拉顿 J·巴丁 W·肖克莱	美国	研究半导体并发现晶体管效应
1957	李政道，杨振宁	中国，后入美国籍	对宇称定律作了深入研究
1958	P·A·切伦科夫 I·E·塔姆 I·M·弗兰克	俄国	发现并解释了切伦科夫效应
1959	E·G·塞格雷 O·张伯伦	美国	发现反质子
1960	D·A·格拉塞	美国	发明气泡室，取代了威尔逊云雾室
1961	R·霍夫斯塔特 R·L·穆斯堡尔	美国 德国	利用直线加速器从事高能电子散射研究，并发现核子 从事 γ 射线的共振吸收现象研究，并发现了穆斯堡尔效应
1962	L·D·朗道	俄国	开创了凝聚态物质理论
1963	E·P·威格拉 M·G·迈耶 J·H·D·延森	美国 美国 德国	发现基本粒子的对称性以及原子核中支配质子和中子相互作用的原理 研究原子核壳层模型理论
1964	C·H·汤斯 N·G·巴索夫 A·M·普罗霍罗夫	美国 俄国 俄国	发明微波激射器和激光器，并从事量子电子学方面的基础研究
1965	朝永振一朗 J·S·施温格 R·P·费曼	日本 美国 美国	在量子电动力学方面进行了对基本粒子物理学具有深刻影响的基础研究
1966	A·卡斯特勒	法国	发现并开发了把光共振和磁共振结合起来，使光束与射频电磁波　发生双共振的双共振法
1967	H·A·贝蒂	美国	发现了星球中的能源
1968	L·W·阿尔瓦雷斯	美国	通过发展液态氢气泡室和数据分析技术，从而发现许多共振态
1969	M·盖尔曼	美国	发现基本粒子的分类和作用

（续表）

获奖年度	获奖者姓名	国　籍	获奖内容
1970	L·内尔	法国	从事铁磁和反铁磁方面的研究
	H·阿尔文	瑞典	磁流体力学的基础研究
1971	D·加博尔	英国	发明并发展了全息摄影法
1972	J·巴丁	美国	从理论上解释了超导现象
	L·N·库柏		
	J·R·施里弗		
1973	江崎玲於奈	日本	通过实验发现半导体中的"隧道效应"和超导物质
	I·贾埃弗	美国	
	B·D·约瑟夫森	英国	发现约瑟夫森效应
1974	M·赖尔	英国	从事射电天文学方面的开拓性研究
	A·赫威斯	英国	
1975	A·N·玻尔	丹麦	从事原子核内部结构的研究
	B·R·莫特尔森	丹麦	
	J·雷恩沃特	美国	
1976	B·里克特	美国	发现中性介子—J/Ψ 粒子
	丁肇中	美籍华人	
1977	B·W·安德森	美国	从事磁性和无序系统电子结构的基础研究
	J·H·范弗莱克	美国	
	N·F·莫特	英国	
1978	P·逊卡皮察	俄国	从事低温物理学方面的研究
	A·A·彭齐亚斯	美国	发现宇宙微波背景辐射
	R·W·威尔逊	美国	
1979	S·L·格拉肖	美国	预言存在弱中性流，并对基本粒子之间的弱作用和电磁作用的统一理论作出贡献
	S·温伯格	美国	
	A·萨拉姆	巴基斯坦	
1980	J·W·克罗宁	美国	发现中性 K 介子衰变中的宇称（GP）不守恒
	V·L·菲奇		
1981	K·M·西格巴恩	瑞典	开发出高分辨率测量仪器；对发展激光光谱学和高分辨率电子光谱学作出贡献
	N·布洛姆伯根	美国	
	A·L·肖洛	美国	
1982	K·G·威尔逊	美国	提出临界现象理论
1983	S·钱德拉塞卡	美国	从事星球进化的物理过程研究
	W·A·福勒		
1984	C·鲁比亚	意大利	对导致发现弱相互作用的传递者场粒子 $W^{\pm}$ 和 Z^0 的大型工程作出了决定性的贡献
	S·范德梅尔	荷兰	
1985	K·冯·克里津	德国	发现量子霍耳效应并开发了测定物理常数的技术

（续表）

获奖年度	获奖者姓名	国　籍	获奖内容
1986	E·鲁斯卡 G·宾尼格 H·罗雷尔	德国 德国 瑞士	开发了第一架电子显微镜；设计并研究扫描隧道显微镜
1987	J·G·贝德诺尔斯 K·A·米勒	德国 瑞士	发现氧化物高温超导体
1988	L·莱德曼 M·施瓦茨 J·斯坦伯格	美国	发现 μ 子型中微子，从而揭示了轻子的内部结构
1989	W·保罗 H·G·德默尔特 N·F·拉姆齐	德国 美国	创造原子钟，为物理学测量作出杰出贡献
1990	J·I·弗里德曼 H·W·肯德尔 R·E·泰勒	美国 美国 加拿大	首次实验证明了夸克的存在
1991	P·G·热纳	法国	从事对液晶、聚合物的理论研究
1992	G·夏帕克	法国	开发了多丝正比计数管
1993	R·A·赫尔斯 J·H·泰勒	美国 美国	发现一对脉冲双星
1994	B·N·布罗克豪斯 C·G·沙尔	加拿大 美国	发展了中子散射技术
1995	M·L·佩尔 F·莱因斯	美国	发现了自然界中的亚原子粒子：τ轻子、中微子
1996	D·M·李 D·D·奥谢罗夫 R·C·理查森	美国	发现在低温状态下可以无摩擦流动的氦－3
1997	朱棣文 W·D·菲利普斯 C·科昂－塔努吉	美籍华人 美国 法国	发明了用激光冷却和俘获原子的方法
1998	R·劳克林 H·施特默 崔琦	美国 德国 美籍华人	发现电子能够形成新型粒子
1999	N·霍夫特 M·韦尔特曼	荷兰	提出亚原子结构和运动的理论
2000	Z·I·阿尔费罗夫 H·克勒默 J·S·基尔比	俄罗斯 美国 美国	发明快速晶体管、激光二极管和集成电路

（续表）

获奖年度	获奖者姓名	国　籍	获奖内容
2001	艾里克·A·科纳尔 沃尔夫冈·凯特纳 卡尔·E·威依迈	美国 美籍德裔 美国	发现了一种新的物质形态——碱金属原子稀薄气体的玻色-爱因斯坦凝聚态（BEC），以及在冷凝物性质方面的早期基础研究
2002	雷蒙德·戴维斯 小柴昌俊 里卡尔多·贾科尼	美国 日本 美国	探测了宇宙中的中微子和发现了宇宙X射线源
2003	阿列克谢·阿布里科索夫 维塔利·金茨堡 安东尼·莱格特	俄罗斯和美国 俄罗斯 英国，后入美国籍	在超导体和超流体的理论方面作出了开创性贡献
2004	戴维·格罗斯 戴维·波利策 弗兰克·维尔切克	美国	发现了粒子物理强相互作用理论中的渐近自由现象
2005	罗伊·格芬伯 约翰·霍尔 特奥多尔·享施	美国 美国 德国	对光学相干的量子理论的贡献
2006	约翰·马瑟 乔治·斯穆特	美国 美国	发现了宇宙微波背景辐射的黑体形成和各向异性
2007	艾尔伯·费尔 皮特·克鲁伯格	法国 德国	发现巨磁阻现象
2008	南部阳一郎 小林诚 益川敏英	美国 日本 日本	发现亚原子物理学中的自发对称性破缺机制
2009	高锟	美国，英国，香港居民	光纤通讯领域成就
	威拉德·博伊尔 乔治·埃尔伍德·史密斯	加拿大 加拿大	发明CCD器件
2010	安德烈·盖姆 康斯坦丁·诺沃肖洛夫	英国 英国	二维空间石墨烯的突破性实验
2011	萨尔·波尔马特 亚当·里斯 布莱恩·施密特	美国 美国 美国，澳大利亚	通过观测遥远超新星而发现宇宙加速膨胀